Reader Takes All.

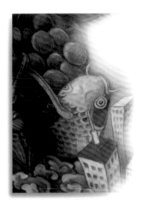

健康的時尚
HEALTH IN STYLE

健康知識的三個現象

文—郝明義

和健康有關的知識，以三個現象來彰現了知識的本質與特色。

◎

在做這個專題的過程中，我們花了很長時間在尋找一個問題的答案：「健康」是什麼。「疾病」是什麼，很多人可以很輕易地回答；但「健康」是什麼，卻不同。也許，你會說：「健康」並不等於「沒有疾病」。但那只是回答了健康「不是」什麼，仍然沒有回答健康到底「是」什麼。

和健康有關的知識裡，至少可以劃分三個領域：醫療、保健和養生。

醫療是在失去健康之後，如何把健康找回來的知識；保健是在沒有發現病痛之前，怎麼透過對飲食、起居、衛生條件的注意，來延續健康的知識；養生，則是把保健方法和自己的人生態度、方向相結合，在動靜之間，有為與不為之間，形成一種對待自己以及週遭生命的理念。

醫療是養病的知識，保健是養身的知識，養生是養心的知識。這三種知識之間，各有部份重疊，各有部份類似，難以斷然區隔。

因此，和健康相關的知識裡，第一個現象就是難以切割。

◎

所有的知識，都要經過個人吸收之後，才能為己所用。同一種知識，為不同的人所吸收；同一種知識，以不同的方法所吸收，都會產生不同的作用。更遑論不同的知識為不同的人所吸收之後的作用。

知識，只對個人有效。

屬於健康的知識，尤其如此。醫療知識所產生的效果，在很大程度內是因人而異的。保健與養生的知識，也莫不如此。每個人都可以講出一套對他自己受用匪淺的知識與方法，但，同樣的知識與方法能不能通用於別人身上，沒有定則可言。

因此，和健康相關的知識裡，第二個現象就是個人化。

◎

杜威說過，人類就是有一種努力遠離知識的傾向。

這個現象不愧是杜威總結出來的。

不論人類累積了多少可用的知識，不論這些知識多麼方便取得，不論錯過這些知識可能產生多麼嚴重的影響，我們，偏偏就是傾向於寧可敬而遠之，寧可取而不讀，寧可讀而不懂，寧可懂而不用。

對於自己健康的知識，正是如此。

我們很容易就終其一生都在迴避，甚至逃避對自己健康的認識與知識。

我們從小就懂得「健康是最大的財富」。但太多人終其一生地努力破壞這個財富，不達目的絕不甘休，幾可以說，生存的目的就在於破壞自己的健康。

所以，和健康相關的知識裡，第三個現象就是被人所逃避。

◎

這三個現象應該是所有知識的共通現象，只是和健康相關的知識又特別明顯。

如果我們任憑自己對健康的知識繼續上述三點現象的負面作用：不求定義之清楚，不求個人之瞭解，以種種理由來肯定自己的逃避，那麼就整體社會而言，也會出現許多怪異的結果。

在企劃這個專題的過程中，有一位接受訪談的人的話印象極爲深刻。

這位台大的教授說：「台灣重視的既不是健康，也不是疾病，而是治療——尤其是治療的效率。」

這個狀況的意義，如果借助金錢財富來比喻，會比較清楚。

如果說我們每個人對金錢財富所重視的，既不是如何增加或保持財富，也不是如何從破產中重新站起來，而只一味放在如何改善週轉頭寸的效率，這是多大的知識扭曲？

◎

因此我們會做這個專題，有兩個理由。

一個理由是因爲：健康是人類最早，最普遍，也最應該具有的知識。

一個理由是因爲在所謂知識經濟的時代裡，不論知識能用來產生什麼，如果知識對我們自己的健康產生不了正面助益，甚至產生扭曲作用，那麼其中的「知識」和「經濟」兩個體系都是大有問題的。

◎

在我們可以聽到各種有關健康與生命美好展望的今天，在我們可以目睹各種有關健康與生命愚昧行爲的今天，我們編了這本書。　■

Net and Books 網路與書 7
健康的時尚

經營顧問：Peter Weidhaas 陳原 沈昌文
　　　　　陳萬雄 朱邦復 高信疆
發行人：郝明義
策劃指導：楊渡
主編：黃秀如
本輯責任編輯：徐淑卿
編輯：藍嘉俊・楊心禾・葉原宏・傅凌
網站編輯：莊琬華
北京地區策劃：于奇・徐淑卿
美術指導：張士勇
美術編輯：倪孟慧・張碧倫
攝影指導：何經泰
業務代表：林良騏
行政兼讀者服務：塗思眞
法律顧問：全理法律事務所董安丹律師

出版者：英屬蓋曼群島商網路與書股份有限公司台灣分公司
臺北市南京東路四段25號10樓之1
TEL：(02)2546-7799
FAX：(02)2545-2951
email：help@netandbooks.com
網址：http://www.netandbooks.com
郵撥帳號：19542850
戶名：英屬蓋曼群島商網路與書股份有限公司台灣分公司

總經銷：大和圖書有限公司
地址：台北縣三重市大智路139號
TEL：886-2-2981-8089
FAX：886-2-2988-3028
製版：凱立國際印刷(股)公司
印刷：詠豐印刷(股)公司
初版一刷：2003年10月
定價：台灣地區280元

Net and Books No.7
Health In Style
Copyright @2003 by Net and Books
Advisors: Peter Weidhaas　Chen Yuan　Shen
　　　　　Chang Wen　Chang Man Hung
　　　　　Chu Bang Fu　Gao Xin Jiang
Publisher: Rex How
Editorial Director: Yang Tu
Chief Editor: Huang Shiou-ru
Executive Editor: Hsu Shu-Ching
Editors: Lang Chia-Chun・Winifred Yeung・
　　　　　Yeh Yuan-Hung・Fu Ling
Website Editor: Lucienna Chuang
Managing Editor in Beijing: Yu Qi・Hsu Shu-Ching
Art Director: Zhang Shi Yung
Photography Director: He Jing Tai
Sales: Alex Lin
Administration: Jane Tu
Net and Books Co. Ltd. Taiwan Branch（Cayman Islands）
10F-1, 25, Section 4, Nanking East Road, Taipei, Taiwan
TEL：+886-2-2546-7799　　FAX：+886-2-2545-2951
Email：help@netandbooks.com　　http://www.netandbooks.com

本書之出版，感謝永豐餘、CP1897網上書店、英資達參予贊助。

CONTENTS

目錄　封面模特兒：張揚
封面繪圖：BO2
封面攝影：賀新麗

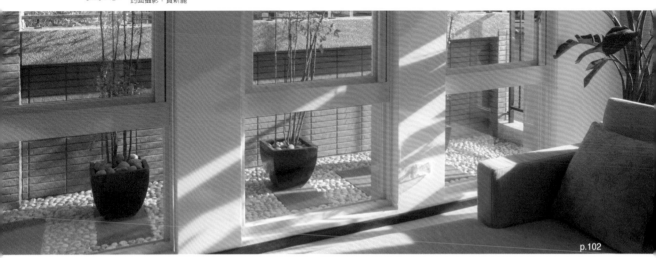

p.102

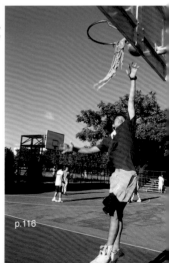

p.116

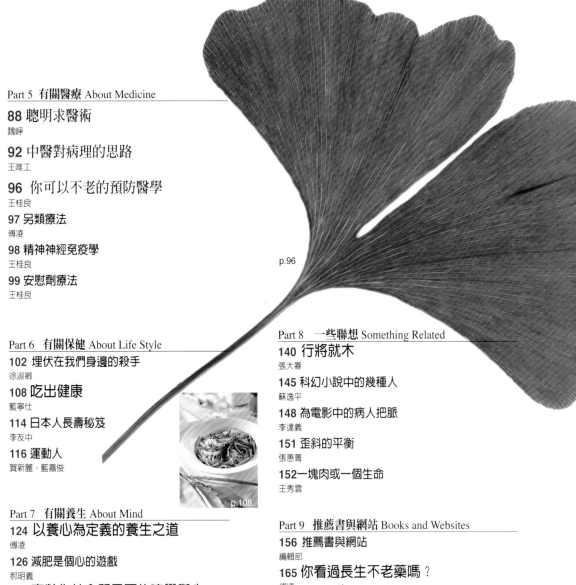

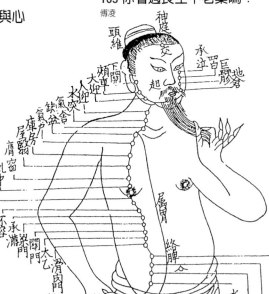

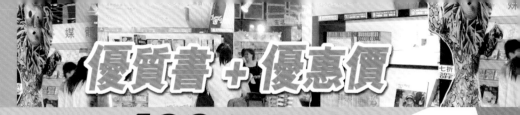
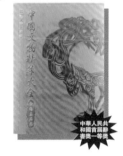
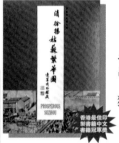
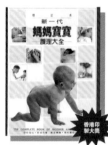
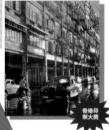
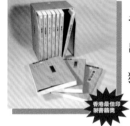
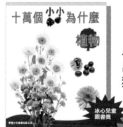
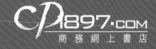

Part 1
一些趨勢
Trends

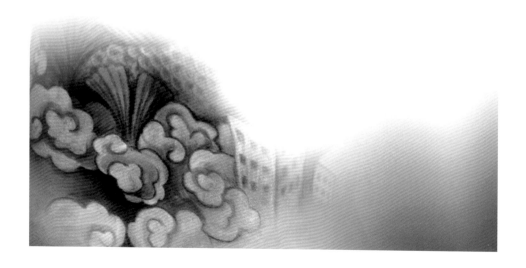

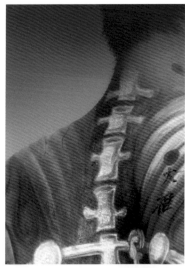
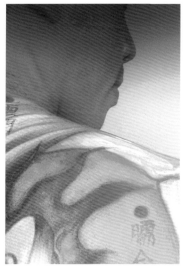
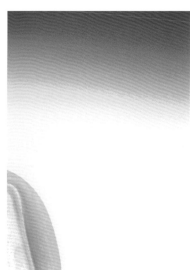

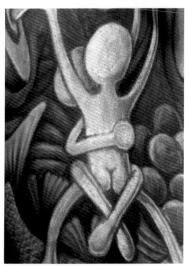

健康的時尚

不同的時代有不同的健康主張，
一樣的健康有百樣的道理。
你應該尋找到適合自己的生活風格，
因為這就是你的健康方式。

文—徐淑卿

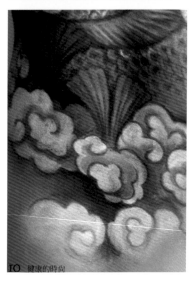
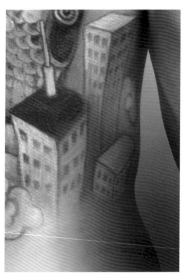
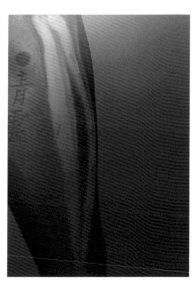

大衛‧布魯克斯（David Brooks）在《BOBO族》（*Bobos in Paradise*）一書引述《紐約客》作者亞特拉斯對昔日文學派對的印象。亞特拉斯回憶在哈佛唸書時，他所景仰的文學巨擘夜夜狂歡買醉。「羅威爾涼煙一根接著一根，梅樂揮舞著威士忌在劇院狂飲，金斯堡抽著大麻朗誦詩篇」。如果是現在，大衛‧布魯克斯說，這些過著波西米亞生活的藝術家可能會被迫接受醫療診斷，因為他們可能是酒精中毒、藥物上癮或是憂鬱症患者。現在的文學派對比較像是工作派對，作家到場喝了一、兩杯白酒，和編輯與經紀人打好關係，也就到了回家抱小孩的時間。「每個人都變得更健康、更有秩序，也更成功導向。」他這麼說，「沒有人在新聞記者的聚會上喝醉，而真這麼做的人，會被當作失敗者看待。」

不同的時代，不同的主張

人類關注自己的健康，是千古不變的。但因為健康主張又是一種生活主張，因此隨著時間過去，不同的時代，有不同的生活，就會有不同的健康主張。每個時代對於健康或者如何促進健康，都有不同的理解與實踐，而實踐的方式形諸於外，又成為一種時代的風格。像是魏晉時候，名士時興服用從道家長生術流傳下來的「五石散」，中國醫學史專家馬伯英認為，這種「五石散」不僅是一種春藥，而且還可能有強壯體魄和延年益壽之效。《千金翼方》便記載：「五石護命散，能久服則氣力轉強，延年益壽。」而首先服用「五石散」的何晏則認為：「服五石散非唯治病，亦覺神明開朗。」魯迅在〈魏晉風度及文章與藥及酒的關係〉指出，所謂魏晉風度，其實和當時名士流行服藥有莫大關係。因為服藥之後，必須不斷走路「散發」，因此六朝詩人常有「行散」字句，而走了之後，先是發燒繼之發冷，因此必須少衣、冷食、不能肚餓，唯不忌熱酒，不如此則對身體有弊有利。因此我們看魏晉人士輕裘寬衣、居喪無禮，以為他們的高逸佯狂是一種思想解放的象徵，其實也隱含著當時的健康主張，以及服食藥散過後的不得不然。

維持健康的時尚，形塑著一個時代的風格，自古有之，只是於今為烈而已。

兩種不同的正反拉力

於今為烈的理由，有一正一反兩個拉力。

一個是今天醫學與科技的進步，使得我們正在面臨各種新的、革命的健康與生命的可能。冷凍科技、複製人俱往矣，最新的發展，科學家正在實驗用人體DNA製造一種生物電腦，希望有一天可以把小電腦注射入人體，用來消滅病毒、修理生病的細胞，保持人體長久的健康。各種替代性人體器官，連人工肝臟都已經實際可行。今年，美國新澤西醫學院教授羅瑞亞在「未來世界協會」宣稱，醫界對細胞和基因的瞭解已有長足進步，加上奈米科技日新月異，未來人類一定可以超越目前自然界的大限。他預測，人類的壽命可以延長到一百二十到一百八十歲。

這些發展所牽涉的不只是「延年益壽」的最新可能，更重要的是，生命有了這麼多新的可

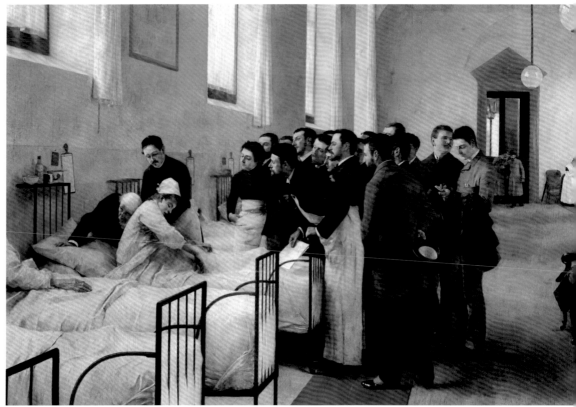

十九世紀醫院消毒等措施漸上軌道，醫院對人們提供更妥善照顧。　　　　　　　corbis

能與方向之後，到底會出現哪些新的意義與作用。這是正向的拉力。

　　然而，同時我們還有一個反向的拉力。那就是在我們可能享有人類有史以來最先進的科技，來改善我們的醫療與健康條件的同時，我們對健康的知識與了解可能也陷於最矛盾與混亂的時刻。

　　台灣尤其如此。

　　我們有中西醫的矛盾。民國初年中醫被廢的餘波延續到台灣之後，今天中醫雖然依然存在，並且普遍為民間所接受，但是在醫學制度、理論和臨床上仍然處於畸形化的發展，造成社會總體醫療資源之許多浪費。（請參見第42頁〈中醫在兩岸不同命運之由來〉一文。）

　　我們有過度醫療化（medicalization）的問題。醫療化指的是過度迷信訴求醫療手段的一種情況，在西方是上個世紀六十年代的現象，在台灣卻越演越烈。台灣醫療改革基金會引述研究報告指出，台灣每天有十三名婦女在不瞭解的情況下被割掉子宮。其中部分原因固應歸咎於台灣手術同意書過於粗糙、資訊不清，另一方面也顯示了台灣的手術過於浮濫，許多不必動刀的情形，大家還是選擇一切了之。台灣過度醫療化的另一個明顯的例子是我們剖腹產的比例居高不下。而健

西方健康責任的趨勢

就健康而言，個人應該各自負擔什麼責任，可以分為四個議題來談：為什麼會生病？誰的責任？如何可以不生病？如何更健康？而西方社會在這些議題上的方向，分幾個階段的進程：

早期希臘時代

認為人之生病，和疾病得以治癒的力量都來自於神祇。因而崇拜許多神。譬如阿波羅是發明治療技術的神，派恩（Paeon）是眾神之醫，巴拿西（Panacea）是一切疾病的治療者。但其中最著名，也最有代表的是阿斯克萊皮斯（Asclepiades）——阿波羅的兒子和醫學之神。古希臘以蛇來代表他，並在雅典建有聖廟，受到全希臘人的膜拜，所有的治療是在夢中或催眠狀態下進行的。

希波克拉底的希臘時代

希波克拉底為古代醫學達成一個總結與高峰，以理性進行醫療。醫生不再研究星宿和聖廟中的犧牲，而研究病人和病人的疾病。希波克拉底認為疾病是一個自然過程，症狀是身體對疾病的反應，醫生的主要功能是幫助身體的自然力量。身體由四元素構成，氣（風）、土（地）、水、火；體內有血液、黏液、黃膽、黑膽，構成了人的體質。這些元素的配合是否得當，人便有痛苦或健康的感覺。

早期羅馬時代

羅馬人從希臘請阿斯克萊皮斯神回來，成為羅馬人的健康之神。

在公元前四世紀，希臘醫生來到羅馬之前，羅馬沒有真正的醫生可言。行醫被認為是家長的職責。而他們的醫藥觀念很落後。直到共和末年，羅馬人仍認為醫生這個職業不是羅馬公民值得做的。行醫被認為是一種只有奴隸，自由人或外國人才做的事。

但羅馬一直重視對居民的供水及衛生系統。

後期羅馬時代

羅馬本身醫學有長足發展，尤其以蓋倫延續希波克拉底學派，確立體液學說，長期影響其後西方的醫學。

醫生卑微和不穩固的地位得以提升到社會之頂，並把公共衛生的高尚責任交給醫生。醫生第一次得到重要的公共地位，參予衛生系統政事。

早期基督教時期

公元開始之後的幾個世紀，持續而來的各種瘟疫和傳染病造成大量人口死亡，醫生束手無策，人們對於醫生失去了信仰，相信自己是罪有應得，懺悔和求救的願望強烈，開始訴求宗教。基督被看作是一切身體和心靈苦痛的救世主。基督教的宗教醫學得以成形，主要方法為祈禱，行按手禮，塗聖油。基督教徒不顧一己安危地照顧患者。

中世紀

基督教信仰主導一切。行醫被認為是一種慈善事業，但關心醫學問題或是對病因的研究則不但顯得沒有必要，甚而被認為有罪。到拜占庭時代，教會嚴格確定宗教經典的著作是至上的權威。虔誠是最重要的，耶穌是萬能的。教會裡的醫療工作，則委託給主教，在他的隸屬下有男女助理去協助患病的人。

這個階段，生病主要是自己的責任，醫治也是自己的責任。因此一旦個人生病了，就要懺悔，要告解，諸如極端的鞭笞教派，就鞭打自己。

文藝復興之後

個人不需要為生病負責，但是要為治病負責。而治病這件事情，開始不見得一定要仰賴教會與僧侶。

十七、十八世紀，啟蒙時代

個人不需要為生病負責，也不需要為治療負責。

治療也不尋求神祕主義。醫療專業主義開始。

十九世紀到二十世紀前半

顯微鏡出來之後，什麼都可以看，因而可以了解細菌，病毒。也可以對症下藥。等到抗生素出現，更到了一個高峰。由於可以立竿見影，治療急性病成為醫學之大勢所趨。

從十七世紀左右開始形成的民族國家（nationstate）的觀念，在二十世紀達到高峰。而工業革命之後針對資本主義反向思考的人道主義與社會主義的思考，也呼聲日高。因而國家樂於在公共衛生以及政府的責任上著力甚多。最後以蘇聯為首的共產國家把健康的責任完全承擔在國家的身上，成為最極端的例子。

二十世紀中葉

隨著美國國力達到高峰，強調創新與發明的美國文化，借著科技的助力，不斷在醫療方法和藥劑上推陳出新，將醫療形成鉅大的商業與產業。西醫開始大量分次部門化，有關健康的各個領域都開始商業色彩濃厚的「醫療化」趨勢。同時，一方面因為國家感到對健康負擔的責任過重，一方面市場個人主義興起，因而開始逐漸轉向鼓吹「個人責任」。

二十世紀末葉

一九八○年代，美國雷根及英國柴契爾夫人主政後，市場個人主義主導國家政策成為趨勢，健康的「個人責任」更被推向高潮。於是個人也許不須為生病負責，但應該為自己不繼續生病，改善健康而負責。於是強調慢跑、健身、禁煙等成為趨勢；個人需要特別注意慢性病也蔚為風潮，西醫的急慢性病比重才開始扭轉。到一九九○年代蘇聯垮台，以前共產國家由國家全包的健康問題也開始要由個人來負責，成為這個結合了商業與個人主義的潮流的最佳註腳。

二十世紀是醫學理性主義的頂點，也是浪漫的極致。二十一世紀後，是後現代。（傅凌）

（以上資料整理主要參考《醫學史》〔卡斯蒂廖尼著〕以及李宇宙醫師的一些意見。）

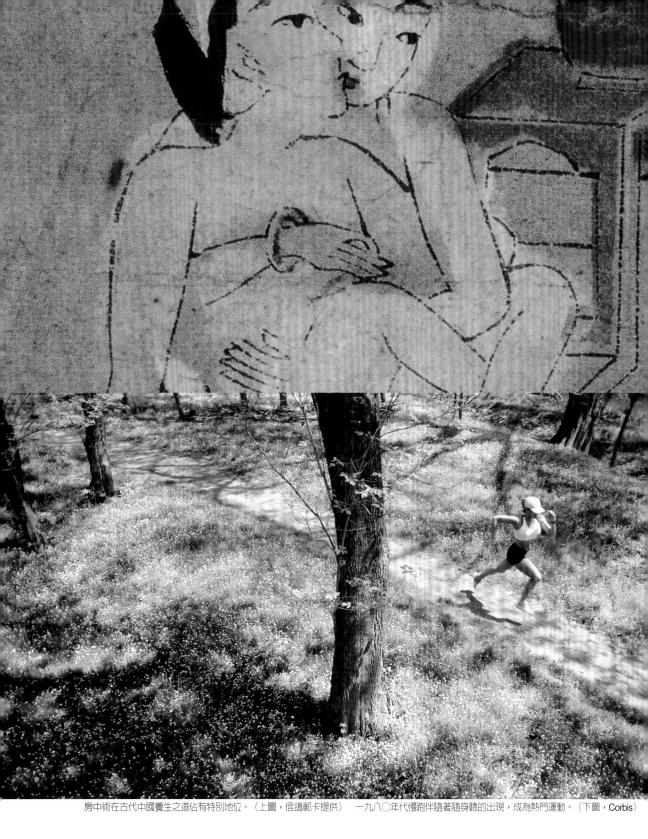

房中術在古代中國養生之道佔有特別地位。（上圖，信鴿郵卡提供）　一九八〇年代慢跑伴隨著隨身聽的出現，成為熱門運動。（下圖，Corbis）

保的給付方式不僅助長了醫療化的現象，同時也使得醫院爲了爭取業績，不但廣收門診病人使得醫療品質有下滑之虞，同時也違反大型醫院應以研究、治療重大疾病爲主的使命。現在整型美容的風氣蔚爲流行，許多大型教學醫院也搭上美容列車，醫學從治療身體進一步擴展到美化身體，是醫療美學的新風貌，但另一方面也更加深了醫療化的程度。

我們有連轉診制度都還沒建立的問題。SARS期間，病毒能在台灣幾個大型醫院蔓延造成院內感染，對落實轉診制度的國家是難以想像的。這是因爲病人習慣到大型醫院看病，看完一家覺得不滿意又換另外一家，因此各大醫院門診人滿爲患，一旦有人攜帶病毒，當然就呈燎原之勢了。

我們有各種藥品不實廣告化的問題。例如有業者引進一種鈣片，宣稱婦女只要連續服用三個月，就有九成機會生下男孩。被業者找來爲產品手冊署名的醫界大老李鎡堯認爲，他並不想爲產品背書，但既然有這種產品引進，他認爲不妨讓想生男孩的婦女嘗試，由此建立台灣的臨床數據。不過衛生署食品衛生處長陳陸宏直接了當的反駁業者宣稱的神效，他說，從沒聽說鈣片可以幫助生男孩這種理論。

這些問題都在提醒我們：不論有關正面提升我們健康的力量有多少，另外都存在著許多相對應的破壞的力量。這是反向的拉力。

不論是面對正向還是反向的拉力，我們都必須反求諸己，讓自己對「健康」有更敏感的覺察。

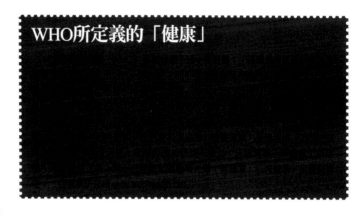

醫療、保健和養生

什麼是健康？

一個人感覺沒病，並不意謂他就是健康的，即使健康檢查的結果顯示一切數據正常，同樣也不代表他就是健康的。健康，是很難講得清楚的。查中文字典，答案不見得能令你滿意；查英文字典，也可能讓你一頭霧水。而世界衛生組織（WHO）不但對健康下過一個定義：「健康是指生理、心理及社會適應方面全部良好的一種狀況，而不僅僅是指沒有生病或體質健壯。」還據此制訂了十條健康的標準，算是比較清楚一點的（詳見附文）。

健康之難以定義，是因爲健康涵蓋了許多層面。對每一個人來說，對健康的認識與知識，至少包括三個課題。

第一，當自己出現病痛，也就是失去健康的時候，知道各種可能對治療的方法和系統，並且知道這些方法和系統各自的強項和不足之處，然後善加利用，把自己失去的健康重新找回來。換句話說，這就是對「醫療」的認識與知識。（請參閱附文英特爾董事長葛洛夫〔Andy Grove〕的例子。）

第二，如果你幸運的還沒有可知的疾病，就應該具備足夠的保健常識與方法。消極的保健之道是，你應該知道日常飲食哪些對身體有益哪些萬萬食不得，對於周遭的環境也應該注意哪些會讓你置身有毒的物質或電磁波中，日積月累的危害你的健康。

醫療之例：葛洛夫

《寶瓶同謀》作者瑪麗琳・弗格森（Marilyn Ferguson）曾經說：「疾病是健康的種子，因為疾病本身就是健康的資訊」。英代爾公司董事長安迪・葛洛夫（Andy Grove），可能最能理解這句話。

或許是四歲時差點因猩紅熱喪命，葛洛夫面對疾病的態度，嚴肅得異於常人。他並沒有像一般人那樣，盲目膜拜名牌醫生，也沒有如無頭蒼蠅似的四處打聽偏方。1994年秋天，當發現自己罹患攝護腺癌之後，葛洛夫拒絕片面接受醫生以手術切除腫瘤的建議，也不輕易採取其他治療方式，相反的，他不斷用科學的態度與方法，自己動手研究攝護腺癌，蒐集、比較各種數據，並且花了將近一年的時間，詢問了十五位醫生和半打的病人，最後才做成接受放射治療的決定。

1996年五月發表於美國《財星雜誌》，並且被癌症團體廣為流傳的一篇文章中，葛洛夫為他長達一年與攝護腺癌奮戰的經歷，做了三個結論：一，面對癌症，絕對不要拖延，因為「腫瘤會長大」；二，不管怎樣，只要你是中年男性，務必定期檢查，千萬別失去提早發現、及早治療的良機；三，要治好這種病，沒有人能提供絕對安全的建議，攝護腺癌的研究既複雜且經常在演進中，醫生的建議未必是最好的答案。「是我自己的研究，讓我發現有其他更好的選擇，」葛洛夫說。

「當面臨嚴重的疾病，我們都會變得如孩子般無助、害怕，只能等待人家告訴我們該怎麼做，」葛洛夫引述一位醫生的話指出，這時候醫生必須能夠毫無偏見地提供最客觀的建議。然而，在癌症面前走過一遭的葛洛夫認為：「要達到這個理想，我們還有很長的路要走。」（沈雲驄）

至於積極的保健之道，應該是懂得利用有益的飲食、運動、心理調適、生活習慣、衛生習慣，來形成一種規律的生活守則。（請參閱附文長壽皇帝乾隆的例子。）

第三，與保健一線之隔的是「養生」。養生應該是一種生命態度。所謂的「養」需要一種心性的磨練和修為，它可以簡化為一種養生格言，如明代胡文煥所說：「戒暴怒以養其性，少思慮以養其神，省言語以養其氣，絕私念以養其心。」也可以是莊子順乎自然的境界，從莊子區分「養形之人」和「聖人之德」，我們可以看出保健和養生的區別。所謂：「吹呴呼吸，吐故納新，熊經鳥伸，為壽而已矣。此導引之士，養形之人，彭祖壽考者之所好也。若夫不刻意而高，無仁義而修，無功名而治，無江海而閒，不導引而壽，無不忘也，無不有也。淡然無極而眾美之，此天地之道，聖人之德也。」（請參見第124頁〈以養心為定義的養生〉一文。）

要對健康有比較完整的認

保健之例：乾隆皇帝

識，必須同時涵蓋這三個課題。而這三個課題之間又有一定的重疊。其中，尤其以「保健」和「養生」為然。在中國文化的長河裡，有著各種各樣的「養生」之道。但是從今天的角度來看，其中大多只是屬於「保健」的道理，應該和真正的「養生」做一區分。

健康既然是時尚，就不能不注意時尚的兩大要素：一是外部環境的趨勢，一是自己本身的主張與品味。其中，尤其以後者更為重要。

一樣米養百樣人。我們也可以說：一樣的道理養百樣的健康，或是，一樣的健康有百樣的道理。每個人的身體結構、心理狀態、居住環境、工作場所、生活習慣、飲食習慣、衛生條件都各自有別。再有名的醫生、再普適的療法、再流行的運動、再有效的補品、再簡單易行的方法，碰上不同的人，總難免有不同的作用。

健康的時尚，必須回到個人。

因此，注意健康的時尚，只不過是要回頭關注、了解自己的一個開始。　　　■

養生之例：曾紀芬

從醫學圖騰到身體圖像

健康科學和醫學是人類重要的文化形式，就如同這種鏡像和畫像的隱喻。
鏡中人投射的不論是慾望或畏懼，都是自我永恆、健美無病的背反。

文—李宇宙

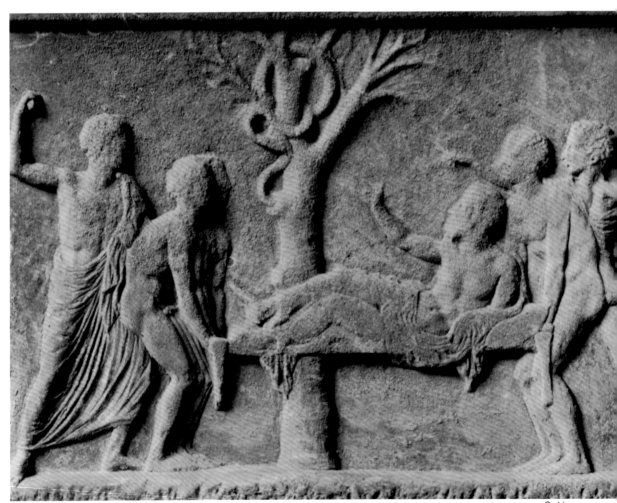

Corbis

浮士德在魔女的廚房裡，正等待著喝下恢復青春的長生不老仙丹。他站在一個魔鏡前，鏡中突然出現一個絕色的裸女，魔鬼梅菲斯特則在身旁嘲弄著他的狂熱，等待收買他的靈魂。浮士德所看到的不是真實的女人，鏡中的景象其實是自己畏懼衰老或慾望所投射出的產物。

王爾德的短篇小說《多立安格雷的畫像》中，也有一位健康俊美的男主角，過著頹廢耽溺的日子。他的衰老和放縱的痕跡隨著歲月，在閣樓裡的一幅畫像上逐漸顯現出來，本人卻依然俊美如昔。故事的結尾是多立安無法繼續忍受畫像上醜陋的自己，終於舉刀刺向自己的畫像。第二天人們發現，蒼老衰敗的多立安死在自己的畫像前，他的畫像則恢復當年的清朗。

健康科學和醫學是人類重要的文化形式之一，就如同這種鏡像和畫像的隱喻。鏡中或畫中人所投射的無論是慾望或畏懼，都是自我永恆、健美無病的背反，和遠古希臘神話的原型裡自戀的納蕬瑟思相呼應。臨河自照的納蕬瑟思愛上自己的形象後，最後投河成為一株水仙，再也離不開河畔。文明歷史中除了少數文明如斯巴達式的生存策略外，都接受疾病和死亡作為無可逃逆，又必須與之對抗的生命現象，醫療也成為一種重要的社會部門和個體生存紀事。

所有的圖騰崇拜、神話人物或小說敘事裡都蘊含著疾病、衰敗、老朽、殘缺的隱喻，這些圖騰文化與神話是「集體慾望」的再現，蘊藏有人類對生存狀態的解釋和求取平安的努力。原始人類暴露在不斷的外界傷害和疾病威迫下，自然生成一種求取安全的圖騰信仰文化；神話則是一種經由集體創作，演繹鋪陳而來的族群傳說，內裡也寓意著超越人的宿命的指向。因此，透過某些圖騰和神話象徵的解讀，可以瞭解早期醫學的形成過程，以及醫學的本質：包括人類認識、保持、增強自身健康，預防與治療疾病的知識和實踐。隨著理性和文明的發展，生命的圖騰不斷地變臉，從動物到神的形象，以至於今天的身體圖像。今後醫學究竟將如何面對這種圖騰的變像？

圖騰與醫者

原始時代的人類把某種動物、植物或無生物當成自己的親屬、祖先或保護神，稱為圖騰崇拜。這種崇拜除了讓圖騰保護自己外，還有預期獲得牠們的超人力量、勇氣和技能。人和圖騰之間是可以相互轉化的，因此始祖伏羲氏的形象是蛇身人首，神農氏則是人身牛首，東西方皆然，疾病和死亡通常意味著就是這種轉化的契機。

半人半神的醫學始祖Aesculapius（阿斯克萊皮斯）是阿波羅的私生子，其母因對阿波羅冷淡不忠，而為太陽神所殺，這位弒己母的父親將他交於Chiron（人頭馬）撫養。這位醫神幼時即不像其他的青年，只對治療的藝術有興趣，但是這一點卻大大激怒了神祇，宙斯不容許有人能夠對抗死亡的能力，因此Aesculapius遭雷殛而亡。Aesculapius的死造成阿波羅與宙斯父

公元前四世紀的大理石畫像。護理人員將病人抬到醫神殿堂的庭院，讓樹上的蛇恢復病人健康。

子間的反目，這是希臘神話中宙斯唯一一次對阿波羅的憤怒。在神人分界中，人是不允許有永生的。阿波羅的堅持遂留下了醫學的原型，Aesculapius的蛇杖和鳥翅成為醫者的標誌，女兒們也分司醫療與公共衛生諸職。傳說中的蛇杖是醫神治療的利器，鳥翅也許就是理當保護其母，卻又將其不貞通風報信給予阿波羅的烏鴉。

中國古代醫巫一體，工作相連，《山海經》的古巫，如巫咸、巫彭都和醫藥有關。太古和戰國的神醫都用扁鵲飛鳥命名，巫醫不僅以鳥人形象出現，而且手中操蛇，還手持木棒，和希臘醫神Aesculapius以蛇與鳥翅纏棒的標記如出一轍，許多原始部落的醫人也以鳥的圖騰面具裝扮。蛇有象形，象徵生育的說法，蛻皮也有生殖和生命力回復的意涵；又因蛇有毒，蛇也可做藥，作為以毒攻毒之效。杖為樹枝木棒，也象徵生命與生長，或謂有治療藥用的柳枝，或謂生殖器。這種陽具崇拜的解讀多少含有男性中心論述的意味。原始部落醫人的性別考據顯示，醫人有的是半男半女，或不男不女的。

在人類文明早期階段，原始家族的家長是「母」，同時也是醫師，女性的神秘、生兒育女的神奇技術和男性的陽具不同。男性擁有的陽具是快樂的「力量」和「泉源」，值得歌頌崇拜；但女性則有男性所無的餵養的汁液，和撫慰痛苦的神能。所以採藥的「巫女」美娣亞Medea便成為Medizin，成為今天的Medicine。在神話文本中，Medea其實是一個被愛情吞噬的悲劇女性原型，或者是復仇女性的原型。在中了丘比特的箭後，她不惜叛父弒兄，使用神奇的藥物和魔力協助英雄取得金羊毛，但是最後卻仍然無法開脫被「遺棄」的女性宿命。看來水能載舟，也能覆舟，醫藥的本質亦復如此，和癡情的女性一般。

《聖經》記載也充滿著醫病的奇蹟，治癒了眼盲者、不能行走者等等，《新約聖經》早期曾經被稱為「智慧醫者的書」，耶穌也被畫成醫師或藥師的形象。從神話人物到「聖王」或「天子」，在歷史中都曾經被賦予神奇的治療力量。英國的詹姆士一世，法國的路易王，到中國的宋徽宗，都努力地成為庶民的「摸治」「降福」者。無論是像耶穌似的傳統典型醫王，或Aesculapius似的去典型醫學神話人物，都具備被期待有半神半人，亦神亦人的天縱英明特性，這種特性延伸到現代庶民仍然殘存對醫者的期待和無止境的信賴。

前現代與現代化的疾病與醫療

在原始社會中，無論是哪一種疾病，從最輕到最重，都是由憤怒的神祇、惡靈、和帶煞的陰魂作祟所致，因此發展出早期的醫學體制——神殿醫學。求醫者將祭牲獸皮裹身夜宿醫神廟，透過祈夢、解夢診斷與治療病痛。或是委託祭司等「專業」代理人睡廟，獲取指點，當然也有的文明是由神的使者彌賽亞直接下凡，拯救病者。書寫醫師誓詞的希波克拉底，同時作為希臘神殿醫學的學習者和哲學家聯盟的成員，將自然哲學和生物科學逐漸納入傳統醫學，成為近代醫學科學的祖師爺。自後有風土季候與日月星辰因素的觀察等所謂「附會」醫學的興起，占星術、冶金

術、象數的臨床醫學應用，已經有從矇昧到啓蒙的意味。以今天觀之，被認為牽強的這種「附會」醫學，其實已經可稱為是理性世代的醫學，包括引領醫學達千年以上的「體液學說」。體液說將人體的各種疾病，用四種不同津液的均衡學說加以解讀，類似於今天內分泌學的讀法。

　　恐懼情緒的投射和憑空臆測的醫學實踐相形退卻後，以觀察實證為認識途徑的理性醫學才開始發軔。但是今天的醫學科學則是再經過文藝復興狂飆洗禮過後的產物，從人體解剖學和血液循環論開始，身體的內在現象在空間和時間上開始真正地能夠被觀察和測量。到達十九世紀，細菌學、器官和細胞病理學終於成為人類身體與健康事務的新威權。因為技術工具的發明，人們的目光終於聚焦到固定的身體器官和組織的結構功能上。透過顯微鏡、X光機、內視鏡、掃瞄儀器、檢體計量，乃至各種大大小小的虛擬實體圖像技術，醫學和身體事務終於逐漸成為一種以觀看為主，而非以言語敘事的科學。這種圖像式的身體和疾病觀念從文藝復興以後不斷地被增強，成為當代醫療文化最普遍的再現型式。

醫學的身體、疾病的身體，以及醫學美學

　　傳統的醫學文化與社會論述一向有意無意地忽視個體的身體性，正如同人們唯有在感覺疼痛或行動障礙時，才察覺到「我」和「我的身體」的決裂，開始衡量「疾病的我」和原有的我或他者的差異。換句話說，疾病的我也是一個他者。然則，這種個體的身體往往也是社會集合身體的一部份，就像某一個器官、組織、或細胞，必須納入各種生理機制與他者協調並被監測。

　　在近代公共衛生論述裡，個別的身體可能是危機與禍害的根源，可能失控或遭引疾病，像是愛滋、SARS等帶原者。從18世紀以後，以健康與衛生之名規訓及控制身體便是個人對社會和國家的責任，而且和醫院的誕生有關。尤其是公共衛生和預防醫學成為一種現代化運動後，個人的身體性便暴露在醫學與衛生體制下。潔淨個人身體、避免與不潔者接觸、促進個人健康是醫學現代化，身體醫學化的濫觴。

　　進入後工業社會後，身體的監測和醫學化更循著消費行動進行。身體是消費的主體，也是消費的對象，人們滿足它、裝飾它、透過醫學技術矯治它。鏡像裡的「身體我」有阿諾、貝克漢、潘蜜拉安德森，形於外的健康與美麗圖像是可預測可模擬的，內在的青春與慾望能源想像也再現為兩性的更年期論述和荷爾蒙、胎盤素治療。

　　「我」和「我的身體」的聯繫被各種指向反覆地定義和建構：有作為社會分子，被規約監測的身體；有被擬像消費，不斷生產慾望的身體；也有作為某人的有意義他者的身體。但是終結而言，身體畢竟將成為「我」存在最後的敵人。隨著年歲，疾病將像王爾德的多立安故事一樣，不是讓肉體衰老，就是令靈魂醜化。歷史中曾經有宗教的苦行者嘗試改變這種宿命，從撻伐肉體，鞭笞慾望中重新建構自己和身體的關係。但是除非死亡，否則身體將永遠尋求著某種聯繫。

　　我的現代化身體中包含著史前的慾望和圖騰嚮往，在紛嚷的時代訊息中身體不斷地被聯結

或斷裂。疾病也有前現代的和現代化的疾病，二十一世紀醫學的圖像和敘事蜂擁而來。當衰老和死亡仍然無可跨越時，醫學的The State of Art將展現什麼風貌？當身體內部的X光和掃瞄圖在畫廊中展示，疾病敘事成為新興次文類時，後現代醫學是否有新的美學導引策略？

　　健康促進管理與美容醫學已經成為當代醫學兩種糾結著現代與後現代性的再現的實例，尤其是後者。美容醫學是整型醫學的新分身，原本傳統的整型醫學是以矯正四肢，俾利於恢復生活功能為主。但是這種機能的恢復與美型的恢復迅速被統合起來。就美容學專家而言，離開了美感意識，醫學就無法存在。疾病與醜陋都有「他者」的意涵。在不同的美學主義裡，醫學似乎都不難找到實踐的美學位置。因此，美容醫學的興盛的確是這種身體圖像化與視覺化最佳的詮釋。

　　Medical Esthetics（或medi-esthetics）一詞的命名，早已經充斥於臨床醫學的資訊市場，其實所指的是包括整型、SPA等美容醫學。挪用醫學美學一詞似乎遠比美容學（Cosmetology）來得優雅，又若合於醫學專業自稱的「藝術性」。醫學的領域和許多專業領域的介面不斷地繁衍和發展，從自然科學類的醫學物理、醫學工程，到社會科學的醫學社會、醫學哲學等，比比皆是，但實際上，真正醫學美學介面的概念卻尚未成形。

　　科學化醫學的養成教育不斷地試圖迴避經驗與直覺式的知識論和方法學，期待於專業訓練的結果是透過理性主義的科學邏輯，化約而精確地掌握疾病的診斷和預後。但是只要牽涉到人的身體與生命直接的實踐，臨床醫學就不能單純只是理論科學化約的應用，還必須是一種「藝術」（ars）。拉丁文裡的「藝術」（ars）一詞有別於「科學」（science），帶有很強的實踐性意涵。意在指涉人們建構與創造某種事物的能力和技巧，因此使用在外科醫學的脈絡裡當然頗為適切。不過並非僅有外科系統的醫療專業才有這種「醫學做為一種藝術」的終極期許。「The State of Art」的修辭一直普遍被各類醫學界人士採用，意指某一研究或臨床主題的階段性反顧，帶有某種對自身創作滿足感的回味，也有前瞻性的期待。早期的醫學專業教育就一度以藝術與哲學為主要的授課科目。

結語

　　美國每年有超過百萬人次接受不同部位的美容術，醫學美容業獲利已達四十億美元以上，逐漸超越教育和社會服務的費用。同時，尋訪前現代式另類療法的花費也逐年成長達百億美元以上，超過所謂「正規醫療」的住院費用。以經濟規模來看，這種身體和健康的支出消費才是當代醫學的「主流」。醫學對於當代國家而言，似乎已經不是「究竟科學還是藝術」的問題，而是廣大市民社會的政治與經濟問題。健保費率成為政黨競爭的主題；醫療費用給付是醫療專業和政府部門爭端主要的來源。

　　臨床醫學的應用已逐漸擺脫僅止於「無病狀態」和「恢復機能」的需求，而跨越到提供身體技術和健康實踐滿足的消費需求。因此，在後現代醫學文化裡，關於身體健康和疾病圖像的倫理學和美學論述亟待開啟。本文作者為台大精神科主治醫師　　　■

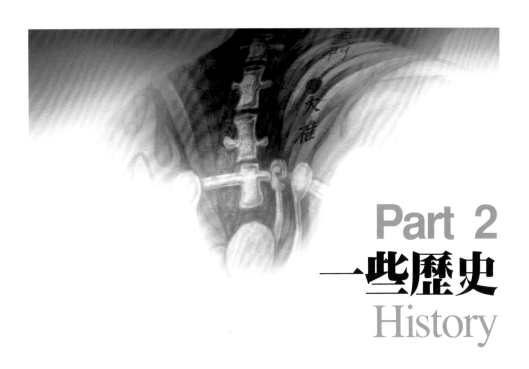

Part 2
一些歷史
History

Medicine and Health Maps
一個有待補充的筆記

編輯部

《周禮‧天官》置醫師掌醫之政令，下設食醫、疾醫、瘍醫、獸醫。《周禮‧秋官》記載「庶氏掌除毒蠱」；「翦氏掌除蠹物」；「赤髮氏掌除牆屋」；「壺涿氏掌除水蟲」。皆與環境衛生的維護有關。《周禮》另記四時常見之流行病，「春時有痟首疾，夏時有痒疥疾，秋時有瘧寒疾，冬時有嗽上氣疾。」

上古用火熟食，是飲食衛生狀況的一大改進。「上古之世……民食果蓏蚌蛤，腥臊惡臭，而傷害腹胃，民多疾病。有聖人作，鑽燧取火，以化腥臊。」《韓非子‧五蠹》到大約公元前4000年時，半坡早期遺址中，臥癮部分的地面高起，並出現「灸地」的防潮、防寒措施。

春秋時，醫和（秦國人）闡述病因，從外感立論，他稱天有六氣，陰、陽、風、雨、晦、明，分為四時，序為五節，過則為災。「六氣」之論，影響後世深遠。另有名醫緩（秦國人）提出病在「肓之上，膏之下」，已非藥物所能治療之說。公孫僑（字子產，鄭國人）則提出：「同姓而婚，其生不殖。」

傳說時代的醫者如伏羲「畫八卦，以通神明之德，以類萬物之情，所以六氣六府、五藏五行、陰陽四時、水火升降得以有象，百病之理，得以有類」；神農「嘗百草之滋味，水泉之甘苦，令民知所避」。

先秦的思想大家，都有言及養生之道。老子：「人法地，地法天，天法道，道法自然」。孔子：「仁者壽」，並提出「夫寢處不適，食欲不節，逸勞過度者，疾共殺之」之說。莊子：「若夫不刻意而高，……不導引而壽，無不忘也，無不有也」。荀子：「制天命而用之。……安燕而血氣情，勞勌而容貌不枯」。著有《子華子》的程本，則提出「補不足」、「損有餘」、「以智養生」。

中國早期的醫術，和「巫」有很密切的關係。甲骨文中記有蠱、疥、齲、痰、齲等病名。有病常用祈禱卜、巫醫結合。《大荒西經》中說靈山有十巫，「從此升降，百藥爰在」，其中最有代表性的是巫彭。《說文解字》：「古者巫彭初作醫。」因而日後又有巫彭製藥丸，伊尹創煎藥之說。

戰國時代，秦越人（鄭國人）善醫，有「扁鵲」之美號。扁鵲精於診脈，是「望聞問切」的創始人，並指出「信巫不信醫」是六不治之一。

傳說中，彭祖是顓頊帝的玄孫，到商朝末年活了七百六十七歲。彭祖成為中國文化裡長壽及養生之道的代言人，又有傳說他之長壽與善於採陰補陽有關，因此也是房中術最早的代言人。後人託彭祖之言，強調「人生一世無久遠之期，壽不過三萬日。不能無一日無損傷，不能一日無修補」。

中
國
醫
藥
與
健
康
相
關
大
事
紀

夏	商	西周

4000BC. 3000BC. 2000BC.　　1200BC.　　　　　1000BC.　　　　　800BC.

以
歐
美
為
主
的
其
他
地
區
醫
藥
與
健
康
相
關
大
事
紀

疾病幾乎與地球上的生命同時出現。古代動物中不但有骨折，還有齲齒和寄生物的情況。細菌（最早的生物形態之一）和動物的簡單型已有寄生性及致病性。

公元前2000年，埃及醫學有了長足發展。埃及醫學也是以神祕和僧侶為主。但也有哲學觀念的起源，認為呼吸是極重要的生命力，因而為靈氣觀念。也因此，相信人死之後復活在另一個世界，所以崇拜死者，竭力設法保存屍體，因此乾屍木乃伊的技術獲得很大發展。
埃及人認為疾病之成因，以寄生物為主，為了將寄生蟲趕出體外，便利用種種魔法和咒語。埃及人留下來的紙草書中有很多藥方，也記了很多使用刀來當外科器械。埃及醫學思想最重要的部份，後來傳給了希波克拉底學派。

由於對生命的生老病死，以及不能見到病原的病找不到明顯的原因，於是古時的人把疾病與死亡，拿來與大自然的神祕事物關聯。尤其是星辰。同時，他們也懂得利用大自然的日光、水，尤其是植物的療效，也因而容易膜拜樹神。另外，為了躲起來不使惡魔者加以求免禍，也產生面罩和一系列的儀式，如佩戴象徵性的項鍊、紋身、咒語，或是讓病人改名以求改運。此後便有了巫醫，借著觀察星宿和自然現象，或借著解剖動物內臟以預言吉凶。此外也產生了暗示療法，代表生殖和生命的血殖器，也就成了避邪物。在這個基礎上，早期人類發展魔術的醫學，而又自然發展出僧侶或祭司的醫學。而為了全族的發展，這些魔術醫學或祭司醫學便成為師傳祕學，漸漸有了精通鬼神的特種階層。

公元前1500年，猶太人的醫學思想形成。他們相信唯一的上帝是健康的主宰，又是一切疾病的主宰，正因為疾病來自上帝，所以只能是人類罪惡所應受的懲罰。因此猶太人的病理概念主要是魔鬼致病。猶太人的衛生法規極為發達，也重視沐浴。沐浴這種帶有實際衛生內容的神祕行動，漸漸演變成洗禮。猶太人也按著間隔一定日期需要休息的原則，制定了衛生原則上最早的休息法。

波斯文化，也就是拜日文化中，死者不准土葬或火葬，而要天葬。

公元前4000年，美索不達亞醫學思想產生。美索不達亞醫學有星相醫學。有輪迴之說。有星辰決定命運之說。解夢很重要。醫生被稱為a-zu，是知水性的人，也是善於解夢的人。

印度醫學在藥物方面貢獻很大。由於削鼻在印度是一種刑罰與復仇手段，所以被削鼻者都需要整型，鼻成形術就很發達。印度醫學的基本文獻是妙聞集（Susruta），認為生物由氣（風）、膽、痰（水）三種主要生活物質所組成。疾病是因為這三種原質的關係有了異常，或是三原質所產生的體液減少而致。印度醫生除了有望診、聽診、叩診、聽診之外，還有聞聲和嘗味。重視沐浴、按摩等衛生習慣，也發展出瑜伽。但在今天古代印度醫學幾近完全毀滅。

美索不達亞醫學中，產生了巴比倫醫學。巴比倫醫學完全掌握在僧侶之手。有許多神。其中尼那祖（Ninazu）為家醫之王，和他的兒子都用木棍和蛇來當標誌。1792-1743 B.C.《漢摩拉比法典》規定了醫生進行特定手術的收費標準，也規定了醫療事故的相關懲罰標準。

愛琴文化雖然被毀滅，但是留下的衛生設備殘跡，可以想見十分先進。

戰國時代，一部相傳已久，歷經增添的醫書成形了。這部書託辭是黃帝與岐伯、伯高等人討論醫學的問對之作，因而後人名之為《黃帝內經》，簡稱《內經》。後世以岐黃之學稱呼中醫，也由此而來。《內經》不只是中國先秦醫學理論的總其成，告別早期巫醫結合時代的分水嶺，也從諸多方向影響後世不只是醫學層面的中國文化。人體需要以一個有機的整體來看待：人和天地自然間的關係也是一個有機的整體；臟腑經絡學說，重視上醫治未病的預防觀念，都是從《內經》開始的觀念。

《內經》之中就系統的記載了許多構成疾病的因素，這些因素又可區分為三大類，分別是「天時、地理、人事」。天時包含四季氣候、二十四節氣、晝夜氣溫、十二時辰與月球的運行；地理包含五方的概念，即以中國為中心的東南西北中的空間劃分；人則包含最廣，諸如年齡、性別、體質、飲食習慣、勞倦內傷、外感、中毒、蟲類傷害、遺傳、房中等等都是。而其中如飲食習慣則又受制於地理環境，因此飲食習慣屬於地理與人事的複合因素。《內經》植基於陰陽五行的系統觀，認為只要系統失衡了就有產生疾病的可能，和希臘希波克拉底時代認為人體由氣（風）、土（地）、水、火四元素所構成，人體的健康端看這些元素的配合是否當相對照，是很有意思的。

歷代《內經》流傳許多以不同名稱出現之版本，後來以《素問》與《靈樞》兩部份構成。

168 B.C.湖南長沙馬王堆三號漢墓入葬之年。該墓出土《脈法》、《五十二病方》、《導引圖》、《胎產書》、《雜禁方》、《養生方》、《合陰陽》……等多種古醫書，內容含蓋了經脈學說、灸法與針法、藥物、養生學等方面。

中國從商代開始，對長壽這件事就越來越注意。長壽而又能子孫滿堂，被認為是最大的福份。長壽的極致，則是長生不老。因而長生不老也開始為人所追求。中國人相信透過靈藥，可以「昇仙」。而中國的「仙」，一方面有類似於西方那種在天堂或另一個世界神祇的「天仙」概念，另一方面還有淨化而輕若無物（羽化），可以在人間山林之間永久存在的「地仙」概念。正是這種「地仙」的概念讓中國人特別獨在對長生藥的追求。

中國最早獨往長生藥的代表人物是秦始皇。秦始皇統一天下後，曾三次東巡。第一次東巡在公元前219年。40歲的秦始皇沿渤海灣東行，巡視京都海疆，尋找長生不老之藥。在路上，他遇到了齊人徐福。徐福向他進獻長生不老之道，並說，大海裏有蓬萊、瀛洲、方丈「三神山」，那裏瓊樓玉閣，有仙人居住，並長有長生不老草。秦始皇信以為真，遂派遣徐福率數千童男童女乘大船入海求仙藥。秦始皇求長生不老，最終未遂其願，但不論後來的中國帝王或人民，卻從沒有斷過長生的念頭。追求長生的煉丹之術，也和中國的醫藥有長期密切的關係。

劉安（179～122 B.C.），著《淮南子》，其中養生之論對後世的道家影響很大。劉安死後，有「一人得道，雞犬升天」之說。

西漢年間，託「秦越人」（扁鵲）之名而成的《黃帝八十一難經》，簡稱《難經》。《難經》以闡明《內經》為主，但也有發揮，補充《內經》不足之處。

5　平帝下詔徵求天下瞭解「本草」的人才。中國傳統醫學中的藥物學具有了獨立地位。

33-6 B.C.劉向、劉歆編中國第一部圖書分類目錄《七略》，將醫藥類書籍分為醫經、經方、房中、神仙四種。

春秋	戰國	秦	西漢	新莽	東漢

600BC.　　　　　　400BC.　　　　　　200BC.　　　　50BC.　　0

早期希臘人認為人生病，和疾病得以治癒的力量都來自於神祇。因而崇拜許多神。譬如阿波羅是發明治療技術的神，派恩（Paeon）是眾神之醫，巴拿西（Panacea）是一切疾病的治療者。但其中最著名，也最有代表性的是阿斯克萊皮斯（Asclepiades）——阿波羅的兒子和醫學之神。古希臘以蛇來代表也，並在雅典建有聖廟，受到全希臘人的膜拜，所有的治療是在夢中或催眠狀態下進行的。

後來，希臘哲學學派逐漸開始從理性上產生對醫學的影響。先有畢達格拉斯與阿爾克馬翁等人，後來希波克拉底為古代醫學達成一個總結與高峰。希波克拉底認為疾病是一個自然過程，症狀是身體對疾病的反應，醫生的主要功能是幫助身體的自然力量。身體由四元素構成，氣（風）、土（地）、水、火：體內有血液、黏液、黃膽、黑膽，構成了人的體質。這些元素的配合是否得當，人便有痛苦或健康的感覺。此外，希波克拉底還首開研究體質病理學，同時以強調診斷與預防，醫生的誓言，而為西方的醫學做了奠基工作。醫生不再研究星宿和聖廟中的犧牲，而研究病人和病人的疾病。

繼希波克拉底之後，亞里士多德也做了他的貢獻，除了構想出自然的體系，從低等植物到軟體動物、節肢動物、甲殼類、爬行動物、哺乳動物，以及人。他也也開啟了比較解剖學，對胚胎學有巨大貢獻。

到亞歷山大時期，由於局部病理學出現，開始按照局部位置去區別疾病，從此與希波克拉底強調的總體病理學越走越遠，希臘醫學走向沒落。

公元前293年羅馬流行一種疫病，無人可止。羅馬人只得去跟希臘的阿斯克萊皮斯神求助。結果一條蛇跟使者上船，回來後蛇上岸，羅馬的瘟疫也就停止。於是阿斯克萊皮斯成為羅馬人的健康之神。

後來，羅馬很長一段時間沒有真正的醫生可言，行醫被認為是家長的職責。而他們的醫藥觀念很落後，認為白菜是一種萬能藥物，燕子是脫臼的有效藥。公元前四世紀，羅馬才開始引進希臘醫生。但是直到共和國末年，醫仍然大多是外國人，行醫被認為是一種只有奴隸，自由人或外國人才做的事。但羅馬一直重視對居民的供水及衛生系統。羅馬人興建的聚落有下水道、排水溝和醫院等公共衛生設施。

後來，羅馬本身醫學有長足發展，尤其以蓋倫延續希克拉底學派，確立體液學說為巔峰，長期影響其後西方的醫學。蓋倫對生理、病理等各方面的見解建立了不可動搖，甚至可質疑的地位，直到十七世紀左右才開始鬆動，之後，逐漸被現代生理、病理學說所取代。

羅馬把醫生卑微和不穩固的地位得以提升到社會之頂，並把公共衛生的高尚責任交給醫生。醫生第一次得到重要的公共地位，參予衛生系統政事。

公元前27年奧古斯都登基，羅馬改為帝國後，國力至盛，版圖擴張到最大，各種商業活動與頻繁的軍事與貿易活動，促進了各種移動，包括疾病。公元開始之後的幾個世紀，持續而來的各種瘟疫和傳染病造成大量人口死亡，醫生束手無策，人們對於醫生失去了信仰，相信自己是罪有應得，懺悔和求救的願望強烈，開始訴求宗教。基督被看作是一切身體和心靈苦難的救世主。基督教的宗教醫學也以成形，主要方法為祈禱，行按手禮，塗聖油。基督教徒不顧一己安危地照顧患者。

漢末至魏晉南北朝期間，疫病屢次流行，於是宗教信仰大興，以求離苦得樂。尤其三國之末，張道陵立教，廣納貧苦信眾，治療疾厄，影響中國深遠。「此後道教的身體、疾病觀念與壯årの、胎息等養生法門影響醫學……道者在服石、煉丹與追求長生不老的同時，不斷增長對自然界動、植、礦物的瞭解，本草學遂隨之興盛」。

東漢末年，華佗重視身體的鍛鍊以預防疾病，倡五禽之戲。用麻沸散行外科手術。後來華佗弟子吳普著《本草》。荀悅主張人之精、氣、神相依。三國時期，魏人嵇康著《養生論》。吳人董奉對求醫者不收錢，只要求患者在病好之後在山上種杏樹。是杏林佳話之始。

東漢末年，張機（仲景）「怪當今居世之士，曾不留神醫藥，精究方術，上以療君親之疾，下以救貧賤之厄，中以保身長全，以養其生」乃著《傷寒雜病論》，主張人因傷於四時之氣而患病，並根據臨床症狀將熱病分為六個階段（六經辨證），確立汗、吐、下、和的治療法則。後世尊為「傷寒」之學的開山祖。

東漢桓譚《新論》：「人之形如油，神似火。火太旺則油易乾，神太用則形易衰。」

260-270約 太醫令王叔和搜採各種脈學舊論，編成中國現存最早脈學專著《脈經》，定脈形為24種。皇甫謐（223-282）著《黃帝針灸甲乙經》總結古代針灸療法的經驗。

魏晉時候，名士時興服用從道家長生流傳下來的「五石散」。魯迅在《魏晉風度及文章與藥及酒的關係》指出，所謂魏晉風度，其實和當時名士流行服藥有莫大關係。四世紀，中藥醫葛洪著《抱朴子》，其內篇講述煉丹之術，希望求得長生。著《金匱方》、《肘後備急方》。其醫術兼及道家導引之法，亦為當時的風尚。

六世紀初 陶弘景（456-536）作《本草經注》，按藥物的自然來源（屬性）分為玉石、草、木、蟲獸、果、菜、米食及「有名無實」諸部，仍分上中下，藥上者養命，中藥性，下藥養病。

梁《七錄》載有《神農本草經》三卷，記藥物三百六十五種，分為上、中、下三品。

佛教最早在東漢時期由絲路傳入中國。之後，三至六世紀時，許多印度醫藥及醫方隨佛教傳入中國。兩晉南北朝至隋唐醫書都含有印度醫學色彩。《隋書·經籍志》記述僧徒及醫家所譯醫書如：《龍樹菩薩藥方》、《婆羅門諸仙藥方》、《西域名醫所集要方》、《乾陀利治鬼方》、《釋僧匡鍼灸經》。

五至六世紀間 齊梁之際，全起元注《內經》
550-580 北齊徐之才分藥物為宣、通、補、洩、輕、重、澀、滑、燥、濕十劑。
北齊龔慶宣著《劉涓子鬼遺方》，是以論述疽病為主的外科方書，反映了當時因服石而生疽的時代現象。
北齊顏之推的《顏氏家訓》除有談到日常起居的保健養生之道外，提出「生不可不惜，不可苟惜」的主張。
南齊人褚澄著《褚氏遺書》，是繼《內經》、《難經》之後的大著。

610 隋煬帝大業六年 太醫博士巢元方著《諸病源候論》論說內、外、婦、兒、五官、傳染病的原因，無藥方，但附有導引法，是世界第一部病證分類學及病因病理學之專書。隋代，官府還編了《四海類聚方》二千六百卷，《四海類聚單要方》三百卷。

唐朝國勢鼎盛，種種醫療、養生之道也有長足發展。官府中設太醫署、尚藥局、尚食局，醫師分為四類：針博士、諸藥醫博士、按摩博士、咒禁博士，並設藥園師。唐太宗曾命印度方士那羅邇娑婆製長生不老仙藥。高宗時代整理完成《新修本草》（後稱《唐本草》），另有《藥圖》及其說明的《圖經》。玄宗、德宗曾頒《廣濟方》、《廣利方》於天下。肅宗時代王冰從各種版本中整理考證，完成《黃帝內經素問釋義》，尤其影響很大。玄宗時另有王燾著《外臺秘要》，記病一千一百零四門，其中天行病（傳染病）二十一門。武宗年間，再有《蘭道者仙授理傷續斷秘方》。

孫思邈（581~682A.D.）著《備急千金要方》、《千金翼方》，強調「人命至重，有貴千金」。孫思邈本人也養生有道，重視養性與養老，活了一百零一歲。

安史之亂年間的呂洞賓，養生有道，提出：「養氣忘言守，降心為不為。真常須應物，應物要不迷。不迷性自住，性住氣自回。」

唐代陸羽著《茶經》，開後代以茶養生之道。

三國 西晉　　　東晉　　南北朝　　　隋

200　　　　　　　400　　　　　600

二世紀後半，阿雷塔歐（Aretaeus）於其所著的《論疾病的原因及表現》中詳細描述了抑鬱和躁狂。
350 東羅馬帝國建立了最早的醫院。
390 法比奧拉在羅馬建立醫院。
四世紀 印度的外科已能做截肢術、眼科手術、剖腹產手術等。
四世紀中，歐洲北方蠻族南下，到世紀末把羅馬帝國分為東西兩半。476年，西羅馬帝國滅亡。

324年，羅馬君士坦丁大帝即位。基督教徒經歷幾個世紀的迫害後，終於遇到一位接受基督教的君主。自此之後的中世紀，基督信仰更為大興，基督教信仰主導一切。行醫被認為是一種慈善事業，但關心醫學問題或是對病因的研究則不但顯得沒有必要，甚而被認為有罪。到拜占庭時代，教會嚴格確定宗教經典的權威是至上的權威。虔誠是最重要的，耶穌是萬能的。因此一旦個人生病了，就要懺悔，要告解，比較極端的鞭笞教派還會自己鞭打。教會裡的醫療工作，則委託給主教，在他的隸屬下有男女助理去協助患病的人。

541-749 第一次鼠疫（黑死病）流行，這場被稱為「查士丁尼鼠疫」（Plague of Justinian）的流行病使羅馬帝國喪失了四分之一的人口，幾乎摧毀了君士坦丁堡，且傳播到西歐，後來又在地中海地區肆虐了兩個世紀。

622 穆罕默德逃到麥加避難，伊斯蘭教紀元開始。

第八世紀左右開始的阿拉伯世界的醫學，最早是由阿拉伯民族及古蘭經的傳統，以及由希臘引介而來的醫學所共同合成，後來則開發出自己特有的燦爛光輝，到十一世紀左右達到頂峰。阿維森納的《醫典》是代表。
阿拉伯醫學不准解剖，因此在化學和藥物上的研究特別出色。醫院組織很好，圖書館裡的醫學著作也保存得很好。從十二世紀開始，阿拉伯醫學逐走走下坡，到十七世紀沒落。

1037 《醫典》作者阿維森納也世。他把希波克拉底和蓋倫的學說，加上亞里士多德的生物學說融為一爐，因而成為不只阿拉伯世界，也是日後西方世界的醫學經典。阿維森納重視藥物治療也採用了泥療、水療、日光療法和空氣療法。在診斷方面，他將脈搏區分為48種。到十三至十七世紀，阿維森納的《醫典》被廣泛學習，並譯成拉丁語，成為這段期間內歐洲大學必修醫學課程。

宋代醫學相關著作進入高峰，這一方面和印刷術高度發展有關，一方面則要歸功於歷代君主之重視。宋朝開國之初，太祖普下令訪醫術優長者，太宗下詔以求醫書。之後官修之《太平聖惠方》、《聖濟總錄》與《太平惠民和劑局方》成為宋代醫書之重要著作。神宗年間，設太醫局，設方脈科、鍼科、瘍科，有醫額三百人。徽宗年間設和劑局（後來到南宋改為惠民局）掌修良藥，有疫之時用以濟民，由此都可看出官方對醫療之重視。除此之外，仁宗年間設「校正醫書局」，集中通曉儒臣與太醫合作，對唐以前的醫籍如《素問》、《傷寒論》、《金匱要略方》、《千金方》、《千金翼方》、《外臺秘要》進行校勘，並刊印頒行全國。張仲景的《傷寒論》能從「方書」走向「經書」，最後被稱為「醫聖」，應為宋代這些校正版本之功。
宋代還出現據人體內臟之實而繪成的「歐希範五臟圖」（仁宗年間）、「存真環中圖」（哲宗年間）。宋代之本草學也有很多發展，如《開寶重定本草》、《圖經本草》、《大觀經史證類備急本草》等，為日後明代之發展做了許多開路工作。
宋代還有許多專門針對婦科與小兒科的發展，其中以南宋陳自明的《婦人大全良方》為代表。南宋宋慈寫的《洗冤集錄》，則是法醫學專門著作。

蘇東坡除著有《養生論》、《問養生》等書外，還和沈括同著《蘇沈良方》，其中有「欲速者用湯，甚緩者用丸」的用藥原則。

南宋陳言《三因極一病證方論》，將病因歸納為內因七情（喜怒憂思悲恐驚）、外因六淫（風寒暑濕燥熱）、不內外因（飲食飽飢、跌損金瘡）。

1093 詔頒高麗所獻《黃帝針經》於天下。

1027 仁宗年間，王惟一考訂針灸經絡，鑄造「銅人」，腑臟具備，外布腧穴，後著《銅人俞穴針灸圖經》。

九世紀末（唐末五代）李珣著《海藥本草》一名《南海本草》多載海外藥物。

金元之間，四大醫宗分庭抗禮。12-13世紀間，劉完素（河間）著《素問玄機原病式》，主張降心火益腎水之理，喜用涼藥，為「寒涼派」。張從正（子和）著《汗下吐三法該醫治詮》，以為治療重在攻邪，去則正安，不心畏攻而養病，強調汗、吐、下三法，後人稱為「攻下派」；李杲（東垣）著有《脾胃論》，著重溫補脾胃，益氣升陽，是為「補土派」。稍晚之13-14世紀，朱震亨（丹溪）則以人體「陽常有餘，陰常不足」的現象為核心理論，因此採「補養陰血，陽自相附」的治療原則，後世奉為「滋陰派」。
四大派中，張從正的「攻下派」由於強調攻邪，把外來的「邪」排出去，可以比擬為中醫系統裡的「本體論」（對照於其他派強調自體免疫能力的「生理論」。）

元代除了在諸路設立醫學，還設太醫院、御藥院，並有「廣惠司」，由阿拉伯人主持。大都與上都分設「回回藥物院」，《回回藥方》流傳，其中論述傷科內容極為豐富。官府還訂立「試驗醫人條件」，三年考試一次。

史學家麥克尼爾認為，蒙古大軍東征西討，傳給歐洲的鼠疫，最早的起源可能是在印度。而中國人口之所以從宋末（1200年）的一億二千三百萬，劇減到明朝洪武二十五年（1393年）的六千五百萬，除了戰亂之外，很可能也和這段時間蒙古人在中國建立元朝，把疫病傳進中國有關。

丘處機，因養生有術，曾被成吉思汗與忽必烈召見及褒贈賜號。著有《攝生消息論》，強調「陰陽四時者，…逆之則災害生，從之則沉痾不生」。

忽思慧著《飲膳正要》，是中國第一部食療及營養保健書。

	五代	北宋		南宋	元	明
0		**1000**		**1200**		**1400**

1095 十字軍東征開始，直到1291年結束。
約1200 巴黎大學和牛津大學建立。
約1250 土耳其建立最初的伊斯蘭學校。

在中世紀教會醫學的氣氛裡，12世紀的薩里諾學校是個不分種族和宗教，大家共同研習醫學的一個例外，這個學校也為日後文藝復興時代的大學做了個示範。

十字軍東征，西方人從阿拉伯世界發現許多散佚的古希臘文明，因而西方興起去阿拉伯世界尋找希臘與拉丁思想經典，並且把阿拉伯世界文明翻譯過來的熱潮，對教會醫學產生很大衝擊。

西羅馬帝國滅亡後，各地的亂象四起，城市成了農奴的避難所，也吸引一般鄉下人去交易，居住，人口大量從鄉村移動到城市。但城市的公共衛生很差，各種疾病的傳染，使得城市人口的死亡率很高，必須不斷地從鄉村補充人口。事實上，城市裡死亡率這麼高的情形，要一直到十九世紀後半，以倫敦為首開始大幅改善都市衛生系統之後，才大幅改善。

1453 東羅馬帝國滅亡。

十四世紀，由於蒙古大軍圍攻克里米亞地區的卡法，而傳進歐洲的鼠疫，也就是黑死病。接下來的六年時間裡，歐洲死了四分之一的人口，兩千五百萬人。歐洲因為黑死病而產生政治和社會的劇烈轉型。因黑死病產生大量醫學及文學著作，還有防疫法令。墓穴的深度，港口的檢疫制度，都因而出現。
同一個世紀，痲瘋病突然絕跡，但梅毒又突如其來地出現。眼鏡是本世紀一個重大發明。

1455年，古騰堡發明活版印刷。過去的醫學書，只靠手抄，而抄的人又往往沒有醫學知識，錯漏難免。印刷術發明之後，醫學知識得以大量而正確地傳播。

明代醫學的發展，首推藥物學，本草著作不但大量增加，內容更是集前朝大成而變化豐富，其中以《本草綱目》、《救荒本草》等最具代表性。另外，由於明代甚為瘟疫所苦。開朝之初，就有幾場大疫，到末期也有重疫流行。因而在醫學理論方面，蟲染與溫病學說的發展，把傳染病學的學理與治療推向一個高峰，其中以吳有性（又可）著《溫疫論》（1642，崇禎年間），開溫病學派為代表。溫病學派主張溫病即瘟疫，而瘟疫與傷害無關，乃因「邪自口鼻而入」，即傳染而來。

此外，明代的中國也開始與西醫接觸。1582年，義大利傳教士利瑪竇來華，當時傳入之西方醫學，本質均屬西方古代醫學體系。1643年，傳教士鄧玉函譯述的《泰西人身說概》刊行，這是人體解剖學傳入中國最早的著作，也是西方醫學首次傳入時期最重要、最典型和最具代表性的醫學著作。

1567-1572隆慶年間 安徽太平一帶有人痘接種法，預防天花。人痘法又分兩派：選取出痘過程較為順利病人痘痂為苗的「湖州派」，與專選人工接種後痘痂為苗的「松江派」。因松江派較安全，漸取代湖州派。到了清朝，康熙皇帝甚至將此法引進宮廷。十七、十八紀後，此法西傳。

十七世紀後半 傅山（青主1601-1684）著《女科》、《產後編》。
張介賓（景岳1563-1640）著《類經》、《類經圖翼》，以命門陰陽立說。
1628-1644 崇禎年間，姚可成等人著《食物本草》。
1620 武之望《濟陰綱目》刊行。
1608 王肯堂《女科證治準繩》完成。其《六科準繩》為醫學全科形式之著作。
十六世紀正德嘉靖 薛己倡用補益，著《薛己醫案》。
1573-1619 萬歷年間 王圻著《三才圖會》，中有《身體圖會》。
1443 正統八年《銅人腧穴針灸圖經》刻石，並重鑄銅人。
十五世紀初（永樂年間）刊刻《普濟方》收羅61739方。

清代瘟疫之流行比明代更為嚴重，醫者多致力於此，於是溫病學說大興，以葉桂、薛雪、吳瑭以及王士雄為代表，溫病學說體系至此發展成熟。1792年，葉桂（天士1667-1746）的門人顧景文將他的學說療法彙成《溫證論治》，將溫病的進程分「衛、氣、營、血」四個階段。另有《臨症指南醫案》。另外，清代醫學發展最重要的是歐洲醫學的東傳。明末清初，歐洲醫學隨傳教士傳入中國，把西方人體結構知識與血液循環觀念等介紹到中國。初期，即有傳教士以奎寧治康熙的瘧疾（1693年）傳為佳話。而中葉之後，西方醫學對中國產生之種種衝擊，則更不在話下了。

1835道光年間，新教醫師派克（Peter Parker）設廣州基督教醫院，並開始訓練中國生徒為助手，可說是中國人學習西洋醫學的開始。1856年，咸豐六年，第一位留歐醫學博士黃寬回國，留學英國愛丁堡大學，研究病理學及解剖學。教會醫院培養的人才，加上留學歸來的醫學生，構成中國現代醫學的基本陣營。

1850年代，英人合信（Benjamin Hobson）在廣東著出《西醫略論》、《內科新說》、《婦嬰新說》、《全體新論》等書，近代西方醫學輸入中國。

1865同治四年 北京同文館特設科學系，開始正式研究醫學，聘杜瓊氏（Dudgeon）為教授，是中國新式醫學教育的開始。

1868年左右，傅蘭雅（J. Fryer）與趙元益合作譯出《儒門醫學》、《西藥大成》、《身體須知》等二十餘種醫書，代表洋務運動時期絕大多數中國人所了解的西方醫學知識的最高水準。其中《法律醫學》為第一部西方法醫譯著。

1684 康熙23年台灣知縣沈朝聘在台南府城興建養濟院，醫療兼社會救濟。
1736 彰化、台北、新竹等地設置濟院、普濟堂、留養所、棲留所等，收容孤老殘疾者。

徐大椿（靈胎1693-1771）《傷寒類方》，便知按症求方，不必循經求症。
陸懋修《世補齋醫書》所附《生化編》是以生化湯演繹成書。
乾隆間，吳謙撰集《醫宗金鑑》。
1765 趙學敏開始撰寫《本草綱目拾遺》。
1770 頒布《檢骨格》。
1668 同仁堂創辦。同年，俄羅斯醫生來華學習種痘方法。

明

| 1400 | 1500 | 1600 |

1610 第一份完整的剖腹產手術記錄。（德文）
1630約 錢伯倫（Peter Chamberllen）發明產鉗。
1670 荷蘭李文侯（Antony van Leeuwenhoek）使用顯微鏡看微生物。

1492，哥倫布發現了「新大陸」。歐洲人給美洲的印地安人帶去了致命的禮物——歐洲人已經產生免疫力，而印地安人前所未有的各種毒害。先是天花，再痲疹，再斑疹傷寒，再流行性感冒，再加上由非洲傳來的瘧疾和黃熱病，大約一百五十年間，美洲印地安人數和前哥倫布時代相比，死亡近兩千萬，僅剩二十到二十五分之一。

十五世紀初，文藝復興運動在歐洲各處興起，人文主義開始成為中心思想。隨著人文主義興起，人開始注意自己的本身，人體不再是與天體相應的一個概念，而有自己獨特的生命，醫學與健康的觀念也開始往人體的方向轉移。1543年，維薩里（Andreas Vesalius）出版人體解剖學著作《人體之構造》，開啟了西方現代解剖學的序幕。外科手術原先是在理髮匠手裡，這時開始逐漸有自己的地位。藥理學也逐漸從阿拉伯醫學中解放出來。

十七世紀，笛卡兒、伽利略、培根等哲學家、科學家的思想，強調實驗與歸納的精神，有助於醫學的推展。1628年哈維（William Harvey）發表鉅著《心臟運動論》，描述血液循環：「這是心臟運動與收縮的唯一目的。」1632年耶穌會士把金雞納樹皮帶進歐洲，在醫學技術上的作用，被拿來和戰爭技術上引進火藥的作用相提並論。本世紀也開始輸血，使用產鉗開始。法醫學、工業衛生學、軍事衛生原理、獸醫學，都有了雛型。許多畫家留下了有關醫學的名作，以林布蘭的作品為代表。

1707 弗洛耶（John Floyer）發明脈搏表。
1714 華倫海（Gabriel David Fahrenneit）製成水銀溫度計。
1717 蘭奇西（Giovanni Maria Lancisi）指出蚊子可傳播瘧疾。
蒙塔谷夫人（Many Wortley Montagu）把土耳其的人痘接種技術帶到英國。
切塞爾登（William Cheselden）發表《骨論》。
1747 林德（James Lind）發現檸檬果可治壞血病。
1752 瑞奧默（R. J. de Reaumur）發現消化是一種化學過程。
1756 普法夫（Philipp Pfaff）第一次描述假牙鑄造模型。

十八世紀，由於牛頓和湯瑪士·楊的光學理論的突破，加上解剖學和生理學的知識突破，眼科發展大躍進。這個世紀，大家熱中研究醫學的推展，醫生的地位大幅提升，再也不必像過去一樣遊走四方，依附於王公貴冑，而可以自己掛牌行業，財富和社會地位都開始與人一等。另一方面，本世紀又跨進許多神祕色彩的領域，以麥斯麥（F.A. Mesmer）所創的催眠術為代表。其後甚多主張磁力術的江湖騙子。

十九世紀醫學最主要的特點是：從細胞學說出現之後，微耳和(Virchow)建立了細胞病理學，巴斯德、科霍（Robert Roch）則開啟了新的細菌學科與免疫學的時代。此後，西醫中的本體論（認為疾病通常是外物入侵所引起，治療之道在於驅除外來侵略者）乃勝過生理論（認為健康和個人體質、飲食與生活習慣息息相關，疾病源自生理的不平衡，保健之道在於維持平衡）。

本世紀還有兩個特點：一，物理和化學的進步，提供了越來越精密的醫學儀器與越來越可靠的試劑與藥物。二，法國大革命之後的社會解放，以及工業革命之後的都市人口集中，都使得社會底層的人越來越主張有比較好的衛生條件。從弗蘭克（J.P. Frank）在十八世紀末寫就《完備的醫學警察體系》開始，各種預防傳染病及公共衛生的研究就成了一個重點。到十九世紀中葉，以倫敦為首，歐陸開始了現代的公衛體系與環境。

十九世紀初開始，英國對中國大量傾銷鴉片，中國人吸食鴉片者日多，上自貴門豪家，下至販夫走卒，終於勢莫能禦。由於鴉片迷幻效果造成吸食者的耽溺，個人健康之喪失與中國國力之淪喪互為因果，相互糾纏，而為有識者當作亡國滅種之危機。中國禁煙之議與英國利益之衝突，到1840年終於爆發鴉片戰爭。美名曰阿芙蓉的鴉片，是影響近代中國人，以及歷史的關鍵因素。

1895 中日甲午戰後，「醫學救國論」興起，認為強國必先強種，保種之道又不外「學以保其心靈」及「醫以保其軀殼」二途，影響所及，孫中山、秋瑾、魯迅等最初均選擇了醫學。在中國想要從日本取經，以日本為師的一個大趨勢之下，日本從明治維新時開始走向西醫，提出消滅漢醫的路子，當然也就透過留日的學生日後回到中國後，深深地影響了中國。

1805 嘉慶年間，牛痘法自澳門傳入中國，英國醫生A. Pearson著，G. T. Staunton譯的《泰西種痘奇法》為中國最早的牛痘方書。1817年，熱心傳播牛痘種法的邱熹所著《引痘略》刊行。

1861 英國醫生羅克哈特（W. Lockhart）在北京創立施醫院，即協和醫院。
1848《植物名實圖考》、《植物名實圖考長編》於作者吳澂（1789-1847）去世後刊印。
1853 上海建立英商老德記藥房。
1844 英國醫生羅克哈特（W. Lockhart）在上海建立醫院，即仁濟醫院。
1892 唐容川著《中西匯通醫經精義》以西洋臟腑圖說證之《內經》。
吳瑭（鞠通1758-1836）著《瘟疫條辨》，對於溫病提出三焦辨證的理論體系。
十九世紀初 王清任1765-1831著《醫林改錯》是研究人體臟腑的重要著作。

1866 英國宣教士馬雅各醫師（Dr. J. Maxwell）到高雄旗後（即旗津）設立可容納八名病患的醫館，乃台灣建立西醫院之始。萬巴德研究瘧疾、象皮病和癩疾，後來被稱為「熱帶醫學之父」。
1868 馬雅各醫師在台南府城重建醫館，招收台灣人為助手，教授簡單西醫術，為台灣人接受西醫教育開端。
1872 加拿大人馬偕（George Leslie MacKay，北部長老教會稱「偕叡理牧師」1844-1901），至台灣傳教，他在滬尾（淡水）以自己住處免診病，為人診療，並利用巡迴鄉村傳道之際為人拔牙。
1879 位美國婦人為紀念去世的丈夫馬偕船長（Captain Mackay），捐款給在台灣從事慈善醫療的同名馬偕宣教師建造一所新式醫院「滬尾偕醫館」（Mackay Hospital）。同年，Dr. Ringer發表在台灣發現世界首位肺蛭蟲病的病例。

清朝末葉，從咸豐年間（1850年代）中國的西南流行大規模瘟疫，到1894年，這種病傳到廣州和香港，引起當地歐洲居民的恐慌。國際研究小組紛紛前往發地點，並因而發現鼠桿菌，並促使現代醫達到新的行事規則，啓用了國際檢疫規則。到1911年，東北再流行鼠疫，死六萬餘人，不過終究為馬來亞華僑出身，留學英國的中國醫生伍連德所制止。其後萬國鼠疫研究會議在瀋陽召開，討論鼠疫的起源、傳播、防治，鼠疫也可以經由飛沫而傳染得到確定。

1905 女子中西醫學堂創辦。
1902 袁世凱在天津成立「北洋軍醫學堂」（後來改名為「陸軍軍醫學堂」，即國防醫學前身），並於1907年聘請著名的防疫專家伍連德擔任副校長。
十九世紀末 劉廷楨著《中西骨骼辨正》。
1890 鄭觀應著《中外衛生要旨》，又有《醫道》一文，倡言西醫「實事求是，推念病源，慎重人命之心，勝於中國」。
1873 因運遍及馬來群島諸地霍亂流行，蔓延至上海、廈門，清廷對進口船隻施行檢疫，為中國海港檢疫之始。
1886 台灣首任巡撫劉銘傳在台北府城建官醫局、官藥局、養病所，聘西醫生為醫官，但五年後即因財政緊縮而廢置。

清

1700　　　　　　　　　　**1800**　　　　　　　　　　**1900**

1773 普利斯特里（Joseph Priestley）發現氧氣。
麥斯麥（Franz Mesmer）將催眠術作為一種治療方式。
1774 波特（Percivall Pott）提出環境因素能導致癌症。
1795 馬爾薩斯（Thomas Malthus）發表《人口論》。
1796 詹納發現天花疫苗

1839 施旺（Theodor Schwann）把細胞定義為動物的基本構成單位。
1859 達爾文《物種源起》出版。
1860 南丁格爾護士學校在倫敦聖托馬斯醫院建立。
1864 國際紅十字會成立。
1866 奧爾伯特（Thomas Allbutt）發明了臨床體溫計。
1891 阿斯匹林研製成功。
1895 倫琴（Wilhelm Rontgen）發現X射線。

進入十九世紀中葉，西方醫學開始出現劃時代的分水嶺，主要原因在於巴斯德（LouisPasteur, 1822-1895）和科霍（Robert Roch, 1843 - 1910）等人開啓了細菌理論與免疫學的時代。此後，西方醫學開始以病菌為對治之路，也因為如此，醫療與衛生的目的，就在於如何消除已經侵入體內的病菌，以及如何減少病菌侵入體內的機會。不論是手術消毒法或是在食物、飲料中的滅菌法，都是由此而開始。

1889年在巴黎舉行的國際勞工大會，通過以每年五月一日為國際勞動紀念日，紀念1884年美國工人所推動的「三八制」運動成功。三八制，成為二十世紀基本的工作與生活型態。

1870年，德國宰相俾斯麥規定公務員六十五歲退休。1880年代則推動系列社會立法，並規定七十歲以上的退休者可領養老年金。俾斯麥的社會立法雖然對以後許多國家的社會福利政策影響深遠，但也被批評是蘿蔔與棒子交替的二手策略，用來打擊剛剛興起的社會民主黨。一個有趣的證據是，俾斯麥規定六十五歲可以退休，但是當時平均年齡為三十七歲左右，多數人都活不到退休年齡。而21世紀，雖然人類平均壽命已經大幅提高，但是退休年齡卻相對並沒有變動。

十九世紀，雷納克（R.T.H. Laennec）發明的聽診器，和奧恩布魯格的聽診法，成為劃時代的突破。要到X光出現，才有下個階段的大突破。朗（C.W. Long）與莫頓（W.T.G. Morton）開始最早使用乙醚麻醉法。此後加上利斯特（Lister）使用病房消毒法，巴斯德提出手術刀火焰消毒法，塞麥爾維斯（I.P. Semmeilweiss）提出醫護人員洗手衛生的重要（而改善產褥熱），都給外科醫學和解剖醫學帶來巨大的躍進。

配合著工業革命後的新式交通工具，尤其是輪船船隊，霍亂在整個十九世紀分了幾個不同的梯次先後爆發、蔓延全世界。第一波在1817年印度爆發，其後由英國軍隊帶入中東再進入歐洲，同時散播到遠東。1826年的另一波霍亂，則不但瀰漫到英國、愛爾蘭，還由愛爾蘭移民把病帶到加拿大，從加拿大再往南進入美國、墨西哥。接下來霍亂光是在英國就又爆發了幾次，造成重大死亡。為了防止霍亂，也促成了英國開始都市衛生系統的改善，對日後不論是都市或個人居家環境都產生重大影響。

十九世紀的病理學受到前所未有的重視。由於病理分類水準和病理判斷水準的提升，腫瘤成為眾所注目的焦點。另一方面，生理學在路德維格的帶領下有長足發展，內分泌、消化生理、神經生理都大幅發展。另外，因為利必希（J. von Leibig）和韋勒（F. Wohler）所帶動的有機化學的發展，到二十世紀時，生物化學終於發現了胰島素。沃伊特（K. von Voit）則是現代營養學的創始人。

1912年7月舉行的臨時教育會議中，訂立各種學校令，唯獨沒有中醫內容，引起了相關人士的抗議。北洋政府開始還以漏列的理由來打馬虎眼，稍後則乾脆不加掩飾。1914年，教育總長汪大燮明言：「余決意今後廢去中醫，不用中藥。所請立案一節，難以照准。」這算是近代第一次廢去中醫之議浮上國家政策的檯面。這次事件，在抗議人士不斷的請願下，北洋政府回應兩點：「非有廢棄中醫之意」，但是，「所請另頒中醫醫藥專門學校規程之處，應毋庸議」，事情算是不湯不水地不了了之。

1928年，國民政府北伐成功，1929年衛生部通過以「廢止舊醫以掃除醫事衛生之障礙案」，六項具體措施為：限期登記中醫執照，五年補充教育，禁止登報介紹中醫，禁止非科學醫學之宣傳，禁止立校，五十歲以上者給予特種營業執照可繼續行醫十五年。主要提案者余雲岫以四大理由說明中醫之阻礙科學化，阻礙國家之進步，因此希望能以五十年時間逐漸消滅中醫。辦法公佈後，自然有不斷的抗議。但國民政府先是置之不理，繼續由教育部布告中醫學校一律改稱「傳習所」，衛生部通令禁止中醫參用西械西藥，引起進一步軒然大波。後來國民政府下令撤銷前述布告與命令，風波才暫告一段落。這是近代第二次廢去中醫之議浮上國家政策的檯面，也是後來所謂國民政府廢中醫之說的由來。

1928 頒布《衛生部組織法》。
1925 孫中山抵達北京，因為肝癌發作住進協和醫院，3月12日病逝。
1916 頒布傳染病預防條例。
1912 設立內務部衛生司總理全國衛生行政事宜。

1895 日本在台行軍事統治，保健衛生由民政局內務部警察課掌管，醫事衛生由陸軍軍醫部掌管。「台灣居民刑罰令」嚴禁鴉片。日本台灣總督府官房下設衛生事務所，主管衛生行政事務。包括醫療衛生與保健工作、傳染病管制與海港檢疫、醫療體系的監督與藥物的管制、環境管理政策的實施如飲用水及下水道的規劃、鴉片的取締、及熱帶醫學的研究等。同年，日本政府於台北大稻埕設立大日本台灣病院，為台大醫院的前身，屬陸軍省軍醫部管轄。
1896 後藤新平受聘為總督府衛生顧問來台調查，提出生物學統治論，建議改善台灣的生存環境，建設衛生設備，控制傳染病的流行，實施公共衛生政策，並緊急培育醫療衛生人力。台灣總督府公布「公醫規則」，以「公醫代替傳教師」為口號，是日治台灣實施公醫制度的濫觴。同年，因鼠疫流行，故將台北病院艋舺八甲庄隔離室改為避病院，稱為「台北縣避病院」，為台灣傳染病之開始。
1897 日人於台北病院（原大日本台灣病院）附設醫學講習所，以養成台灣人醫師為目的。
1899 日本設置台灣第一所醫事學校台灣總督府醫學校。之後經歷醫學專門學校、台北帝國大學醫學部等數度改制。
1901 台灣的衛生行政業務改隸警民政部警察本著，期藉由醫療來控制與動員台灣民間的力量，以加速各項公共衛生政策的進行。同年，台北自來水廠竣工，為全台食用水衛生工程開始。
1912 位於台北市牛埔仔（雙連）的馬偕紀念醫院舉行落成典禮。
1916 公布台灣醫師令。
1921 開辦台灣保健衛生調查，包括出生、死亡、風俗習慣、生活、健康狀態、住民體格等。
1922 杜聰明獲得日本京都帝國大學醫學博士，成為台灣第一位醫學博士。
1923～1925 台灣醫院始完成大觀，是台灣近代醫療制度的奠基石。
1928 台灣第一所大學－台北帝國大學設立。
1938 台北醫院改為台北帝大醫學部附屬醫院，成為「教學醫院」。
1941 台灣保健協會設立台灣保健館，改進居民衛生，是台灣公共衛生之始。

1935 改原衛生部為衛生署，隸內政部，掌醫師、藥師、助產士、護士資格及業務審定監督，藥典編訂，食品、藥物管制，傳染病檢驗防制。

1900

1902 貝利斯（William Bayiss）和斯塔林（Ernest Starling）發現內分泌激素。
1903 愛因托芬（Willem Einthoven）記錄了最早的心電圖。
1905 克賴爾（George Washington Crile）進行第一次直接輸血。
1906 謝靈頓的神經學經典著作《神經系統的整合作用》出版。
1909 加洛德（Archbibald Edward Garrod）《遺傳代謝性疾病》出版。
1910 艾利希（Paul Ehrlich）發現治療梅毒的藥物606，為現代化學治療之始。
1911 英國通過《國家保險法案》，制定第一個國家醫療保險計畫。
希爾（William Hill）發明第一架胃鏡。
1912 庫興（Havey Cushing）的《腦垂體及其疾病》出版。
芬克（Casimir Funk）創造「維生素」一詞。
1913 阿貝爾（John Jacob Abel）發明第一個人工腎。

1900 弗洛依德（Sigmund Frued）發表《夢的解析》，創精神分析學說。二十世紀以來，精神疾病的研究建立了分類方法，並致力探討發病原因。
蘭德斯坦納（Karl Landsteiner）確定人的A、O、B、AB四種血型。

1917 俄國十月革命，蘇維埃政府成立，成為國家把公共衛生以及人民健康的責任完全承擔在政府身上的最極端例子。為日後其他共產主義國家做了示範。

1918 第一次世界大戰的尾聲，美軍愛上歐陸，給歐洲帶來一股最凶惡的流行感冒，並蔓延到全世界各地。總計過次流感病毒在全世界共死了兩千五百萬人。

進入二十世紀，隨著美國國力達到高峰，強調創新與發明的美國文化，借著科技的助力，不斷在醫療方法和藥劑上推陳出新，將醫療形成鉅大的商業與產業。到二十世紀中葉，西醫開始大量分次部門化，有關健康的各個領域都開始商業色彩濃厚的「醫療化」趨勢。

1920

1921 班丁（E. G. Banting）和貝斯特（C. H. Best）分離出胰島素。
1929 福斯曼（Werner Forssmam）發明心導管。
1935 第一個血庫在美國羅徹斯特的梅奧醫院成立。
1943 美國發明洗腎。
1944 陶希格（Helen Taussig）和布萊洛克（Alfred Blaock）成功進行一起先天性心臟病手術，標示著現代心臟外科的開始。
1948 聯合國成立世界衛生組織（WHO）。
1951 貝維斯（Dougles Bevis）發明羊水穿刺術。
1953 發明隱形眼鏡。

1930年代，美國公司發明保麗龍（Foamed polystyrene），促使「用過即丟」的產品大行其道，對日後環保及個人健康問題都有相當影響。

1940年代，抗生素出現，急性病受控，但慢性病增加，預防與老人醫學漸次重要
1950 科林斯（Joseph Collings）宣布乘坐馬車出診的醫生的時代不再了。醫療實踐的核心從全科醫師轉換到專科醫師，初級保健的治療場所由病人家庭轉到醫生的診所和醫院的門診部。
1952 華生（Watson）和克里克（Crick）確定DNA分子的雙螺旋結構。

1950年代末期，缺乏維生素B引起的腳氣病成為亞洲最主要的一種死亡原因。這與亞洲的稻米栽培相關。人們為使糧食更好吃，盡力去掉含有豐富維生素B的外皮。

山額夫人（Margaret Sanger, 1879~1966）推動避孕的方法，以及節育的觀念，開風氣之先。1960年，翟若適（Carl Djerassi）發明的口服避孕藥真正商業化上市，對日後人口爆炸的控制發揮了重大作用，也將女性從生育機器的角色中解放出來。1947年，金賽博士（Alfred C. Kinsey），創立了金賽研究機構（The Kinsey Institute），開始了他的性學研究之旅。1976年，女性主義者海蒂（Shere Hite）出版了《海蒂報告》（The Hite Report）。

1940

中共從早期就開始支持中醫，有兩個原因。第一，裝備及資源長期處於不對稱劣勢，無法依賴西醫系統的醫藥與藥品，中醫、中藥成了最好的憑藉。第二，毛澤東個人的關節炎問題，久服西藥無效，就是在延安時代為中醫所治好。這些歷史背景，使得毛澤東從延安時代就提出「團結中西醫」的口號，也使得1950年後，過去反對中醫不遺餘力的余雲岫等人，態度一變為呼籲中西醫團結。1980年代，大陸提出中醫、西醫、中西結合醫三支共同發展、並存與合作的方針；1982年，把「發展傳統醫藥」列入憲法，1986年又成立了國家中醫管理局，邁入一個新的紀元。

1949年國民政府來台之後，利用了日本殖民時期所奠定的許多基礎。因而醫學政策會持續發展現代西方生醫學，中醫持續遭到輕視與漠視，因而有所謂台灣對中醫的政策是三不政策之說：「不栽培，不壓抑，不過問」。

1974 台中醫院首次出現連體嬰兒，後在台大醫院實施分割手術。
1972 台南縣成立「烏腳病防治中心」。
1971 台灣家庭計畫推行委員會推出「兩個孩子恰恰好」的口號。
1970 立法院通過衛生署組織法。次年衛生署正式成立，掌理全國衛生行政業務。
1966 日本腦炎流行全台。
1965 世界衛生組織確定台灣瘧疾完全撲滅。
1962 世界衛生組織宣布台灣是「無霍亂疫區」。
1959 榮民總醫院落成啓用。
1958 台灣省環境衛生協會成立。
1954 杜聰明創辦私立高雄醫學院。
1949 中國農村復興聯合會遷台，利用美援加強醫療保健、急性傳染病防治、婦幼衛生、家庭計劃等，1979因美援停止而結束。
1945 「台北帝國大學醫學部附屬醫院」改稱「國立台灣大學醫學院第一附屬醫院」。

2003 中國大陸東南部出現嚴重急性呼吸道症候群（SARS），而後蔓延到將近三十個國家，截至七月十一日為止全球共有8437個病例，台灣則有671個病例。

1997 北高兩市開始實施醫藥分業。
1995 全民健保醫療支付標準定案，全民健保開辦。

1985 行政院通過「優生保健法施行細則」暨「施行人工流產或結紮手術醫師指定辦法」，明訂依法施行人工流產應於妊娠二十四週內進行，但屬於醫療行為的人工流產不受此限，同時並明訂申請施行人工流產或結紮手術醫師的資格。衛生署證實台灣首宗愛滋病例。

1999 發生九二一大地震。
1996 國家衛生研究院成立。
1995 立法院三讀通過「緊急醫療救護法」。
1992 台灣醫界聯盟成立。發現台灣首棟輻射屋「民生別墅」。
1991 行政院通過「勞資爭議處理法」修正草案，其中決定自來水、電力、燃氣和醫療業等四種行業限制絕對不准罷工。長庚醫院成立台灣第一個器官捐贈中心。
1990 精神衛生法公布施行。
1988 衛生署實施醫療院所全面禁煙。
1987 行政院環保署組織法立法通過。
1986 立法院通過醫療法。
1984 優生保健法立法通過。
1981 衛生署核准肝炎疫苗在台灣接種。

1960　　　　　　　　　　**1980**　　　　　　　　　　**2000**

1950年代 治療精神分裂症的藥劑，在控制病人行為方面取得可觀效果，使患者得以脫離精神病院。
1961 沙賓小兒痲痺口服疫苗上市。
1962 首次使用雷射光破眼科手術。
1965 美國議會同意撥款給政府解決醫療開支問題，並讓醫療保健成為一種社會福利。
1967 發明乳房X光攝術影像探測乳房疾病。
1968 首次在人體內試用人工心臟。斯泰普托（Patrick Steptoe）和愛德華（Robert Edward）宣告體外授精成功。

1945 美國在日本投下原子彈，日本向盟軍投降，二次大戰結束。戰爭結束後，前線的丈夫、情人來歸，造成之後的嬰兒潮。

1968 全球反戰運動、嬉皮主義達到最高潮。伴隨著嬉皮主義，還有大麻及迷幻藥的流行。伴隨著的，是西方一次性的解放。

1970年代後半，先是泡疹成為全球流行的性病，再緊接是AIDS這個「愛情黑死病」的出現。AIDS最早在1979年發現病例，1981年獲得確認，1984年發現了病毒。

1980年代，美國雷根及英國柴契爾夫人主政後，一方面因為國家感到對健康負擔的責任過重，一方面市場個人主義興起，主導國家政策成為趨勢，因而開始鼓吹健康的「個人責任」。於是個人也許不須為生病負責，但應該為自己不繼續生病，改善健康而負責。於是強調慢跑、健身、禁煙等成為趨勢；個人需要特別注意慢性病也蔚為風潮，西醫的急慢性病比重才開始扭轉。到1990年代蘇聯垮台，以前由共產國家由國家全包的健康問題也開始轉變由個人來負責，成為這個結合了商業與個人主義的潮流的最佳註腳。

1978 首例「試管嬰兒」在英國出生。
1979 宣布天花絕跡。
1986 發現假肥大型肌營養不良的基因。
1995 世界衛生組織估計，世界人口的一半不能得到基本藥物，三分之一的兒童營養不良。
1996 第一隻複製羊「桃利」誕生，2003年去世。人類複製的技術已經啓動。
1985 南極上空發現臭氧層破洞。
1990年代早期，歐美引進了女用保險套。1998年，美國輝瑞藥廠壯陽藥物「威而剛」（Viagra）問世。
2002 第一個複製人誕生

1980年代之後，食因性疾病日益嚴重。今天光美國，每年有八千多萬人受食因性細菌感染而生病。

1990年代柏林圍牆倒塌，冷戰時代結束，東西方對立塊壘消失，全球化移動實現，也導致相對應的疾病的傳染與移動。於是，愛滋、狂牛病、禽流感、利百病毒紛紛在大範圍地區內傳染，最後以2003年的SARS為新一波的高潮。

搖頭丸（MDMA，又稱快樂丸）原來是1912年發展一種具有收斂血管作用的止血劑時，所產生的一種副產品。到70年代後期及80年代時，MDMA曾經為心理治療者所使用。進入1980年代後期，隨著銳舞（Rave）的流行，搖頭丸開始在全球各地為年輕人所濫用。MDMA在大量使用時，會造成生理與心理的耽溺與傷害，因而大部分國家為了免除搖頭丸的進一步氾濫，都以毒品，或危險性、無醫用途的管制藥品來看待。

2000 人類基因圖譜公布，十八國科學家共同參與，解開97%密碼，其中有85%定序完成，開啓醫學新時代。

平衡與抵抗：
西方醫療史的兩種見解

生理論和本體論是西方醫學史上兩種主要的疾病觀，直到現在仍然可看到這兩種見解的辯證。

文—李尚仁

　　數月前我參加了一場有關SARS座談會，與會一位中醫師在發言中詳細說明增強免疫力的飲食配方。另一位藥學教授則以生動的比喻解釋病毒入侵的機制，但卻強調感染SARS與否端賴有無接觸病毒以及病毒數量多寡，提昇免疫力的預防效果非常有限。對此，中醫師則無法贊同。這兩種分歧意見，恰好對應了西方醫學史中的兩種主要疾病觀，醫學史家田京（Owsei Temkin）稱之為「本體論」（ontological）觀點與「生理論」（physiological）觀點。前者認為疾病是種特定的實體，通常是外物入侵所引起的，治療之道在於驅除外來侵略者。後者則主張健康和個人體質、飲食與生活習慣息息相關，疾病源自生理的不平衡，保健之道在於維持平衡。本文就透過這兩種觀點來簡介西方醫學史的發展。

生理論著重均衡養生

　　田京指出這兩種觀點的歷史也許同樣悠久，認為疾病來自妖魔附身作崇可透過驅邪趕鬼來治療的宗教療法，就是典型的本體論疾病觀。不過西方醫學史上或許大部分時間是生理論較佔上風。一般常追溯西方醫學傳統到有「醫學之父」美名的古希臘名醫希波克拉底(Hippocrates)，其實奉他為作者的這批醫學著作（Hippocratic Corpus）並非出自於他，而是出自西元前430年至330年間希臘科思島（Cos）上的醫學學派，其中包括希波克拉底和他的女婿。此學說強調均衡養生的重要，而且還提出「四體液說」這套強有力的理論架構來加以說明。《人的本質》（*Nature of*

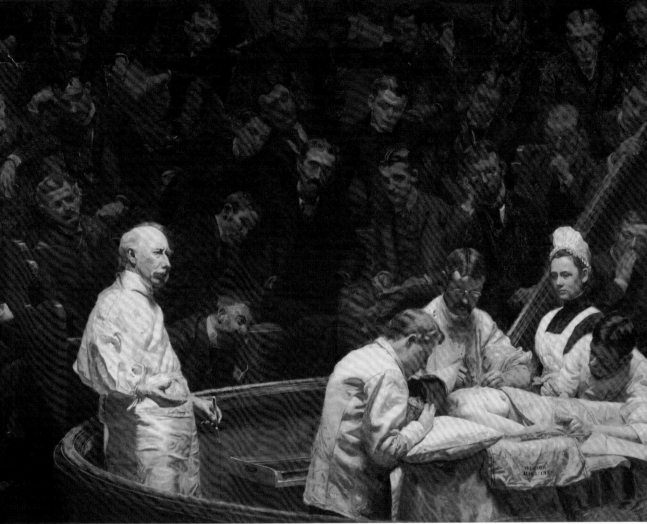

20世紀前夕的外科教學，當時還沒有戴手套與口罩。（Tomas Eakins的作品，1889）　　　　　Corbis

Man）一書指出，人有血液、黃膽汁、黑膽汁與黏液（phlegm）四種體液，每種體液各有其性質，例如血液是熱而濕、黃膽汁熱而乾、黑膽汁冷而乾、黏液冷而濕。四種體液保持平衡人就會健康。正如醫學史家龍瑞格（James Longrigg）所指出，希波克拉底體液說不只指涉人的內在平衡，也強調人和外在環境的平衡，四種體液既對應於春夏秋冬四節氣、也和希臘自然哲學中的四元素風、火、土、水相對應，更呼應了人生四階段：童年、青年、壯年、老年。另一部希波克拉底典籍《空氣、水、地方》（Airs, Waters, Places)就專門討論人和環境如何保持平衡的關係以維持健康。

　　希波克拉底的崇高歷史地位，除了來自這些博大精深的著作之外，蓋倫（Galen, 129-210）的宣揚推崇也功不可沒。受羅馬皇帝稱許為「最好的醫師與獨特的哲學家」的蓋倫，除了行醫事業

極為成功之外，還結合醫學經驗、哲學思辯與典籍註解評論，寫出大量的著作，而成為歐洲醫學傳統的重要源頭。蓋倫承續希波克拉底對於平衡的重視，主張透過飲食、睡眠、空氣、排泄與補充、運動與靜止、激情等六種「非自然」（non-naturals）的調和，來培養維護健康的體質。醫學史家格蘭特（Mark Grant）認為蓋倫之所以如此重視養生之道，尤其特別強調食物，可能是因為他在前往羅馬行醫之前，曾在家鄉的競技士（gladiator）學校擔任醫師。後人常以為競技場中的鬥士都像電影《神鬼戰士》那樣拼鬥到至死方休，其實不然。培養競技士的費用不低，羅馬之外的小城市很少能負擔起大量的殺戮，因此這些地方的競技通常見血為止。要治療受傷的競技士，除了止血包紮等急救措施之外，當時所能仰賴的也就是靠飲食休息來調養身體。這段經驗可能就

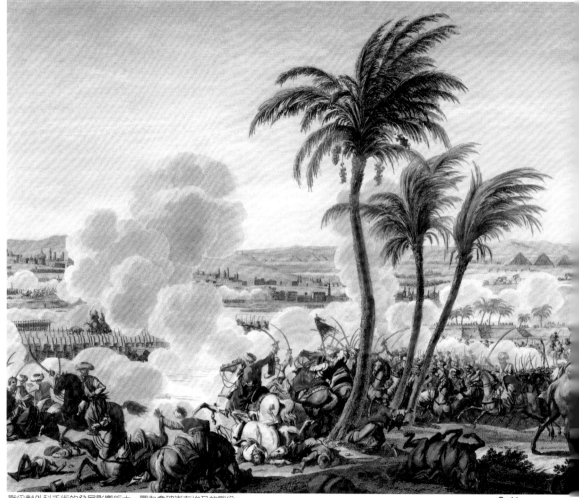

戰爭對外科手術的發展影響鉅大。圖為拿破崙在埃及的戰役。

形塑了蓋倫的醫學觀。

羅馬帝國崩解後，伊斯蘭世界承續了這套希臘羅馬醫學傳統，歐洲修道院十一世紀開始的翻譯運動，將希臘醫學遺產連同偉大的阿拉伯醫師的著作一起帶入歐洲。十三世紀歐洲開始成立大學並將醫學納入課程，醫學教育以這些典籍爲基礎，生理論的醫學觀遂成爲正統主流。即使在強調創新的啓蒙時期（Enlightenment）也是如此。當時醫師接受十七世紀笛卡兒、牛頓等人的機械論思想(mechanism)，以粒子運動來解釋人體功能。笛卡兒認爲世界由粒子（corpuscles）構成，一切自然現象都是粒子在空間中的運動所造成，可以用幾何學方法加以解釋。十八世紀醫師如波哈維（Hermann Boerhaave，1668-1738）等醫學權威，仍在談論體液說（humoral theory），但內容卻不同於希波克拉底的四體液說，而是透過牛頓粒子學說以液體（體液）與固體（纖維）的互動來解釋人體的功能。在這套醫學觀之下，人體就有若一架水力機器（hydraulic machine）。心臟就像幫浦、肌肉就像吊帶跟槓桿，而血液等液體流動則提供營養和推動機器的運行。這段期間醫師強調的仍是生理論的醫學觀，病人的生活史是診斷與治療的主要依據。人之所以生病主要因爲體質失衡，導致體液過度濃稠停滯或是過度稀薄、纖維過度僵硬或鬆弛，而導致功能失常。補救之道還是透過服藥、放血、改變飲食與生活習慣等方式來調整體質。

本體論抵抗外物侵略

當然在這段時間本體論的疾病觀並沒有消失，除了少數特立獨行的醫師之外，專門處理各種外傷、腫瘤與皮膚病的外科醫師，更是本體論醫學觀的主要支持者。十九世紀前歐洲外科醫師和內科醫師是不同的行業，前者主要靠師徒相傳的經驗學習與手藝傳承，後者則以大學的經典教育爲主。外科醫師眼中的醫療問題不是什麼體液的平衡，而是位置固定的傷口與病變。新醫學的開創大師之一是比夏（Xavier Bichat, 1771-1802），他認爲人體構成的基本單位就是黏膜、肌肉、神經、軟骨、韌帶等組織，更重要的是他

法國大革命與現代醫學的誕生

法國在1789年七月爆發大革命，推翻古老的王朝，建立起共和體制，使歐洲進入了革命的年代。就在政治上發生驚天動地的革命的同時，在法國也展開一場影響深遠的醫學革命。在巴黎誕生的不只是現代的民主共和政體，也還包括現代的醫院醫學。

大革命初期出現許多激進的主張與做法，企圖廢除一切的特權以達到人人平等的地步。過去受王權保障而壟斷行醫權利的醫師，就被視爲是特權團體之一。大革命主張人人都可以成爲醫師，沒有必要讓少數人壟斷這行業，醫學院也應該關閉，讓知識自由流通。原本屬於教會經營的大醫院則在大革命打倒腐敗、迷信與特權的呼聲中被收歸國有。然而，實際考量最終還是勝過革命激情，在大革命初期的恐怖混亂結束後，國內民眾不斷抱怨密醫橫行多人受害，加上革命後法國對外戰爭不斷，軍隊傷患的治療需求，終於使法國政府改變初衷。在改革後的醫學院中根據平等原則，將內科與外科的教育合而爲一，而外科醫師則將他們強調身體檢查以及尋找特定病灶的本體論觀點，帶進了醫學教學與研究之中。

收歸國有的醫院規模更大了，除治療外還成爲教學研究機構，醫學院的老師帶著學生在醫院內觀察病人學習診斷與治療技術，在醫院工作的醫師領公家薪水，不用靠直接向病人收費來謀生，爲現代醫學的專業自主邁出重要一步。巴黎巨大的醫院收容大量孤苦無依的窮人，醫師要他們脫衣檢查身體，他們無法說不；醫師要在他們身上實驗新的治療和手術方法，他們難以拒絕。死了之後，他們的屍體則成了病理解剖的教學工具與研究材料。醫學教育改革，使醫院臨床教學與病理解剖結合在一起，醫師將身體內部的病灶與外顯的症狀關連起來。爲現代醫學開啓大門。

（李尚仁）

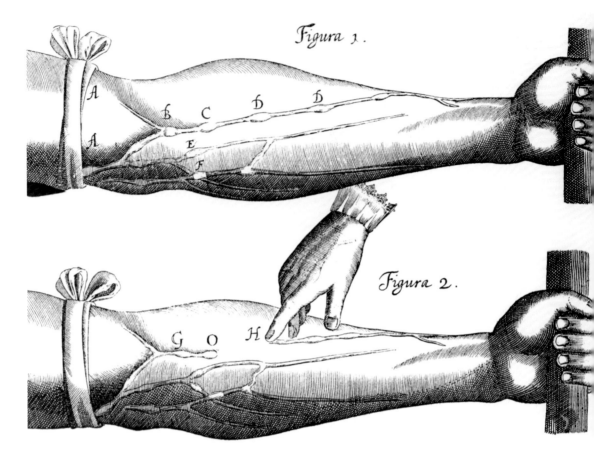

哈維（William Harvey）確立了血液循環說的血管實驗。

Corbis

鼓吹病理解剖，強調同樣的疾病的都可以在同樣組織上發現同樣的病灶（lesion）。比夏的組織病理學提供一套有力的疾病分類法，而且把疾病視為特定的實體，為本體論的疾病觀奠下堅實的基礎。除了病理解剖之外，這段時間的法國醫師也致力於在還活著的病人身上發現病灶之所在。換言之，他們要在活人身上辦到原本只有解剖死人才能辦得到的事。拿破崙的御醫科維薩特（Jean Corvisart,1755-1821）將奧地利醫師奧恩布魯格（Leopold Auenbrugegr, 1727-1809）所提出卻一直不受重視的敲診法發揚光大。科維薩特有系統的研究如何根據輕敲病人胸部的聲響來診斷疾病，提供一個重要的診斷方法。另一位醫師雷恩涅克（R. T. Laennec1781-1826）不只發明了聽診器，並且在1819年寫出聽診的專書。在身體檢查、外科手術、病理解剖與臨床教學的結合下。現代臨床醫學在法國巴黎誕生了。

　　細菌學說的興起，則為本體論的疾病觀增添重要助力。法國微生物學家巴斯德（Louis

台灣醫生的權威與失落
——一位不具名醫生的反思

談台灣醫生的社會角色與地位，有兩個截然不同的方向。

就第一個方向來看，由於種種歷史及社會因素的背景，台灣醫生一直享有一種很獨特的地位。這種獨特的地方，顯示在小地方上，就是像SARS抗疫時期，醫生一天的特別待遇是一萬元，而護士則是一天五千元；顯示到大的地方，則是醫生不但建立了在自己專業領域裡的權威感，甚至這種權威地位會沒有界限地蔓延，因而會有一種說法出現：「台灣的醫生從不認同別人的專業。」像是SARS抗疫時期，很多應該是公衛學者做的事情，也都是由醫生在做，就是個例子。

但就另一個方向來看，台灣醫生又有很失落的一面。這種失落從健保開辦以來特別明顯。健保開辦之前的醫生，可以說是自由業，但現在不是，要看健保局的臉色，因而產生自戀的破損與創傷。過去台灣的醫生並沒有定額的收費，有些病人沒錢，還可以不用付錢。所以到現在還有人拿隻雞來送你的習慣。後來公立醫院給醫生的錢很少，所以病人為了表達他們的心意，就送個紅包，但後來又造成紅包文化。但現在，什麼都沒有了。

亞當．斯密曾說過：「應該讓醫師得到比他自己期待還高一些的待遇。」但今天我們社會對醫師的要求是：又要慈善家，又要仁心仁術；又要專業，又要便宜……，而醫生成為健保體制的替罪羔羊，打醫師成為社會課題。

後SARS時代，醫生的社會角色和地位，一定又會產生變化。這可以看兩個例子。

第一個例子是：這次SARS在醫院裡造成特別慘重的情況。其中有些案例是病人見了醫生隱瞞病況所造成。我們先不談這些病人是否因為曾經碰過一些醫院拒收，才出現這種行為，這種行為的本身就在提醒我們現在是否應該談談傅柯式的想法，就是權力在誰身上？過去大家都認為是在醫生手上，但是現在我們知道：病人不告訴你，你就是不知道；病人讓你感染，就讓你感染。

第二個例子是：在SARS還很嚴重，醫院諸多管制的時候，有一天，一個我認識的病人來醫院看我。我問他怎麼了。他說沒什麼事。我再問他那你為什麼要現在這個時候進醫院來？他說，他很好奇，不知道整天待在醫院裡的醫生會怎麼樣，所以想來看看。他還問我口罩夠不夠用。這裡面固然有這位病人的關心與好意，其實後面也隱藏了一個訊息，那就是：醫生先生，你原來也沒有我想像的那麼了不起嘛。

Pasteur, 1822-95）與德國細菌學家科霍（Robert Koch, 1843-1910）的研究，都認為特定的傳染病是由特定微生物入侵人體所引起的。巴斯德擅於運用媒體，其炭疽熱疫苗與狂犬病疫苗的研發，顯示微生物學在醫學預防與治療上的潛力，而引起很大轟動，使他成為民族英雄與科學明星。以「科霍氏準則」留名後世的科霍則發現霍亂與結核病的病菌，其成就堪與巴斯德匹敵。細菌學家致力研發能消滅特定病菌又不傷人體的「魔術子彈」，這個努力很快就有重大突破。德國細菌學家貝林（Emil Adolf von Behring, 1854-1917）與日本細菌學家北里柴三郎於1890年在科霍（Robert Koch）實驗室中，將細菌毒素注入實驗動物體內，研發出治療白喉與破傷風的抗毒血清。細菌學家艾利希（Paul Ehrlich）經過六百六十六次實驗之後，研發出治療梅毒的「砷凡鈉明」（Salvarsan）藥物666。到了盤尼希林等抗生素問世之後，本體論的疾病觀更是如日中天。

不過本體論與生理論的疾病觀都無法涵蓋醫學整體，即是在細菌學興起的時代，對於個人免疫力重要性的討論也從未消失。二十世紀下半人類壽命大增而傳染疾病所造成的死亡也大為減低，心臟病、高血壓、糖尿病與癌症等慢性、退化性疾病成為主要的死因，強調飲食與生活習慣的生理論疾病觀又進入醫學的中心位置。然而愛滋病等新興疾病的出現，讓我們了解到傳染病的威脅並不會這麼快離人類遠去，從SARS疫情中有關病毒與免疫力的討論，也讓我們再度見到本體論與生理論這兩種疾病觀在現代醫學中的辯證。

本文作者為中央研究院歷史語言研究所助研究員 ■

上工治未病：
中國主流醫學的發展

中國醫學的短程目標，不外解除病痛，但長程的目的卻是希望治人於未病之前，以最積極的方式延長壽命。

文—張嘉鳳

　　中國醫學淵源既久，其短程的目標，不外乎救人濟世以解除病痛；就長程的目的來看，中國醫學則是以「上工治未病」為理想，從事最積極的治療以延長壽命。成書於先秦兩漢之間的《黃帝內經》奠定中國醫學的思想基礎，將人體視為各部相互聯繫的有機整體，強調去邪扶正以維繫身體的內在平衡，並與自然環境的種種變化維持和諧關係，徹底展現天人合一的理想思維。同時，《黃帝內經》還將陰陽、五行學說以及氣的概念，搏入醫學理論與治療實踐之中，確立臟象經絡學說、病因病機理論與診法治則。在歷代尊重經典的文化傳統之下，《黃帝內經》所揭示的醫學理論與治療綱領，成為中國醫者最高的指導原則，後世的醫學發展，無論是傳承或創新，都不斷的與《黃帝內經》輝映、對話或抗頡，這是中國醫學發展的最大特色。

　　神農嚐百草，一日遇七十毒的傳說，將講求實驗與實效的中國醫學特色表露無遺，更標舉出傳統中醫用藥的基本策略，乃取材於自然界的植物、礦物與動物。伊尹選用神農本草，將多種生藥加水經火煎煮製成湯藥，此後湯藥遂成為調製中藥的主要劑型。後世醫者開藥立方，還著重君、臣、佐、使之間的均衡配伍，以資調節人體機能，達到治療的效果。

傷寒論確認辨證論治原則

　　司馬遷《史記》為扁鵲立傳，不僅表彰扁鵲作為理想醫者的典範，更揭示診脈之學是中國醫學發展主流，不過，值得注意的是，當時脈學流派甚多，並未趨於一統。古代有關脈學與生命、身體的知識，都與天學、數術密切相關，其終極目的在師法自然以及天人相合。脈學的首要目的在決人死生，再依據脈象及其症狀來辨證論治，以達到確實的治療效果。既然壽命有時而盡，能決人死生的醫者即是良醫。

溫疫論上卷
原病

《史記》逐條臚列漢初名醫淳于意的出診記錄，除了再次彰顯脈學爲古代醫學核心之外，更爲後代醫者立下書寫醫案的楷模。古代醫案記載病患的社經地位及其罹患疾病與治療的過程，一方面作爲醫學傳承與教育的實際案例，建立醫學書寫和詮釋病因的權威；一方面則爲古代醫療文化與醫病關係留下歷史見證。

東漢末年，張仲景寫成《傷寒雜病論》，以六經論傷寒，以臟腑論雜病，確立了辨證論治的原則，不但爲疾病的分類立下宏規，更收錄眾多方劑，將中國臨床醫學推向高峰，成爲中國醫學史上影響最鉅的著作，宋代以降，註解與研究《傷寒論》者超過四百種，後世遂尊奉張氏爲醫聖。近代中西醫論爭以來，中醫雖屢遭對手攻訐，然而《傷寒論》在臨床上的實際功效，卻力挽中醫之地位於不墜。

三國名醫則以華佗最爲著名，他精通內、外、婦、兒、針灸各科，尤其以外科著稱，開創全身麻醉的手術先例，並創立五禽戲，將導引養生的方法發揮得淋漓盡致。

道教影響中國醫學

漢末至魏晉南北朝期間，大規模疾疫屢次流行，對個人與社會均帶來重大衝擊，於是宗教趁勢勃興，試圖解救生靈於塗炭之中，尤其是道教興起，廣納信眾，治療疾厄，奠立千秋大業。此後道教的身體、疾病觀念與吐納、胎息等養生法門影響醫學，許多道者也博通岐黃之術，譬如唐初道者孫思邈就兼有醫者身份。此外，道者在服石、煉丹與追尋長生不老的同時，不斷增長對自然界動、植、礦物的瞭解，本草學遂隨之興盛，有識者隨手著錄成書，可惜諸書均已散佚。

隋朝巢元方等所編著的《諸病源候論》是中國第一部病因症候學專論，重新定義與分類疾病，並將新見的疾病納入其中，其特點之一，乃是一病（候）多源。然而，後世病因病機學說，將疾病成因歸納爲內因、外因與不內外因三項的「三因說」，其雛形雖可溯及《黃帝內經》，但其名與理論的正式確立，則晚至南宋醫者陳言。

唐朝名醫孫思邈《備急千金要方》首論大醫精誠，替醫者的自我認同與專業尊嚴立下傳世楷模。然而，時人普遍視醫學爲小道，醫家的政治與社會地位低微，故張仲景早有「當今居世之士，曾不留神醫藥」之嘆。此一情形，一直要到宋代才有改變，由於儒者廣泛地對醫學產生興趣，習醫不僅能體現孝道，又能濟世與維生，在「不爲良相，則爲良醫」的影響之下，醫學與儒醫的地位頗見提昇。

金元四大家分庭抗禮

金元之間醫學門戶分立，四大醫宗分庭抗禮，劉完素提倡火熱論，善用寒涼藥物；張從正立下攻邪論，強調汗、吐、下三法，後人稱爲「攻下派」；李杲主張脾胃論，著重溫補脾胃，益氣升陽；朱震亨則捻出相火論，點出人體「陽常有餘，陰常不足」的現象，後世奉爲「滋陰派」。此四家特長互見，各有傳承，使中國醫學的理論與流派發展、交流空間變得更加寬廣。

值得一提的是，由於印刷術的發達，宋朝以降，醫籍的刊行與流通增加，除了註釋、校勘與整理古籍之外，宋代政府亦多次蒐集、編校與刊印醫書，其最著者當推《太平聖惠方》、《聖濟總錄》與《太平惠民和劑局方》。宋代政府另一項重要的措施，則是官辦藥局，從北宋的「太醫局熟藥所」到南宋的「太平惠民藥局」，均製作與銷售成藥，庶民可以根據症狀撿選方藥，不必求醫。

明代醫學的發展，首推藥物學，本草著作不但大量增加，內容更是集前朝大成而變化豐富，其中以《本草綱目》、《救荒本草》等最具代表性。在醫學理論方面，癘氣與溫病學說的發展，則是將傳染病學的學理與治療推向另一高峰，這與明代後期各地疫病連年猖獗的現象若符合節。1642年吳又可寫成《溫疫論》，重新理解瘟疫病因、症候、傳變與治療，開創清代溫病學說的先河。

明清之際，醫療方面最大的成就之一，就是人痘接種術的發明，該技術發展自民間，最初並不爲正統醫學所承認。人痘術的原理，是利用天花出過不再復出的特性，使尚未出花的孩童，暴露在經過檢選的痘氣之中，以期出痘順利，減低死亡率。此法最初在江南流行，直到康熙皇帝才將此法引進宮廷。十八世紀，江南兒童普遍接種人痘，即使是在牛痘法傳入以後，仍有人選擇人痘。清代溫病流行更勝於前，故醫者多致力於此，於是溫熱學派順勢興起，以葉桂、薛雪、吳瑭以及王士雄爲代表，形成一門獨立於傷寒之外治療熱性病的新學科，溫病學說體系至此發展成熟。

歐洲醫學東傳影響至深

清代醫學發展過程中，最受矚目的是中外醫學的交流，其幅度、廣度與深度均超越前朝。中國傳統醫學發源甚早，流派不一，隨著地域與時代之別，醫學理論與技術各有發展。中國傳統醫學並非封閉不變的體系，在與其他文明接觸時，均有雙向交流。早在清代以前，印度、波斯、交趾、朝鮮、日本、歐洲等地與中國之間已有醫藥交流，其犖犖大者如印度的《龍樹眼論》與眼科「金鎞術」，在唐朝傳入中國；又如中國大黃在中世紀經由絲路傳向阿拉伯與西歐地區。

綜觀中外醫學交流的歷史中，最值得注意的是歐洲醫學的東傳。明末清初，歐洲醫學隨傳教士傳入中國，陸續介紹西方人體結構知識與血液循環觀念等等。康熙時期，傳教士還曾以奎寧治癒皇帝的瘧疾。十九世紀初葉，西方醫學傳入的腳步加快，來華西醫分別在各地執業。稍後西

中醫與西醫的對比

1.西醫：治病。中醫：上者延年益壽，中者補身，下者治病。因而中醫強調上醫醫未病，過去士大夫家庭裡，醫生看得這家人全年沒生病的，送的紅包才最大，而不是治重病才送大紅包。

2.中醫倚賴經典。因為沒有工具，所以必須仰賴前人的經驗傳承，以治療各種疾病的方劑為例，中醫師所使用的處方，很多都是從歷代經典所記載的基本方劑為基礎再略事加減合適的藥物所組成。西醫則重實驗結果，經由解剖或最新的實驗研究報告，獲取對某一病症更為有效的治療方法。所以，西藥可以說不時推陳出新，今天所謂的特效藥，很可能明年在發現有某些副作用之後，便被更新的、副作用更小的藥物取代而消失。中醫師所使用的治療藥物，大多是歷代留下來的經驗方劑為多，相對比較起來，便給人以中醫倚賴經典的印象。

3.西醫注重位置，中醫注重性質。對疾病的理解，西醫重視「病位」。所以，超音波，Ｘ光，內視鏡，斷層掃描等工具的使用，都是在確定「病變的位置」，可以說，不能確定病位時，就無法使用針對性的治療，在這種情況下只好先使用所謂的「支持療法」，或「保守療法」。相對來看，中醫由於沒有超音波，Ｘ光，內視鏡，斷層掃描等工具可以使用，所以，更重視對「病性」的探求。比如說：以消化性潰瘍腹痛為例，西醫很重視潰瘍的部位在胃還是十二指腸；中醫很重視潰瘍的性質，餓了就痛；或痛作時食減；或痛作時喜按─屬虛痛；飽了才痛；或痛時吃了更痛─屬實痛；痛作時喝杯熱飲可以緩解─屬寒痛；這些不同性質的疼痛，在治療上會分別使用不同的處方。

4.中醫是哲學。西醫是科學。有時，相同的疾病看好幾個中醫師時，會產生診斷及處方都不相同的情況，應該是跟醫師所認定的「病性」，或疾病治療重點的先後次序有差異所致。因為中醫仰賴個人經驗與判斷，有些經驗很難傳承，因此所謂的名醫可遇不可求。

5.西醫運用開箱法，將身體一層層打開，由解剖到組織、細胞、染色體、基因，由大而小，因此西醫符合自然科學的研究方式。中醫則運用黑箱法，將各種不同刺激所得到的種種反應加以綜合推理，得到系統化的概念，類似物理學研究複雜的電路，是系統學的方式。

6.中醫的兩大難題：A.中醫的療效無法使用科學儀器驗證。B. 中醫所使用的座標系統不對，西醫有循環，消化等系統，但中醫講經絡、氣血，比較難和身體組織對應。

（編輯部整理。本文參考王唯工教授、張順晶醫師意見。第5點則參考東吳大學物理系教授陳國鎮在《康健雜誌》的分析。）

方傳教士進一步拓展醫療活動，並開辦教會醫院與醫學院校，又隨著西方醫學作品譯著數量的增加，以及留學歐美、日本醫學生引入西方醫學等因素，西方醫學逐步在中國打開市場。西式醫院與教育體制建立之後，獲得官方認可，逐漸在中國取得領先與優勢地位，最後取代傳統中國醫學，成為醫學發展的主流。此一轉變，不僅影響醫學發展，改變國家醫學政策，同時，中西醫學之間的消長，亦波及一般人的社會生活與思想觀念。

1929年2月，南京政府召開第一屆中央衛生委員會，通過「廢止舊醫以掃除醫事衛生之障礙案」，中醫界一片譁然，紛紛抗議並派代表請願，南京政府遂暫緩執行廢中醫案，然而，廢除中醫的聲浪依舊持續發酵，中西醫學論爭由此展開。二十世紀以來，有識諸君不論是主張全面西化、廢除中醫、中西匯通、改良中醫或廢醫存藥，由於各家醫者不同的態度與作為，使中西醫學的交會過程，處處迂迴曲折。無論堅持哪一種主張，對近現代中醫來說，即使他們曾經一度遭逢除名的命運，幾經波折之後，傳統醫學的韌度仍舊歷久不摧。現代中醫生命之所以延續，最主要的原因是中醫仍有療效，並能在「科學化」與「現代化」的新衣下尋求發展的契機，至於西方醫學所扮演的角色，則是促使中醫朝向「科學化」與「現代化」邁進的催化劑。　■

本文作者為台灣大學歷史學系助理教授

中醫在兩岸
不同命運之由來

在台灣被貶抑的中醫，卻在中國大陸受到政策保護。這要從民國元年講起。

文—傅凌

　　1925年1月，孫中山應段祺瑞之邀抵達北京，因為肝癌發作住進協和醫院。面對這個當時西醫也視為絕症的病，許多人為了是否應該採取中醫治療而產生激辯。協和醫院院長劉瑞恒（後來擔任過國民政府的衛生部長），雖然是孫中山的舊識，立場則堅定不移：要服中藥則請出院。孫中山後來採取放射治療，雖然中間有一個星期出院改由中醫治療，旋即歸院，直至病逝。

第一次和第二次廢中醫

　　孫中山身邊中西醫之爭，有歷史上的重大意義。其實，說中西醫之爭，並不妥切，過於抬舉了中醫在當時社會氛圍裡被改稱「舊醫」甚至「偽醫」的地位。西醫派會有這些看法，從湯爾和（北京醫科大學前身的創辦者）一篇文章中表達得很清楚：「中醫要講醫理那是完全站不住的。退十步說，現在業中醫的先生們實無『論病』之可能，不要說是『治病』。」

　　事實上，中醫受到的打擊，是從民國一成立就開始了。民國元年七月舉行的臨時教育會議中，訂立各種學校法令，唯獨沒有中醫內容，引起了相關人士的抗議。北洋政府開始還以漏列的理由來打馬虎眼，稍後則乾脆不加掩飾了。1914年，當時教育總長汪大燮明言：「余決意今後廢去中醫，不用中藥。所請立案一節，難以照准。」這算是近代第一次廢去中醫之議浮上國家政策的檯面。這次事件，在抗議人士不斷的請願下，北洋政府回應兩點：「非有廢棄中醫之意」，但是，「所請另頒中醫醫藥專門學校規程之處，應毋庸議」，事情算是不湯不水地不了了之。

　　1928年，國民政府北伐成功，1929年衛生部通過了「廢止舊醫以掃除醫事醫生之障礙案」等，其重要內容有幾點：一，「舊醫」需要登記，有執照才能營業。有執照也要再接受補充教

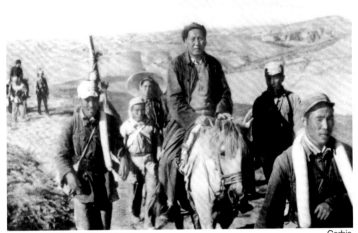
國共戰爭期間，毛澤東在長征路上。　　　　　　　　　　　　Corbis

育。二，禁止「舊醫」學校。三，禁止報章媒體介紹、宣傳「舊醫」。

主要提案者余雲岫以四大理由說明中醫之阻礙科學化，阻礙國家之進步，因此希望能以五十年時間逐漸消滅中醫。這是近代第二次廢去中醫之議浮上國家政策的檯面，也是後來所謂國民政府廢中醫之說的由來。

其實，中醫在近代會受到這麼多打擊，只是歷史進程中的一個環節而已。從辛亥革命之後到五四，留學國外的一代紛紛歸國，從各個層面企圖為了創建一個新的社會而努力。政治、教育、文化等等各個方面都產生新舊衝突。在各種「舊文化」、「新文化」的衝突中，代表傳統與舊派的中醫會受到格外嚴重的輕視與打擊，且有一些「歷史正確」或「政治正確」的原因。

其一，這是鴉片戰爭之後，中國想要救亡圖存，大量引進西學，「西風壓倒東風」的大趨勢之下的結果。其二，這也是甲午戰爭之後，中國想要從日本取經，以日本為師的一個大趨勢之下的例子。正如同日本在明治維新後提出「漢字無用論」、「羅馬字運動」後來傳入中國，形成中國的「消滅方塊字」、「羅馬字運動」等等，日本消滅漢醫的路子，會透過留日派影響中國，也就十分合理。（前述汪大燮曾任留日學生監督，並曾出使日本；余雲岫公費留日。）其三，在醫學的領域裡，相對於西醫當時在細菌學說與科學支持的研究與臨床的進展，中醫格外突顯了舊文化裡「穿鑿附會，自欺欺人」的一面。因此，中西、新舊文化之爭中，西學派從這一點上進行打擊，一方面在科學立場上名正言順；一方面在社會影響面上又相對較小，因而可以「要言之，舊醫一日不除，民眾思想一日不變，新醫事業一旦不向上，衛生行政一日不能進展。」（余雲岫語）。

大陸的特殊情況

當然，這裡不免會產生一個疑問：當時一直站在國民政府的對立面上，以大眾語、羅馬字化等為新文化主張的中共，為什麼在建政之後，雖然在文字面上繼續實行他們一貫的主張，推動漢語拼音與簡化字等等，但是對中醫這代表中國傳統文化、「舊文化」最核心的一塊卻採取了支持與鼓勵的立場，後來還推動了許多中醫的新發展？而來台灣後一直以捍衛傳統文化，復興中華文化自居的國民政府，相對而言，卻一直對中醫採取貶抑政策？

中共之支持中醫，國共長期鬥爭的現實，以及毛澤東的個人經驗起了很大的作用。第一，裝備及資源處於不對稱劣勢的共產黨，在「長征」中傷病人員無法依賴西醫系統的醫療與藥品，可以就地取材的中醫、中藥成了最好的憑藉。第二，毛澤東個人的關節炎問題，久服西藥無效，就是在延安時代為中醫所治好。這些歷史背景，使得毛澤東從延安時代就提出「團結中西醫」的口號。

中共建政以後，1954年進一步提出「首先要西醫學習中醫，而不是中醫學習西醫」的說法，於是從50年代後期開始，全國選調了3,000多位高年資西醫大夫，參加二年以上學習中醫的系統。許多知名的西醫專家都參加了這一學習，於是培養了一大批西醫學術造詣很深，又能掌握中醫理論和診療方法，為醫療上實行中西醫結合和中醫科學研究工作而開創新局的人才。許多重大中西醫結合科學研究成果，例如中西醫結合治療骨折、急腹症、針刺麻醉、活血化瘀方劑治療心絞痛、心肌梗塞症等，大部分是這些人做出來的。此後中醫在大陸上，從理論、研究、教學到臨床，都有了正軌化、制度化、全面化的發展。1980年，大陸提出中醫、西醫、中西結合醫三支共同發展、並存與合作的方針；1982年，把「發展傳統醫藥」列入憲法，1986年又成立了國家中醫管理局，尤其邁入一個新的紀元。最近大陸中西結合醫治療劉海若的效果，與對抗SARS的成績而為人樂道，有其長期的歷史背景，以及國家在醫學發展上所扮演的重要角色。

台灣的特殊情況

至於國民政府這一方面，先是1929年頒布的逐步廢除中醫的辦法，造成不斷的抗議。但國民政府置之不理，繼續由教育部布告中醫學校一律改稱「傳習所」，衛生部通令禁止中醫參用西械西藥，引起進一步軒然大波。後來蔣介石出面收拾，批示前述布告與命令撤銷，風波才暫告一段落。其後，支持中醫的固然有陳立夫為代言人，支持西醫的則更是主流。在各種行政與立法過程中，雙方的鬥爭一直未曾間斷。

1949年國民政府來台之後，利用了日本殖民時期所奠定的許多基礎。因而醫學政策會持續發展現代西方生物醫學，中醫會持續遭到輕視與漠視，也就事屬自然。由於主政者、主事者長期沒有客觀、全面地面對中西醫兩種不同的醫學系統，以及彼此之關係，因而有所謂台灣對中醫的政策是三不政策之說：「不栽培，不壓抑，不過問」。

於是我們可以看到許多畸型的現象：雖然中醫在台灣有了較具規模的教學與研究單位，但是由於中醫特考的存在，又讓西醫系統一直免除不了對中醫師資格的懷疑；雖然中醫很遲但是終於開始了公勞保給付，但是中醫在醫師法中仍然不過是個和牙醫並列的類別；雖然許多中醫的研究單位也有很多尖端的發展，但是執業的中醫師卻不能使用現代醫學的藥物與器材（包括血壓計、聽診器、量溫計、生化檢驗）。而SARS之役，台灣中醫師無從參予抗疫，也就更不足為奇了。（據一位中醫師所言，在這些環境的限制下，台灣地區的中醫也因而別有一項收穫：由於沒有其他工具可用，只有把自己僅有的工具用到極致，所以在煎劑這一類純粹的中醫方法上反而很強。）■

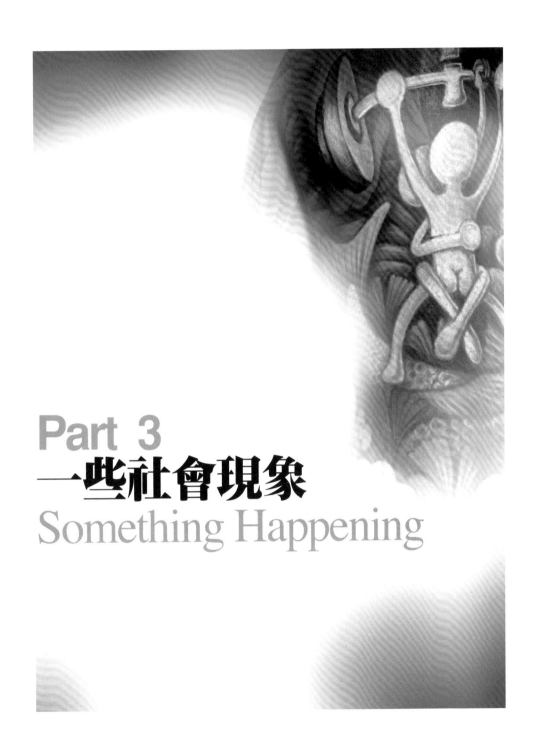

Part 3
一些社會現象
Something Happening

公共衛生千年沈浮

現代意義的公共衛生是以預防爲主、治療爲輔；
希望以社會集體的力量促進人類健康。
但是現在卻走向醫療化與強調個人責任。

文—陳美霞

南榮趎曰：「……趎願聞衛生之經而已矣。」

這是莊子雜篇〈庚桑楚〉第二節，老子二代
弟子南榮趎與老子對話的片段。中國文字「衛生」
一詞首次出現於此對話中。「衛生之經」，乃「保
全本性之道」也。而「本性」，即是形體與精神的
健康。

南榮趎爲了學習保全本性的道理，走了七天
七夜，求教於老子。而老子「衛生之經」的精髓
是：形體與精神要合一、要不求分外、要適可而
止、要捨棄外求而反身自求、要不因人物利害而
擾亂內心、不立怪誕、不圖謀慮、不務俗事、要
心無牽繫而去、純眞無知而來。

老子教導南榮趎保全形體與精神健康的方
法，質言之，是要能抗拒外力、要自求多福。然
而，考察人類發展史，自從人類群居之後，無論
是畜牧、農業，或工業化時期，人類的健康無不
深刻受其周圍政治、經濟、與社會環境的影響。
老莊時期正是中國從典型封建制轉進地主封建
制、社會劇烈動盪不安的時代，生存在那個時代

大約1850年代，工人正在維修倫敦艦隊街的下水道，倫敦的公共衛生系統在這時建立。

Corbis

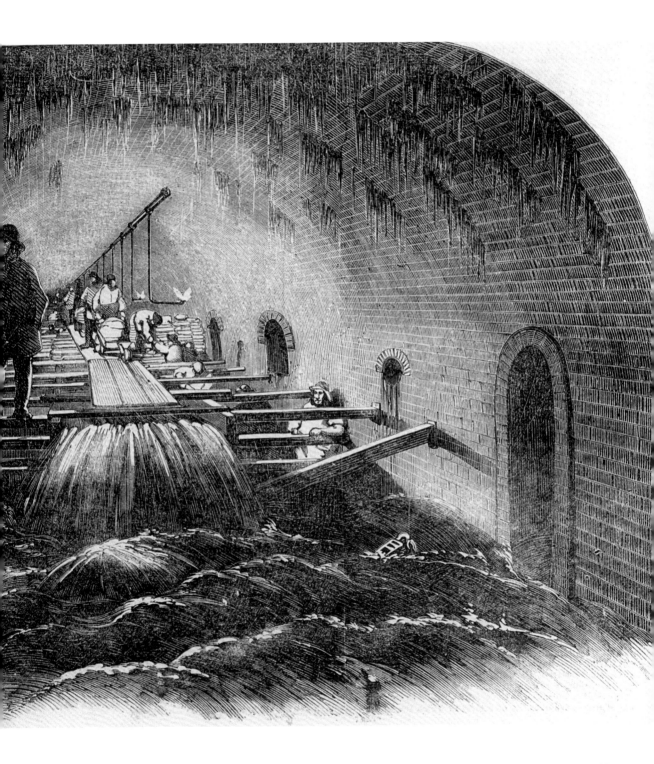

的任何人，他的形體與精神的健康怎麼可能不被當時動盪不安的政治、經濟、社會環境影響呢？在這樣的情境下，老子要求南榮趎以抗拒外力、自求多福的方法來保全他形體與精神的健康，未免強人所難！

集體力量促進人類健康

我們再把鏡頭拉回當代：現代意義下的公共衛生是一門經由社會集體的、有組織的力量，預防疾病、促進健康、延長壽命的科學與藝術。它有兩大特點：一、以預防為主、治療為輔；二、以社會集體的力量促進人類健康。後者是基於人類健康問題的「公共性」內涵，即健康是深受政治、經濟、社會影響的。老子的「衛生之經」明顯包涵「預防為主」的內容，但較缺乏公共衛生的「公共性」—即以社會集體的力量促進健康。

中國歷史中，將人民健康與政治、經濟、社會環境連結的明顯例子是，歷代政權在疾病流行過後的救災措施中，重要一項是帝王主動承擔責任，將疫病的流行歸因於自己的政事有問題。其中較出名的是，漢文帝與大臣討論疫病爆發原因時，曾問大臣：這是不是我政事有所失而行動有所過？是天道有不順，還是人事多失和？是百官奉養之費太高，還是無用之事太多？雖然帝王自責是為減輕民怨，但有如漢文帝的大哉問卻明白點出，人民健康深深受時代環境的影響，因此人民健康的維護與促進不可能僅是個人的責任，必須經由社會集體的、有組織的力量達成。

然而，人類健康維護之預防相對於醫療、個人責任相對於集體責任的拉鋸戰，始自南榮趎與

老子的對話後，在中國與西方數千年的歷史長河中未曾停歇，持續至今。

我們再橫渡大西洋看看西方。西方醫學之父希波克拉底（Hippocrates）在古希臘時期的著作《空氣、水、與地理》（*airs, waters, and places*）是西方公共衛生史上影響異常深遠的一本書。它是西方第一本系統分析人類疾病與其周圍環境的關係的書。希波克拉底認為環境——包括氣候、土壤、水、生活方式及營養，是導致古希臘人健康或生病的主要原因。雖然希波克拉底的環境病原論主要指物理環境，當時未分析政治、經濟、社會環境的影響，這個理論隱含了上述現代公共衛生內容預防為主以及有「公共性」內涵的兩大特性。原來希波克拉底及其門徒所生活的年代，是古希臘人大規模擴張殖民地的時期，他們每到一個新社區，必須確定這地區是適合他們居住、可以避免疾病、維護他們健康的社區，於是，希波

考察歐洲十九世紀政治、經濟及社會氛圍，現代公共衛生系統的建立應歸功於當時科學革命造就出來的科學精神、人道主義的理想、社會同舟共濟的「公共性」氛圍，以及各國當政者體會到公共衛生使死亡率減低的經濟及政治價值。

克拉底及其門徒便發展出如何尋找健康社區、如何預防疾病、如何集體建構健康環境的理論。

雖然現代公共衛生這門學科是西方工業革命後的產物，東、西方人民在長期群居生活與生產實踐過程中，早已積累許多衛生保健的智慧，及無數預防疾病、維護健康、延長壽命的方法及措施。因此，公共衛生歷史無論在中國或在西方，至少可追溯至數千年前。而古代衛生保健的內容，在中國及在西方，均包括疾病預防及治療、飲水供給及衛生、食品衛生、城市衛生設施（包括污水處理及地下水道系統、人畜糞便處理、街道衛生）、個人養生及保健、環境衛生，及醫療服

務的提供。這些內容雖尚未系統化，卻已涵蓋現代公共衛生的大體架構。維護健康、預防疾病、延年益壽幾乎是人類求生存的本能，人類數千年的衛生保健知識及措施，使得人類保有基本的健康。這是人類得以創造東、西方偉大文明的先決條件。

現代公衛原具公共性理想

更有系統的現代公共衛生發韌於十九世紀初工業革命後的歐洲及美國。快速工業化及都市化帶給歐洲及美國人民——尤其從農村遷移到都市的工人——嚴重的社會及健康問題，都市工人居住環境及工廠工作環境異常惡劣，許許多多的傳染病在工人間大肆流行，歐洲人民痛苦不堪，社會焦慮不安，對資本家、政權及中產階級也造成威脅。這個局勢刺激當時的社會改革者——較出名的如英國的查德威克（Edwin Chadwick），德國的魏孝（Rudolf Virchow），美國的夏塔克（Lemuel Shattuck）——推動衛生改革及衛生運動。這些改革者承襲希波克拉底的環境病原論，發展出「瘴氣說」(Miasma theory)，認為惡劣的環境衛生產生穢氣，導致疾病，因此要求政府改善環境衛生、建立地下排水系統、成立地方及中央衛生機構掌管衛生事務、制定公共衛生法令。考察歐洲十九世紀政治、經濟及社會氛圍，現代公共衛生系統的建立應歸功於當時科學革命造就出來的科學精神、人道主義的理想、社會同舟共濟的「公共性」氛圍，以及各國當政者體會到公共衛生使死亡率減低的經濟及政治價值。當時的衛生改革者把人民的健康視為社會的集體責任，因此人民健康的維護是國家的責任；公共衛生是一個政治活動，以改造社會來增進人民的健康。雖然「瘴氣論」在十九世紀末「細菌論」創立後被認為不符合科

學原理，卻是促成許多重要的公共衛生措施的大功臣。

十九世紀末「細菌說」(Germ theory) 的發現及創立迅速取代「瘴氣說」，十九世紀初社會改革者所催生的現代公共衛生體系也隨著有了根本的變化。巴斯德（Louis Pasteur）和科霍（Robert Koch）等科學家發現，原來導致人類種種傳染病的罪魁禍首是某些微生物——如霍亂弧菌、傷寒桿菌、鼠疫桿菌、痲瘋桿菌、肺結核桿菌、白喉桿菌、痢疾桿菌、破傷風桿菌……等等，微生物、病媒和帶菌者的關係也因科學研究結果而豁然開朗，防止傳染病發生與蔓延的疫苗與抗毒素也相繼問世，這些科學發現及學說將公共衛生帶入一個全新的階段，即科學傳染病防治的黃金時期。過去人人聞之色變的傳染病如鼠疫、霍亂、傷寒、黃熱病、痢疾、肺結核等均成功獲得控制，人們的疾病死亡率也大幅降低，平均壽命顯著增長。這時歐洲及美國公共衛生的成就是空前輝煌的。

轉向細菌觀與個人責任觀

但是，十分吊詭的，當多數傳染病被成功控制時，當細菌學變為公共衛生主流時，公共衛生原本所走的寬廣的路——即預防取向，強調環境病原論，強調政治、經濟及社會對健康的影響，公衛改革者推動社會集體的、有組織的衛生工作——卻越走越窄。

公共衛生研究對致病微生物的專注與凝視使得公共衛生專業的眼光變得狹窄，大多數疾病的病因都被化約成「那肉眼看不見的病菌」。為尋找、認定這些病菌，公共衛生機構開始跨入實驗科學領域。在公共衛生論述中，單一面相的由微生物傳染途徑取代複雜的環境、政治、經濟及社

會因素，成為最重要的致病原因，公共衛生的主要工作是控制、消滅這些微生物，再也不像十九世紀前半葉衛生改革者將衛生工作主要放在環境改進，社會、經濟及政治制度的改造，社會貧窮問題的解決。十九世紀初風起雲湧的衛生運動雖然也有醫生參與，主要的領導者並非醫生，少數醫生領導者，如德國的魏孝（Rudolf Virchow），他的主要關心點、主要精力也是投注到製造人類疾病的根本原因——政治、經濟、社會及環境——的改造。相反的，十九世紀末，西方邁入「細菌說」時期，公共衛生體系領導者漸被醫生取代，公共衛生開始往臨床醫學領域移動，開始醫療化。

西方工業化國家進入二十世紀，多數傳染病已獲得控制，主要疾病也逐漸從急性傳染病變為慢性病如心臟病、癌症、中風等。公共衛生的焦點從狹窄的「細菌觀」轉向同樣狹窄的「個人責任觀」，認為這些慢性病是個人不健康的行為——如抽菸、喝酒、不運動、不注重飲食等等——所造成，因此公共衛生主要目標是改變人們的不健康行為，至於疾病與不健康行為背後的政治、經濟、社會及環境因素，則不是公共衛生的關心點。同時，公共衛生醫療化的趨勢更加明顯，各國醫療部門快速擴張，如二戰後，美國中央政府對醫療部門投入大量資源，醫院有如雨後春筍般興建，投入醫療產業的私人資本大量增加，國家醫療保健總費用無法遏止的往上爬升，到七十年代，美國開始感受醫療負擔的壓力，開始限制政府對醫院的補助。接著，一九八○年代，美國雷根及英國柴契爾夫人當權後，市場個人主義主導國家政策，健康的「個人責任觀」更被推向高峰；這些市場個人主義者認為患心臟病、癌症或其他慢性病的人的醫療費用給國家帶來沈重的負擔，而他們之所以得病，乃因他們不健康的行為——抽菸、喝酒、不運動、不適當飲食等等。於是，政府開始一方面限制國家過去對經濟能力較差者的醫療給付，一方面將公共衛生政策的重點轉向個人不健康行為的改變。

到二十世紀末，公共衛生的研究典範更從細菌學、實驗科學向分子流行病學及遺傳學——基礎醫學的範疇——轉換：這個新典範意味著人類的疾病是因人體內的不良基因，因此公共衛生的焦點是這些不良基因，而不是人類疾病背後的政治、經濟及社會力量！至此，公共衛生已走向極度個人化、技術化的死胡同，與健康問題的「公共性」已漸行漸遠。

光復初期推展預防保健

台灣近代公共衛生的發展及今日台灣社會所面對的公共衛生體系問題，必須在上述西方工業化國家十九世紀後現代公共衛生發展的歷史脈絡下審視才清楚。

日本殖民政府鑑於十九世紀末侵犯台灣時官兵死亡多因罹患傳染病而非因戰役的慘痛經驗，為奠定統治基礎，於是在台灣力圖建立現代公共衛生。當時公共衛生的主要推動者，民政長官後藤新平，是西醫出身，他主張，西方殖民以傳教士打先鋒，日本沒有像西方一樣深厚的宗教傳統，因此日本殖民的先鋒應以西方醫學取代宗教，被殖民者才會心存感激。

十九世紀末、二十世紀初，西方公共衛生是「細菌論」當道時期，日本殖民政府工具性運用了西方「細菌論」，對瘧疾及鼠疫等某些特定傳染病嚴厲推行檢疫與隔離政策，並以建立地下水道及都市設計，促進人較多日本人居住的都市地區環

境衛生。但是，無異於日本殖民政府所力求學習的對象——即工業化歐洲——日據時期台灣的公共衛生，以市場個人主義為指導原則，偏重於醫療機構的建立，公共衛生體系也主要以日籍西醫領導，至於台灣人民疾病背後的政治、經濟及社會因素，當然更不可能觸及。

1945年，台灣光復，國民政府接收台灣，也接收了日據時期建立的公共衛生。光復初期，台灣受戰爭影響，經濟蕭條、通貨膨脹、社會動盪不安、傳染病流行，人民健康狀況異常惡劣。雖然承襲了日據時期醫療主導的公衛體制，當時的公共衛生領導者卻大力推展預防保健工作，將

進入1980年代，台灣社會緊跟著美國的「雷根主義」，市場個人主義哲學思維開始主導公共衛生政策。這種思維在公共衛生的具體表現包括將健康與疾病問題歸咎於個人責任，將健康問題醫療化，及將醫療部門商品化、市場化、擴大化。

「瘴氣說」與「細菌說」的主要精神發揮得淋漓盡致，公共衛生工作重點包括環境衛生之促進、預防注射之推廣、檢疫機構之建立、中央系統及地方衛生機構的健全及補強、衛生人員之訓練等等。

八○年代後走向醫療化

預防保健建設優於醫療建設的公共衛生政策從光復初一直延續到一九七○年代，大多數傳染病因此在六十、七十年代即消聲匿跡。台灣人民的主要疾病也從急性傳染病轉型為癌症、心臟病、中風等等的慢性病。

進入一九八○年代，台灣社會緊跟著美國的「雷根主義」，市場個人主義哲學思維開始主導公共衛生政策。這種思維在公共衛生的具體表現包括將健康與疾病問題歸咎於個人責任，將健康問題醫療化，及將醫療部門商品化、市場化、擴大化。公衛體系將個人癌症、心臟病、中風等的慢

性病歸因於個人抽菸、嚼檳榔、酗酒、缺乏運動，及不良飲食習慣等不健康行為。公共衛生的主要目標是改變個人的不健康行為，卻不關注這些慢性病或不健康行為背後的真正黑手——政治、經濟、及社會環境因素。而商品化、市場化的醫療機構的主要目標是賺取利潤，而不是維護全民健康，人民不斷產生的病痛為醫療資本提供一個絕佳的、無窮盡的市場需求，醫療部門不斷的擴大。全國一年投入五千多億醫療保健經費，僅區區3%用在預防性公共衛生工作，其餘全數用在醫療。

過度醫療化、過度個人化的公衛體系無法成功達成它維護與促進人民的健康的任務，因此嚴重的公共衛生問題層出不窮。癌症已經連續21年蟬聯十大死因榜首。去年，台灣每15分鐘，就有一人死於癌症，其他如中風（去年每44分鐘有一人死於此病）、心臟病（每46分鐘有一人死於此病）、事故傷害、糖尿病、肝病、自殺、腸病毒、環境污染等等亟待解決的公共衛生問題何止千百種！國人已長年活在可能罹患癌症或其他疾病的陰影下。

以公共衛生大歷史觀之，公共衛生的兩大特性——「預防性」（預防為主）與「公共性」（以集體的力量推動公共衛生工作），從古到今，從中國到西方，在不同時空中，或被偷天換日，成為「醫療性」（醫療為主）及「個人性」（強調個人責任），或勉強保全，可謂歷盡滄桑。

若說文明是人類智慧的歷史累積，公共衛生卻在人類歷史長河中浮浮沈沈，前人的公共衛生智慧似乎未曾累積。

本文作者為成大醫學院公共衛生研究所教授。　　■

當健康有價

醫療變成了商品，必然帶來醫療階級效應，
使富人獲得更多健康照護，
也使得醫療逐漸脫離基本面，
改為提供美容塑身等非關醫療的服務。

文—劉梅君

有人怨嘆現在醫病關係已淪落成為商品市場
的買賣關係，以往醫病間存在的溫馨與人情味，
早已蕩然無存。如今買者和賣者間僅存有的是貨
幣交易關係（我要服務到什麼程度，就端看你給
多少！），當然其中不乏賣者會強調其服務是人性
化取向，但關鍵在
於這種感受的享
有，必須是建立在
擁有雄厚貨幣的前
提上，沒錢的人，連進場買賣的機會都沒，遑論
有機會感受到其人性的一面！本文將簡要的說明

今日的醫療，的確如商品市場一樣，漸漸也出現分級的區隔市場。有的醫療院所斥資數千萬元進行內部裝修，目的是打造如同頂級飯店般的服務與氣氛，自然青睞的「客戶」就不是一般販夫走卒。

醫療商品化的現象，及因商品化而來的產業化與
大型化趨勢所導致的後果。

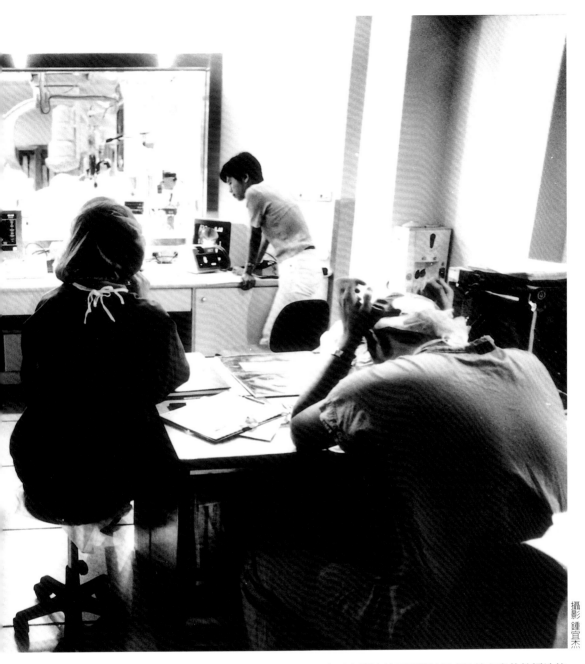

富人享有更多健康照護

　　一般商品市場基本上會根據購買者手中持有的貨幣多寡，來區分所提供之商品等級，是大眾級、或豪華級、或尊爵級，這個商品的等級一點也不含糊地就可清楚地把商品持有者的社經地位顯露無餘。就這點特性而言，今日的醫療，的確如商品市場一樣，漸漸也出現分級的區隔市場。有的醫療院所斥資數千萬元進行內部裝修，目的是打造如同頂級飯店般的服務與氣氛，自然青睞

的「客戶」就不是一般販夫走卒。然而如此走向必帶來一個不容吾人忽視的社會災難，那就是醫療階級效應的出現，原因很簡單，因爲商品市場基本上是遵循市場供需法則，因此，只有出得起市場價格的人，才能享有健康權，或擁有較好的健康照護，出不起市場價格者，只能任由自生自滅，健康權實爲侈談！

其次，商品市場的另一個現象是，愈來愈多的商品之生產，漸漸由被動的主要以滿足生理/心理需求爲目的，轉變爲主動的創造需求的趨勢。觀之醫療領域的發展，似乎也出現了這樣的趨勢：愈來愈多的醫療提供，逐漸脫離基本面（除病解痛），改以美容塑身等非關醫療的服務，作爲商品買賣訴求。以整型美容爲例，許多醫療院所紛紛興建整型中心，但觀察其服務項目，許多實在和醫療保健無關；而事實是，許多接受整型手術的民眾，並非有著需要藉助其協助的殘破外型，而是心理上期望更美的虛假需求作祟❶，換言之，期望透過整形手術換得另一番新面目，非關醫療必要性，而是社會心理因素使然！

然而這種脫離醫療基本面的發展趨勢，嚴重悖離了醫療專業存在的初衷，更扭曲了醫療專業的本質，對全民健康福祉絕對產生負面的影響！不少專科醫師改行爲整型醫師，致使某些專科既有人力流失，更加惡化原已吃緊的醫事人力，從而造成仍堅守崗位的同儕醫師的醫療服務負荷加重；同時尚在養成階段的準醫師也紛紛選擇風險小、給付相對高的科別，結果是長久以來所謂「大科」的風光不再，大科的人力新陳代謝出現問題。這兩種情形均對醫療服務的提供與品質的確保，產生嚴重的傷害。

商業邏輯衝擊醫界倫理

> 醫院行政部門或許可應用前述績效原則，但醫療部門則萬萬不可，因爲人命及人體關乎的是尊重與尊嚴的價值，實與績效原則大不相容！

從事實面來看，台灣的醫療是走向商品化了，而醫療商品化背後必然牽動出醫療領域產業化的必然趨勢。產業化意味著醫療領域的參與者不僅衹是專業醫師與病患兩造而已，更關鍵的是將醫療作爲投資標的的資本家，而資本家念茲在茲的莫過於利潤率，爲了讓其投資有令其滿意的獲利率，勢必得倚重經理人，醫管作爲一門學科及專業的出現，正是回應了這些醫療產業資本家的需求！醫管的功能爲何呢？簡單的說，就是以民間營利組織的這一套績效邏輯與成本會計原則來統馭醫療領域。成本會計與績效原則，在營利組織是必要的，但問題是這樣的原則可以運用在醫療組織嗎？營利組織是以生產實物或勞務服務爲主，與面對的是人命/人體的醫療院所等非營利性質機構，兩者完全不可同日而語。醫院行政部門或許可應用前述績效原則，但醫療部門則萬萬不可，因爲人命及人體關乎的是尊重與尊嚴的價值，實與績效原則大不相容！

同時，正因爲醫療領域成了產業投資的標的後，醫病關係就不純粹是醫師與病人的直接關

---

❶ 美不美，沒有絕對的標準，往往反映的只是當時的一種風尚，值得注意的是，所謂風尚也者，背後不無商人的利益，換言之，美麗的標準有絕大一部分是被商業利益所建構及誘導出來！

係，醫事服務工作者，另需面對醫院管理的若干規約，結果是直接衝擊其專業自主性及執業倫理。舉例而言，台灣已開始出現醫院對醫師採取零底薪的薪資政策，這表示日後醫師的工作報酬多寡完全依其績效高低而定，績效指標是醫管者訂定，當然這套指標是必須服膺於利潤的終極目標，因此，能否提供民眾有品質的醫療服務在這套指標下不是重點，重點在於醫事服務要能為醫院投資者創收盈餘。在目前健保給付制度下，看愈多的病人、做愈多的檢驗是提高績效的主要途徑，換言之，零底薪就是鼓勵醫師多看診多作檢驗，這樣一種報酬計算方式，不正是一般製造業常採用的按件計酬制？！製造業勞工面對計件制，通常是趕工做件，以提高收入，但趕工做件，往往會顧不及品質，這時製造業雇主會有所謂品管的監督，或消費者對品質不良的商品，會出現拒購的抵制行動。然而醫療的按件計酬制，其趕工做件是雇主所鼓勵，同時消費者又缺乏抵制的專業或權力，在此情形下，醫療計件制的發展，不僅對醫療品質構成威脅，也因趕工而增加醫療疏失的風險，對民眾生命健康的影響實不可小覷！

資源浪費品質未必提升

醫療院所產業化的趨勢也將使得醫療必然走向大型化，此大型化的發展至今仍持續。根據健保局90年及91年資料，台灣23家醫學中心沒增加，但區域醫院增加了六家，而地區醫院大幅減少了37家。為何這些年來醫療院所的發展朝大型化方向呢？主要關鍵在於，醫療服務提供成為營利的標的，既以營利為目標，則唯有大型化才有所謂的經濟規模，也才能擴大市場佔有率，這是資本主義產業發展的邏輯。面對這樣一種發展的趨勢，吾人應該關心的是，醫院的大型化究竟是好是壞？不少民眾以為大型化醫院有著堅強的醫療專業團隊，以及先進的軟硬體設備，因此能夠提供較好的醫療服務品質，然而事實果真如此嗎？

首先，我們來看大型醫院所引以為傲的堅強醫療團隊究竟能否帶來醫療品質的提升？這些大型醫院不因其大，能集結各專科團隊，於民眾發生重症或急診時發揮應有之功能。事實是，這些專科團隊經常是耗在日常輕症的門診上，且所謂團隊也只徒具形式，門診時是各自獨立看診，毫無橫向會診的討論與交流，甚至成為科內拼績效的競爭對手；同時醫院因大而產生設立成本也高的問題，大型建築軟硬體的投資、人事開銷等，加重經營的複雜性，全民健保開辦後，這個問題更形惡化，因為大型醫療院的收入幾乎都來自健保給付，這使得醫療大型化的後果之一是，為維持醫院營運，醫院勢必想盡辦法從醫療服務中獲取更多的健保給付，這對健保資源的耗損極為可觀！而這其中，有些醫療服務可能是不必要，卻在為了獲取健保給付而被誘導出來，結果不僅是醫療資源不必要的浪費，也造成民眾身心的負荷及時間的耗費。

其次，大型醫院自詡的先進軟硬體設備又如何呢？先進的軟硬體設備若合理的使用的確可提升醫療服務的品質，然而近幾年來，健保局一再對特定昂貴醫療儀器的利用進行監控，這表示先進的儀器設備出現浮濫利用的事實，造成健保資源的浪費。

大型醫院擠壓基層醫院

另外，就健保局的統計數據來看，台灣大型醫學中心和其他層級的醫療院所，所提供的醫療服務內容，並未有明顯區隔。以民國85年到90年的資料來看，全民健保門診費用佔總體醫療費用

將近七成（民國84年為65.2%，逐年增加，到87年、88年及89年均達68%，90年稍降為66.4%），這表示我們的健保資源用在急症及重症的醫療資源被壓縮，觀察西方先進國家的醫療資源分配，恰是與我們相反，用在門診的少，用在重症及急症的較多！再看看我們的門診資源如何在各層級醫院中分配，如前述，大醫院應作為急重症治療的核心，但健保局資料卻顯示，健保實施以來，醫學中心等大型醫院門診申報金額佔當年健保申報金額的比例也在逐年提高中，民國85年的比例是15.5%，到90年時增加為20.2%，相對地，基層院所的比例從民國84年的51.1%逐年滑落到90年的46.5%。這表示基層的門診服務逐漸被大型醫院所吸納，這種情況不僅違背分層醫療的精神，且大型醫院有失其作為急重症治療與研究的本分。所有醫療院所均以門診為重的結果是，重症及急診的醫療資源被忽視及遭到排擠，這對於民眾的生命安全，實為嚴重威脅！

同時，大型醫院歷年來從健保得到的給付，佔當年健保總金額的比例，無論是門診或住院，一直持續提高，這表示理應作為守護民眾基本醫療健康的基層醫療院所，在醫院大型化的發展下，生存空間受到擠壓。對民眾而言，大型醫療院所能否提供高更高品質的醫療服務，尚未有定論之前，民眾就醫卻要付出極大的代價：醫療資源的耗費，及民眾就醫的社會成本提高，如花在前往大醫院路程的時間增加，且看診等待的時間也遠比到基層院所的等待時間多，更遑論因此需要請假，所流失的經濟生產力！

上述事實不過要點出大型醫院實在枉顧其為

大型醫院的職責！

生命價值不能按件計酬

醫療領域出現的種種現象，都指向醫療服務有著商品化的走向，但醫療服務究竟該不該被視為商品呢？我們不妨先回顧一下商品市場的特性：在一般商品市場，作為買賣標的的對象，是具體的貨物或勞務服務，當中絕少會碰到身體傷殘或死亡的情形❷。然而若將醫療服務視為是一種商品，則會出現以下幾個類比上的問題。首先，一般商品若有瑕疵，則通常在尚未被消費前，經銷者或生產者，或改善或銷毀或廉價出售，在這當中，買方不會遇到身體傷害的問題；但醫療服務作為一種商品，若出現瑕疵，牽涉的就非傷即亡了，這是第一項最為明顯的差異。其次，一般商品的製造大多是輸送帶式的規格化生產，每個產品幾乎一模一樣，然而醫療服務的對象卻是千百種情況，且事關健康的回復或生命的尊重，與輸送帶式的生產，有根本上的差異，輸送帶式生產，基本上是一種零組件的組裝，不涉入任何情感的投入、價值的抉擇，其在乎的是一天能組裝出多少商品出來，這樣一種服務提供顯然缺乏醫療專業存在最基本的元素：尊重生命價值。因此醫療一旦商品化，人命的尊重及健康的回復就不再是醫療提供者的終極關懷，這時他們在乎的是要看多少門診、做多少檢驗、動多少手術，才能幫忙達到老闆期望的獲利率，醫療不過是手段而已。因此，醫療服務絕不能被視為商品！

最後，醫病關係能否類比於一般商品生產所處的勞雇關係？答案是「是」，也是「不是」。「是」是因為醫病關係，如同勞雇關係般，存在著雙方權利極端不對等的情況，醫方握有醫療專業的優勢，而一般民眾一生當中必會面臨生老病死，有求於前者！正如同勞雇關係中，勞方為了生計，沒有不賣勞動力給資方的自由。但兩者仍有不同，不同在於，勞雇關係已有幾百年的歷史，勞方擁有勞動三權（團結權、爭議權、協商權）已是共識，且幾百年來的運作，已發展出各種勞動保護法令，作為勞方權益主張的依據。相較起來，病人這方從無集結保護自身權利的組織出現，更遑論「病人權利」概念的生根與發展，這個概念一直到二十一世紀才逐漸浮上檯面。很遺憾的是，在病人權利意識逐漸抬頭的同時，醫界仍沉緬於過去的權威，或繼續漠視，或改採防禦性醫療以為自保，實在嚴重地傷害了醫學存在的終極使命！

醫療作為一種商品被看待的事實，不因台灣已於1995年實施全民健保（因其屬於強制性保險，故有去商品化的性質），而有所改變，反而變本加厲，這是台灣醫療領域極其特殊的現象。追究其原因實在極為複雜，不在本文討論的主軸，故略而不談。不過要提醒的是，醫療商品化的諸般後果，如前所述，是健保資源的不當耗損，及醫療生態的丕變、專科消長等，均嚴重影響民眾的醫療福祉，不得不令人深思！ ∎

本文作者為台灣醫療改革基金會執行長、政大勞工所所長。

❷ 買賣標的若是貨物，在尚未消費前，是不會出現身體傷殘或死亡的情況；至於勞務服務，則視勞務服務發生的場所，台灣職業災害發生率與先進國家比較起來，是不低，換言之，在勞務服務的買賣過程中，的確會發生身體傷亡的可能。在資方眼中，勞工和其他生產要素的地位是一樣，均是從商品市場買來，勞工是從勞動力市場買來的商品，資方消費的是其勞務服務，因此會產生勞方在提供勞務服務的過程中，職業災害或傷病發生的不幸。

醫療商品化的性別觀點

為什麼女性變老變胖需要治療？
那是因為我們對女性的標準只有一種。

文—蔡宛芬

女性身體被醫療化的現象由來已久，而這樣的現象與父權價值體系緊緊相扣連，且在醫療逐步商品化的過程中，亦越趨嚴重。我們可從台灣的高剖腹產率、更年期及瘦身等現象看到這些不同因素間的相互作用結果。

剖腹產率居高不下

台灣婦女的剖腹產率一直維持在33%左右，相較於WHO對於剖腹產率10-15%的建議標準，台灣的剖腹產率有過高的現象，而這樣的現象在健保論量計酬、醫院績效制度的推波助瀾下，又越趨嚴重。當我們將醫療照顧視為一種商品時，醫療提供者在考慮醫療服務時，不再是思考何種處置方式對於醫療需求者是「最佳」的方式，「利潤」導向的思考方式也成為醫療提供者隱而未現的另一個思考點。因此才會出現高剖腹產率的情形。試想：如果每一個醫師必須花費十個小時以上接生一個嬰兒，而其健保給付又與剖腹產一樣，雖然自然生產對於產婦來說是比較好的方式❶在「利潤」的考量下，醫師當然會選擇剖腹產❷另一個有趣的地方在於：最近有些醫院強調所謂的「視訊生產」，也就是將產婦生產的過程透過

視訊的方式，呈現給坐在VIP包廂中等待的家人，讓家人可以利用視訊系統直接感受到產婦生產時的現象，也可讓小孩在出生時那一刻，全家可以一起分享其快樂。這樣的「視訊生產」，具體呈現了醫療商品化的特性。所謂的生產友善環境，強調的是：家人在生產過程中與產婦的互動，尤其是先生可以利用與產婦身體的一些親密接觸與協助，來減緩產婦的疼痛感。但台灣的醫療提供者，卻結合了傳統父權文化——男人不應進產房、生小孩是女人的事，以所謂的「友善」、「家人共享」概念包裝——你可以透過視訊，觀看你的家人生產、幫你的太太加油，創造出另一種需求。但這樣的需求到底是為了醫療需求者還是醫療提供者的荷包？

更年期逐漸商品化

另外，女性身體商品化的另一個顯著例子是：更年期。相較於其他的婦女健康議題被忽略的程度來看❸，更年期被醫療體系重視的程度出乎意料之外。從更年期被建構的歷史來看：更年期被視為是「賀爾蒙缺乏症」其實是在一九六〇年代中期，在十九世紀，更年期被視為是罪與

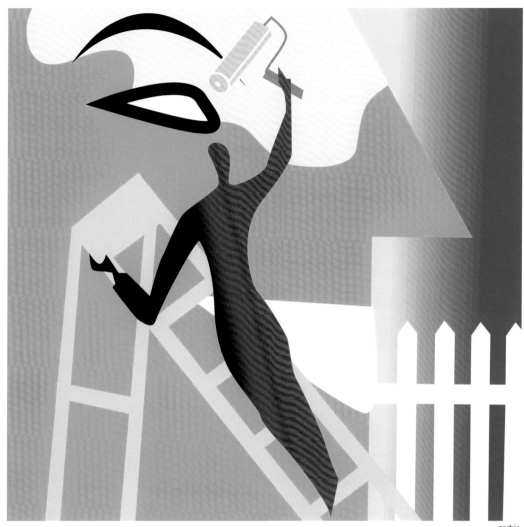

腐敗(decay)的徵候；到了二十世紀初，佛洛依德學說出現，更年期又被視為是一種精神官能症；雖然自1896年以來，就有少數的醫師用變乾的子宮或懷孕婦女的尿液來治療婦女的更年期症狀，但一直到一九四三年合成賀爾蒙的出現，才使得賀爾蒙治療法比較普及，而更年期被定義為「賀爾蒙缺乏症」則是在一九六○年代，藥商提供了130萬美元給Wilson基金會促銷賀爾蒙療法及提供相關文章的資助後，更年期才成為一種疾病，需要以補充賀爾蒙（賀爾蒙療法HRT）來治療。

而從1984至1994年這十年間，基礎科學期刊在醫學及心理學的研究中，關於更年期的主題多傾向討論女性與老化的議題，且多以賀爾蒙變化影響更年期症狀與藥物治療效果的探討為主。在十年間醫學界發現：更年期婦女會有熱潮紅、燥熱、心悸、陰道乾燥、煩躁等「症狀」，而這些症狀都可以使用HRT來治療。再者，由於醫學將女性賀爾蒙視為女性特質的「泉源」，使得HRT成為女性防止老化、永保青春的「不老之藥」。而HRT成為可以「預防」骨質疏鬆、心臟血管疾病、老

人痴呆等老年疾病，更使得HRT一躍成為預防醫學。

在我們回顧整個更年期論述的形成時，我們看到醫療界將女性的老化、無生育能力的婦女視為是一種病態、需要治療的病症。更年期婦女因為與育齡婦女的賀爾蒙濃度相比，所以罹患了「賀爾蒙缺乏症」。這其實也隱含了醫療體系對於「正常」的女性＝可以生育的女性的看法。另外，在更年期醫療化的過程中，我們也相當罕見地看到更年期以一種商品的形式出現在電子媒體廣告中。說起「張琪」的更年期代言廣告，是許多更年期婦女開始意識到自己進入更年期，並應看醫師的推手。藉由廣告的方式，鼓勵、創造消費者消費，在資本主義市場中是慣用的手法，但在台灣社會中，我們鮮少看到「疾病」以廣告的方式出現，而更年期是其中的主要代表。

瘦身創造消費需求

醫療體系利用「年輕貌美」迷思的另一個顯著例子為「瘦身美容」醫療化的現象。傳統瘦身美容工業是以時尚、美容化妝品等為主。前幾年，台灣一股「trust me」瘦身美容中心，將所謂的瘦身美容從「調整」、「修飾」帶入了「雕塑」、「休閒」，而這一、兩年來由於「肥胖等於疾病」的觀念，不斷透過政府的各項減重活動，如減重200、政治人物的減重示範等，將「瘦身美容」劃入了醫療領域中。相較於更年期必須用藥物來治療女性的老化，瘦身美容則是用手術來達到消費者的要求（或者應說是社會對於女體的要求）。當我們看到每個醫院都推出減重班，教學醫

肥胖的商業化與醫療化

2002年世界衛生組織發布《減少威脅和促進健康生活》報告，將肥胖症列為人類健康的十大威脅之一。今年年初，世界衛生組織位於南美的分支泛美衛生組織也提出警告：肥胖症已在世界各地蔓延。他們的調查報告顯示，肥胖現象出現兩種令人擔憂的趨勢，一是逐漸向青少年發展，二是由第一世界向第三世界蔓延。與二十年前相比，美國肥胖兒童數量增加了66%。

台灣也有相同的趨勢。目前衛生署公布的肥胖標準，是以BMI（身體質量指數）超過24為過重，超過27即為肥胖。（計算方式是體重除以身高的平方，如一個人身高1.8公尺，體重80公斤，就是80除以1.8的平方。）而台灣兒童肥胖問題之普遍，也可以由今年暑期以三總為代表的各種兒童減肥班、減肥夏令營之熱門，看出端倪。

肥胖是一個值得特別注意的問題，因為它對人體健康確實影響甚鉅。肥胖的人容易罹患心血管疾病、糖尿病、高血壓、膽結石、關節炎等，另外如結腸癌、乳癌、腎臟癌、消化道癌症等也被認為和體重過重與不太運動有關。

今天肥胖的起因，和社會的過度商業化有關。泛美衛生組織認為，除了三分之一的肥胖者受遺傳基因影響外，大部分肥胖者的出現和食品工業化、都市化與經濟全球化有密切關係。因此他們呼籲，應該把食品工業的衛生和健康標準列入世界貿易談判的內容，發起世界防肥胖運動。2001年紐約市律師賀許（Sam Hirsch）控告麥當勞是這種意識抬頭的一個例子，賀許控告麥當勞「忽視、不在乎、不關心，並且有可能故意賣出高脂肪、高鹽、高糖、高膽固醇」的兒童食品，卻未能警告這些食品的成份可能導致「肥胖、糖尿病、冠狀動脈性心臟病、高血壓、中風、膽固醇過高，以及各種相關的癌症疾病。」

今天肥胖的結果，也和社會的過度商業化有關。因而市面上固然是各種減肥藥品與治療方法充斥，醫院裡肥胖

院都有了富麗堂皇的瘦身美容中心，當醫療提供者開始使用減重來代替減肥，以與傳統的瘦身美容工業相區隔，瘦身美容產業以健康之名再度被醫療體系佔領了。但台灣有多少實際需要減重的人？抽脂手術、果酸換膚是在「治療」病患，還是在創造消費者的需求？

為何女人變老或變胖是需要治療的？因為我們對於女性的標準只有一種——年輕、貌美、身材姣好。而我們的醫療體系也同樣以這樣的社會標準在審視女性，因此，所有的女人都該被「治療」。過去，醫療提供者是被動地在醫療院所等待病患、治療病症，現在，醫療提供者開始作廣告、整修門面、創造各式的「技術」、需求來吸引顧客上門。在醫療商品化的過程中，各式的醫療化現象越趨惡化，女性的健康亦是如此，但在這過程中，我們看到了醫療體系利用了「年輕貌美」等父權價值來合理化其行為，而父權體系也透過醫療體系的醫療化行為再度強化其自身。醫療商品化的產生有其複雜的成因，包括健保的給付、醫療機構的利潤導向等。本文提出女性健康醫療化的另一個思考面向——父權體制的影響，以提供醫療商品化的另一種觀點。 ■

本文作者為台灣女人連線秘書長

❶ 剖腹產雖然好像比較能減輕產婦的疼痛，但由於是侵入式的醫療行為，所以對於產婦來說，他反而會承擔比較多的健康風險。如：麻醉、沾黏等。
❷ 對於剖腹產過高的現象，另一個可能的因素為避免醫療糾紛。
❸ 在婦女健康的議題中，被醫療體系所重視的多圍繞在「生育」—是否可以生出一個健康的小寶寶，所以女性的經痛、常見的腰酸背痛或藥物對於女性健康的影響等問題，常被忽略，也鮮少將醫療研究資源放於此。

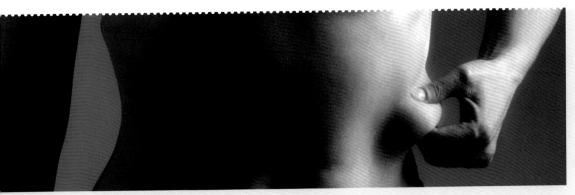

的門診也是門庭若市。過度倚賴商業化與醫療化來面對肥胖，使得肥胖問題遭到進一步扭曲。許多宣稱有減肥效果的美容中心或產品，在「肥胖有害健康」的羽翼下，操縱著一種不但要瘦身還要塑身的身體美學，不只使得減肥成為一個龐大產業，也把消費者追求的目標從健康扭曲為虛幻的美麗。

那麼到底要如何改善肥胖的現象？衛生署所建議的飲食控制、規律運動、生活習慣修正，還是不二法門，而且還是最簡單的一種。若這些方式沒有效果，而失敗的原因又無法改善，且有高血壓、血脂異常、糖尿病、冠心症、睡眠呼吸中斷症等兩種以上的合併症時，才考慮使用藥物，但因藥物有副作用，所以不應長期使用。衛生署建議，肥胖者設定減少現在體重的10%，以每天減少攝取500至1000大卡熱量，每週減少0.5至1公斤之間最佳。只有過重者，每天可減少熱量300-500大卡，每週減少0.25-0.5公斤。六個月後，體重可達平衡。（徐淑卿）

台灣的藥局、藥房與公衛效應

一九七○年代以前是台灣藥房與藥局經營的黃金歲月，
之後由於藥師大量養成與醫師法實施，藥房的生存空間從高峰往下墜落。

文—黃文鴻

　　一般民眾不容易瞭解藥局與藥房的區別，藥局指的是藥師或藥劑生親自執業、經營的專業場所，藥房指的是藥師或藥劑生受聘管理的藥品販賣業者。但是在街頭巷尾，藥局與藥房的分佈，約是各半，而且民眾不易區分其主者是否為藥事專業人員親自在執行業務。台北市衡陽路的上海聯合大藥房，比一般的藥局規模要大許多，亦有專業藥師隨時在場執業。最近十年來，藥局專業經營的方式有很大的改變，但是，藥局整體經營的環境，並未有太大的起色。

藥房的黃金歲月已逝

　　醫療資源缺乏的一九七○年代以前，是台灣藥房與藥局經營的黃金歲月。當時的藥房，無論是藥師親自執業或掛牌管理，是民眾健康照護的主要入口，許多醫療資源不足的偏遠地區，藥房還被稱是密醫的溫床。這個現象在一九七○年代藥師大量養成與醫師法實施之後，藥房的生存空間開始從高峰往下墜落，一九九五年全民健康保險的實施，降低了民眾就醫的經濟障礙，藥房經營的窘境逐漸凸顯，現在的藥房，除了老字號的社區藥房還勉強得以支撐之外，大多以廣告藥品、成藥、健康食品為大宗。廣告藥品的毛利低，卻是顧客流量的主要吸引力，健康食品的毛利高，但是競爭的管道也多，SARS期間還有一短暫的榮景，但是，藥房日薄西山的困境，是社會發展與變遷的趨勢。對應於藥房經營的困境，藥師或藥劑生親自執業的藥局，並未相對好轉。全民健康保險民眾就醫可近性極高的特質，以及醫藥分業未徹底落實的結果，使得專業藥局的經

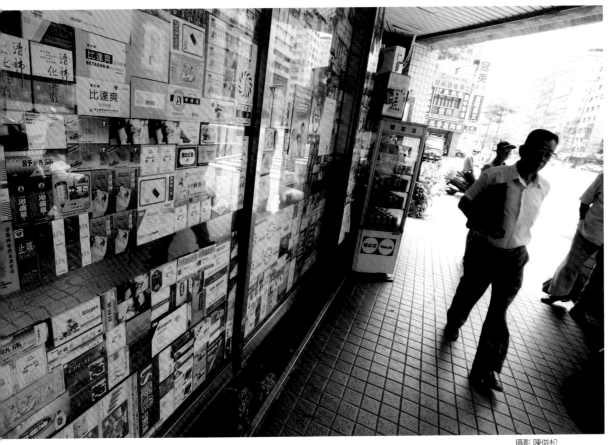

攝影 陳俊松

一九九五年全民健康保險的實施，降低了民眾就醫的經濟障礙，藥房經營的窘境逐漸凸顯，現在的藥房，除了老字號的社區藥房還勉強得以支撐之外，大多以廣告藥品、成藥、健康食品為大宗。

營，僅看到隧道終點的一點光芒，卻不知長夜漫漫，何時始見光明。

藥局經營的窘境

專業藥局經營的窘境源自醫師強勢主導的醫療執業制度，藥師專業除教育與證照考試之外，往往不是衛生醫療政策的主體，民眾也很少認知藥師專業的重要性。台灣傳統的醫療執業並不重視專業知識的酬勞，所以，就醫看病習慣以交付

藥品數量的多寡，評斷醫療服務的品質，醫師收入與藥品利益之間的糾葛，就成為見怪不怪的現象。全民健保醫療與藥價支付制度的設計，就隱含承認醫師或醫院從藥品賺取利潤空間的事實。醫藥分業被定位於醫師與藥師的利益之爭，衛生主管當局擺不平醫藥雙方的爭端時，允許診所聘任藥師，演變至今，藥師專任執業或流於形式，或形成「門前藥局」，本質上仍然是受制於醫師的經營型態。當診所與醫院門診的處方，在就醫處所調劑為原則，釋出為例外時，連鎖藥局難以成氣候也就不難理解。台灣連鎖藥

日本的情況

　　日本跟台灣一樣，醫藥分業的口號喊的很早，大約是在昭和初年(1920年代初)就有這樣的呼籲，不過因為販藥業界的經營型態與病家的習慣等等因素，日本政府下令執行醫藥分業，仍需延遲到國民健康保險全面實施之後的一九七零年代。此後，以藥局為名者才可經營收受醫院處方簽、提供「健康相談(諮商)」等業務。藥局業務的執行者必須是取得執業執照的藥劑士，來源多半是大學藥學系畢業生，極少部分的老藥劑士是援用戰前的「從來執業」規則，而取得開業執照的。一般說來，藥局因以販售處方藥為主，故可以接受健康保險給付作為執業的收入來源。至於藥店則比較是屬於成藥販售的型態，經營者不必要是有執照的藥劑士，而販售的內容也較醫藥品到化妝品，甚至是某些地區小藥店也會一併販賣的青果食品。就我門今日習見的標準來說，日本藥局應該比較趨近於西方Pharmacy的經營方式，藥店則屬於Drugstore一類的經營。

　　此外，由於傳統漢方藥在八零年代成為日本社會，特別是女性患者的新寵，因此漢方藥局也逐漸加入日本的販藥業界。當然，漢方藥早就是日本社會上廣被接受的藥品形式，不過在八零年代以後，漢方藥療效溫和與適用於慢性病、改善體質等形象廣被販藥界與製藥界宣傳，大量號稱以漢方為基礎的營養補充劑、體質改善劑充斥市面，因此造就了傳統漢方藥局的出現背景。這些漢方藥局的執業人員多半接受過專業(professional)或半專業(semi-professional)的漢醫教育，還有不少人是在中國大陸學習並取得漢醫執照的。國民健康保險是否應接受漢方藥迄今仍有相當爭議，然漢方藥局快速增加、強調專業服務、廣受高齡與女性族群歡迎的現象則是不爭的事實。

　　一般而言，在日本大都市隨處可見的便利超商並不允許販賣醫藥品，少數可以上架的成藥，大多是含有少量醫藥成分的所謂藥用化妝品，以及最常見的營養補充飲品與衛生用品等，至於少部分超商有時會販售一些已超過專利期的一般性成藥，如阿斯匹靈或面速立達姆軟膏等成藥則其實並不合法，不過日本衛生單位對這類行為多半是睜一隻眼閉一隻眼。上述情況自去年(2002)後略有一些改變，主要的原因是日本超商業界已成為最主要的物流單位，而且業內不僅因相互競爭激烈以致利潤薄弱，還須面對來自綜合經營型態之藥店的競爭。日本大型連鎖藥店成長快速，這些連鎖藥店並不像超商一般僅在市街或車站經營一間20坪以內的店面，而往往就是車站內購物中心的一環。最常看到的景象是與中大型的超市結合，鄰近甚或就與附近的交通中心或住宅群結合成一體。這些連鎖藥店提供非常多樣性的服務，基本上都包含了藥局、超商、超市，乃至於一般百貨店的功能。

　　儘管佔據交通與商業中心之大型連鎖藥店日漸成為日本社會藥品消費的重心，地區性的小型綜合藥店仍有吃重的角色。儘管在貨品項目與價格上不一定能與大型連鎖藥店競爭，這類小型的地區綜合藥店多半由具藥理士資格的主人經營，不過營業項目仍以一般藥店業務為主，收受處方簽的藥局業務為輔，而且經常附帶有科學漢方藥的販賣。比較值得注意的是，這類小型的地區綜合藥店並不常提供漢方草藥的調劑配售，漢方草藥的調劑與配售迄今仍是漢方藥局的專營業務；然而在地區小型綜合藥店的各種成藥裡，以科學漢方為主成分或部分具有漢方藥萃取成分的成藥，大約佔這類藥店成藥總量的百分之七十以上。造成這種經營結構恐怕也是日本當地用藥習慣的結果，因為日本雖早在本世紀初就明令以西醫為國家醫療體制的張本，然漢方草藥的使用仍是社會上潛藏的主流之一，加以前述八零年代的風潮所致，漢方成藥自然成為以住宅區為主要服務對象的地區綜合藥店之重要商品。

　　另一個地方綜合藥店與住宅區民眾的互動關係，也是建立在綜合藥店常會提供日用品與青果產品的功能上。以每年被日本民眾視為大事之花粉熱與流感季節為例，這類小型的地區綜合藥店不僅僅提供藥品舒緩病情、衛材預防發病、漢方保健等機能，也常會公告所謂的花粉前鋒情報或流感官報。就運作的實際情況來說，地區性的小型綜合藥店在供應一般成藥、衛生器材，以及提供資訊和一般衛生教育方面，儼然是當地的衛生中心。由於日本社會高齡化加速，住宅區與商業區的利用劃分嚴格，地區性的小型綜合藥店的生存顯然不是完全由於經濟或醫療上的需求所致，反而代表的是一種具有社會性與公共衛生效果的現實。（劉士永，中研院台史所籌備處助研究員）

局的引進時機，約與便利商店7-11相當，如今便利超商已沛然成為民眾家居生活不可或缺的一環，連鎖藥局的經濟規模仍然在未定之天，差異何等鉅大。

藥局與公共衛生

我曾以「抗生素與槍枝的對比」比喻台灣與美國對於藥品流通管制的差異。美國人擁有槍枝的普遍性眾所皆知，但是，沒有醫師處方，欲取得抗生素類的處方藥品，難度極高，違法供應的藥師，難逃法律懲處；台灣剛好相反，對於槍枝只有執法人員可持有，具有社會高度的共識，然而，處方藥品的流通，卻缺乏有效的專業管控。無論抗生素或是FM2類的管制藥品，藥局藥房來源的管道普遍存在，這也是社會大眾週知的事實。槍枝彈藥傷人於有形，所以其管制受到社會的普遍支持，抗生素、安眠鎮靜藥品缺乏有效的管制，就如無聲的槍彈，時時刻刻傷人於無形，影響著民眾的健康，卻始終未受到政府與社會的重視。至於，將藥局做為社區營造一環的構想，雖有藥政主管當局的呼籲，卻難獲衛生主管高層與醫界認同與迴響，當然社會無從認知其重要性。

二十一世紀的社會，專業分工已是必然的趨勢，無論大眾媒體的採訪、編輯、美編設計，或是到水電瓦斯的技術工人亦然。台灣的醫療執業團隊仍然是醫師強勢主導，醫師以外的醫事人員，無論藥師、護理師、醫檢師、物理治療與復健師等等，從法規面到現實面，仍然處處受制於醫師。醫師做為醫療團隊的隊長(team leader)固然是專業本無可爭議的事實，但是，團隊的隊長將自身定位為統治者(ruler)或是領導者(leader)，則是台灣社會需要省思的議題。統治者以自身的利益為前提，領導者則以團隊整體的利益為前提，醫事專業人員的本質是「利他」，醫療團隊只有以病人利益為優先，才能受到人民的支持與認同。藥局經營的窘境，只是我們醫療執業制度的一種病灶而已。 ∎

本文作者現任國立陽明大學衛生福利研究所副教授

韓國的情況

韓國的西藥局，分藥局與藥房兩種。有藥劑師資格的人才能開設藥局；藥房則是過去藥劑師不足，以特許執照方式讓一些有實務經驗的人所開設的。藥局可以賣醫院的處方藥，自行配藥，並且銷售成藥；而藥房只能賣成藥，其他不可。因為藥房執照早已停發，所以正逐漸消失中。

韓國西藥局原來一向可以賣漢方藥，但後來由於漢醫(即中醫)的抗議，西藥藥劑師改為必須考取漢藥方執照之後，才能配一百種以內的漢方藥。漢醫在韓國的地位，和中醫在台灣的地位，有些不同。

連鎖藥局在韓國的發展也不成熟，目前主要都是以社區型的藥局為主。這些社區型的藥局供應各種從感冒到醒酒到補身等日常藥品，感冒之類的小毛病也幫民眾配藥，但最主要的業務則是處理醫院的「處方藥」。「處方藥」是從2000年韓國實施醫藥分業而來。不同於台灣的醫藥分業是「職能分業」，因而醫院裡仍然有藥劑師配藥，韓國的醫藥分業是「機關分業」，也就是醫院裡不能有任何配藥、領藥之處，所有醫師的處方，必須嚴格執行拿到院外的藥局去配藥。也因為這樣，韓國從實施醫藥分業開始，醫師就激烈抗爭，不惜以罷診對抗，其餘波盪漾到今天。（以上內容，主要由韓國譚道儉藥師提供。）

我們 你們 他們：
疾病的隱喻和迷思

疾病的原因、入侵管道與造成之傷害，
往往決定了隨之而起的各種隱喻和迷思。

文—夏傳位

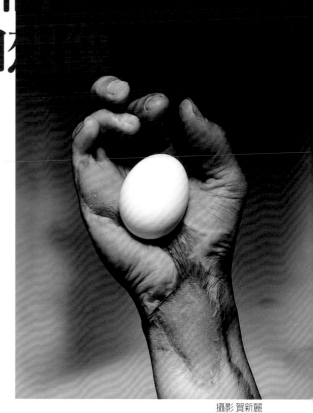

攝影 賀新麗

一、 我禁止你永生不得進入教堂、磨坊與市場，以及任何人群麕集之處。

二、 我命令你永遠不得碰觸公眾使用之噴泉、河流與小溪，不得於其中洗滌雙手或任何經你使用之器物。

三、 若你要出門，必須穿上鞋子與塗有紅漆的衣服，帶著響板，昭告大眾，讓每一個人都能認出你。

四、 除了用你的手杖指點之外，不得碰觸你想買之任何物品。

五、 不論你在路上遇見何人，我禁止你回答任何問題，除非你站在對方的下風處，以免傳染他人。

…………

十、 你永生不得再與他人共食共飲，除非是與其他痲瘋患者在一起。

當這場特殊「喪禮」進行至尾聲，神父逐一宣讀十條誡律，痲瘋患者正式進入了生與死之間的曖昧地帶，他已是「行走在世上的死屍」。

歐洲中世紀末期，一旦人罹患痲瘋，「活死人」不是隱喻，而是真實的描述，涉及徹底、全面的社會隔離。痲瘋病人身著壽衣，被抬至教會進行追思彌撒，隨後「移靈」至墓地，一切與正常的死亡儀式殊無二致。神父宣讀「十誡」，從此患者被驅逐出人類社會，再也不歸返；財產根據遺囑分給後人，配偶從此自由婚嫁。

痲瘋很少致命，而且非常難於傳染，但此病卻是人類史上最被恐懼、污名化的疾病（這與痲瘋病使人的頭臉潰爛、變形，逐漸「獸化」的過

程有關）；而腺鼠疫、霍亂、天花、流行性感冒的致死率高得多，卻得到比較理性的對待，人們亦較少恐懼。

同樣情況也可在SARS流行的台灣看到。肺結核與SARS同爲呼吸道之高度傳染病，在台灣有愈演愈烈的趨勢，去年新增一萬六千多名結核病患者，前年一千三百人死於肺結核，無論就致死率與感染率都遠高於SARS，但是人們聞SARS色變（恐慌到最高點，學校甚至拒絕醫護人員的子女上學），卻似乎完全遺忘了結核病的存在。

「社會似乎需要找尋某種與邪惡同義之疾病，」美國重量級文化評論家蘇珊·桑塔格（Susan Sontag）在《疾病的隱喻》（Illness and Metaphor）一書感嘆，「然後狠狠地譴責其『受害者』。」癌症、愛滋、痲瘋都曾經是「與邪惡同義」的疾病。

疾病不僅是一種異常的生理現象，也是社會建構的意義系統。愈是病因成謎、藥石罔效的疾病，愈是被包覆一層又一層的隱喻與想像。桑塔格於1977年出版的《疾病的隱喻》，即是這方面的開山力作。她於前一年罹患癌症，力抗重重禁忌與羞恥，她自述「我寫書的目的是平息想像，而非挑激想像；不是授與意義，而是剝奪意義……我認爲，這些隱喻和迷思能殺人……。」

隱喻和迷思能殺人

疾病的原因、入侵管道與造成之傷害，往往決定了隨之而起的各種隱喻和迷思。譬如，梅毒的起因、傳播管道明確，潛伏期只有十二到三十天，病毒的入侵像正規軍；因此它是可怕的病，卻不神秘，隱喻功能有限。

相較而言，愛滋病的潛伏期長達十幾年，病毒的潛入像恐怖份子，飄忽難測，某天倏忽病發之後，究竟是誰傳染誰，很難再回溯源頭；加上HIV感染不若傳統疾病只攻擊某個特殊器官，愛滋病毒造成免疫機能不全，讓身體成爲數十種併發症的溫床，可以說是「萬病之源」（meta-disease）。

因此，雖然同樣被視爲敗德之病，社會對於愛滋病人的詛咒、遺棄和排斥，遠超過梅毒患者的遭遇。愛滋病透過體液傳染，相對於以空氣傳染的疾病如肺結核，預防工作其實並不困難；然而，社會偏見卻強烈地阻礙預防工作推展，助長了愛滋病在全球的燎原之勢。根據聯合國愛滋病組織（UNAIDS）的統計，全球愛滋病人口已高達三千六百萬，其中中國大陸保守估計有六十萬，十年內會突破一千萬人，成爲愛滋病第一大國；而愛滋病在台灣也成爲第二大傳染病（僅次於肺結核），衛生署統計台灣共有三千名愛滋患者，但據稱實際數字應是五至十倍之多。

實際罹病人數與官方數字的落差，透露此病帶有強大恥辱成分，以致於病人不敢現身治療，而社會大眾亦刻意忽略、漠視，形成一個不斷自我強化的禁忌圈，幫助愛滋病毒向外擴散。

譬如，中國起初一再否認境內有大規模愛滋病感染的事實，直到河南省某著名「愛滋村」七名愛滋病患遺屬闖京求助，協助外國媒體記者深入當地秘密調查，疫情才首度揭發；然而，衛生體系依然層層壓制與否認，當地農民沒有病情資訊，沒有藥物治療；而社會賦予的強烈恥辱烙印，使得數個愛滋村形同孤島，交通斷絕，農產品滯銷；村民爲了活下去，被迫隱瞞自己的村莊和籍貫，出外打工，堅守著村莊的秘密、自己的秘密。

癌是另一項當代深受歧視的疾病。癌發生的原因至今不明；正因此，癌症病人往往被認為要為自己的病負責。桑塔格觀察，病人得知罹癌之後的第一個反應常常是問：「為什麼是我？」而罹患霍亂或斑疹傷寒的人卻不會問這個問題；彷彿「我」之中必有某些導致癌症的不名譽事件。

的確，目前醫學界也盛行從心理學角度解釋癌之發生。癌症病人被認為常有「C型人格」（cancer personality），諸如暴躁易怒、對世界悲觀、壓抑情感等等。其隱含的意義是：你是人生失敗者，你活該得病！

美國著名作家亞瑟‧佛蘭克（Arthur Frank）在《只緣病在此身中》（*At the Will of the Body: Reflections on Illness*）一書中，描述他罹癌之後產生的自我質疑：

每當我告訴朋友我得了癌症，就感覺聲音發緊。一旦要說「癌」這個字，身體就開始自我防衛。如果我得的是心臟病，就不會有這種問題。罹患心臟病單純只是個壞消息，但我無法停止這樣想：癌症減損了我作為一個人的價值……。

不論是對何種病的隱喻，在想像與話語構築的情節中，都有一種深刻的需要，將「健康的」我們與「不潔的」他們區分開來。

疫病必來自他方

所有關於瘟疫的紀事中，疾病必然來自遙遠的他處。十四世紀中期歐洲腺鼠疫大流行，導致歐洲三分之一人口死亡；後來的標準歷史解釋是當時停泊在黑海岸港口的水手從亞洲帶來此一病菌，然後往西歐、北歐散布。

但是晚近的看法卻認為，腺鼠疫事實上先前已在歐洲發生過許多次，都沒有大爆發；只有當歐洲的封建體系開始瓦解，控制老鼠滋生的基礎建設崩頹，發生大瘟疫的條件才成熟。

對於愛滋病起源的隱喻，亦是如此。美國在一九八○年代中期盛行一種說法，認為愛滋病來自於中非，經由海地傳至美國本土。此一源流說早已被證明是錯的；有趣的是，絕大部分非洲民眾卻相信，愛滋病由美國傳至非洲。

這反映出「健康的多數」不斷需要尋找可隔離的對象，加以監禁或驅除，以顯示事情受到掌控，安撫驚嚇的大眾。對象可能是來自國境外、原始野蠻的「他者」，也可能是國境內的騷動來源，如罪犯、遊民、精神病和少數族裔。

「隔離」（quarantine）作為防疫的辦法不僅歷

> 不論是對何種病的隱喻，在想像與話語構築的情節中，都有一種深刻的需要，將「健康的」我們與「不潔的」他們區分開來。

史悠久，而且聲名狼藉，歷史上幾乎所有的隔離措施看起來都像是監禁犯人，而不是阻止疾病擴散。市立和平醫院的隔離亂象放在更深長的歷史脈絡來看，其實並不奇怪，更接近於歷史常態。

也因此，在有豐富隔離防疫歷史記憶的西方現代城市發展經驗中，不論政府或民眾，對於實施隔離措施的必要性與正當性，都更小心謹慎。

我們vs.他們

歷史經驗顯示，隔離所內總是缺乏有效的治療，任令細菌蔓延健康的人；被隔離民眾基本生活需求闕如，形同自生自滅；賄賂警衛或翻牆逃逸的情事更是多所聽聞。輿論則不斷質疑：「隔離究竟是防堵疫病，還是推波助瀾？」

隔離措施更可能建立在種族或階級的偏見

上。紐約市於十九世紀初遭受霍亂與肺結核的侵襲，商船旅客停留港口隔離受檢，然而頭等艙旅客被允許下船自由離去，卻將窮人與移民關在密不透風的底艙，造成五十八人死亡。

一九○○年舊金山中國城區爆發鼠疫，官方設置封鎖線，禁止中國移民進出，卻不禁止滯留於中國城內的白人出來；無論是十九世紀的紐約、舊金山或倫敦，「自願居家隔離」是富有紳士的特權，警察則在街頭大肆搜捕窮人與外國移民，強制送到收容所。

這些措施背後自有一套振振有詞的邏輯：公衛只能信賴那些有道德感，懂得潔身自愛的市民；至於那些墮落而不知節制的人，為了公眾安全，必須動用公權力強迫他們服從。

從後世的角度來看，十九世紀以階級與種族來判斷「可信賴的市民」顯得非常不「政治正確」；然而，那條區分「我們」與「他們」的線畢竟要劃下，於是場景轉換到二十一世紀已受民主洗禮的台灣，這條線切割在「一般市民」與「遊民」（及外勞）之間，符合「健康的大多數」心中之道德情感。

是尊重？還是放縱？

不論後世看來多麼荒謬，但是當下行動總顯得理由充分，沒有其他條路可走，因為描述疫病的語言，往往借自軍事用語。「防疫視同作戰！」這句話表示事情處於非常狀態，某些緊急措施不容細細檢討，非如此做不可；軍事語言也強化了領導者的權威，不容挑戰。在這個時刻談寬大和容忍會遭到強烈抗議，「等於放縱、虛弱、失序、腐敗和不健康，」蘇珊‧桑塔格在《愛滋病及其隱喻》當中如此觀察。

然而，美國自九一一事件之後，為了防範生化恐怖攻擊，做了一連串演練及檢討，對於政府如何施展公衛權力及拿捏尺度，卻得出相當不同的結論。

美國政府進行數次模擬生化攻擊演習，參與者包括好幾個州州長。其中一次假設天花病毒在奧克拉荷馬市散布開來，剛開始染病人數尚能控制，政府按照事先規劃的優先順序分配疫苗；到了第十二天，人數急遽上升，疫苗供給短缺，發生暴動，各地民眾劫掠衛生機關與醫院。

演習結束，參與者獲得的心得是：政府小心使用公權力，維持公眾信賴，是控制任何暴動的關鍵。只有當人民相信政府會謹慎使用權力，並且願意配合，政府的隔離措施才能生效。

「在所有情況下，政府都要尊重每個人的尊嚴，」哈佛公衛學院教授史蒂芬‧瑪斯（Stephen Marks）一語道破其中關鍵。

另外，政府如要宣布一項隔離政策，應先思慮周全，確定是否能真正落實，免得自折威信。「假如你要隔離，就要給人民準備吃的，給他們醫療照顧，當他們違反規定時，準備處罰他們，」一位官員說。

不論是生化恐怖攻擊，還是舊傳染病捲土重來（如肺結核、伊波拉病毒與瘧疾等），抑或新傳染病快速崛起（如禽流感、SARS等），在在提醒世人輕忽公衛體系以及將疾病過度「醫療化」的不當。

這意味著不再把疾病看成是單純的生理異常現象，就像壞掉的機械等待修理，疾病與文化、社會與生態環境之間複雜、錯綜的關係再度受到重視；這也促使社會開始反思，我們對疾病的隱喻與想像，有時比疾病本身還致命。　■

本文作者為資深媒體工作者。

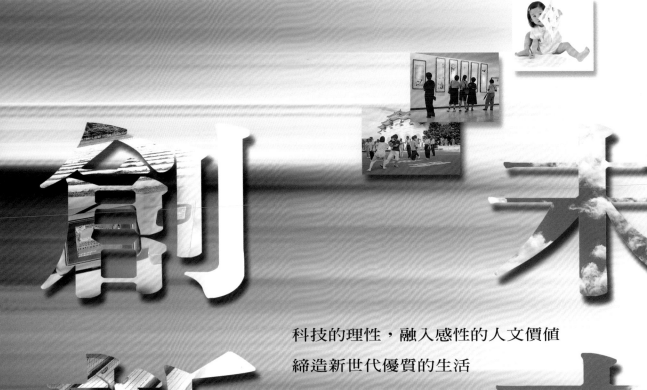

創新 未來

科技的理性，融入感性的人文價值
締造新世代優質的生活

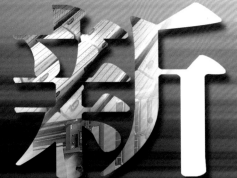

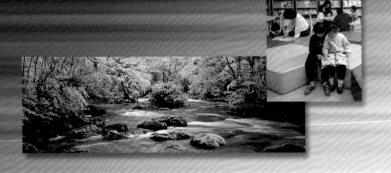

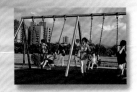

◆ 永豐餘 **http://www.yfy.com**

奈米、生物科技透過 e 化的平台，不斷地在造紙、印刷、顯示等產業
創新服務，共創優質生活的未來

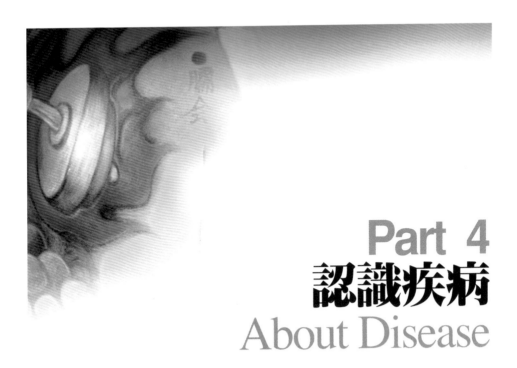

Part 4
認識疾病
About Disease

疾病的起因是怎麼回事？

了解健康是怎麼回事，不能不先了解疾病是怎麼回事。
了解疾病是怎麼回事，有許多途徑，這裡先從中醫和西醫兩大系統的分析，來做個對比。

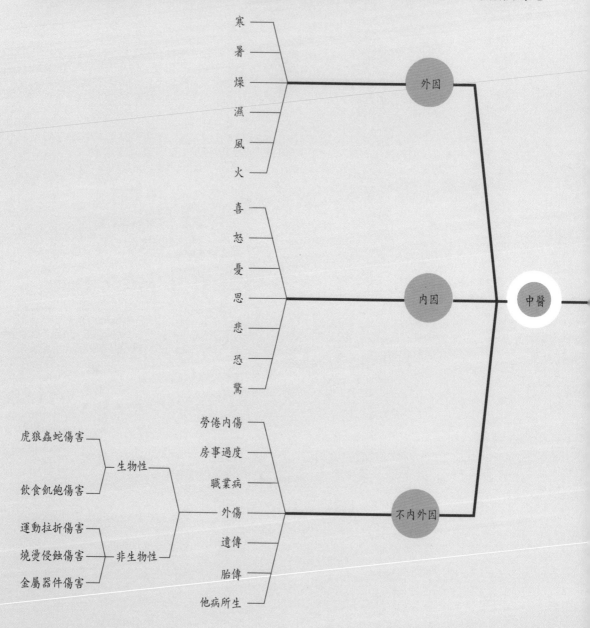

中醫和西醫兩大系統的分析比較

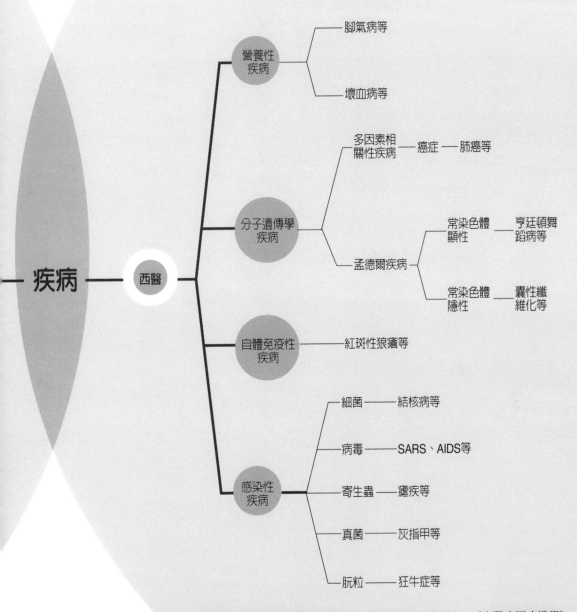

疾病 —— 西醫

- 營養性疾病
  - 腳氣病等
  - 壞血病等
- 分子遺傳學疾病
  - 多因素相關性疾病 —— 癌症 —— 肺癌等
  - 孟德爾疾病
    - 常染色體顯性 —— 亨廷頓舞蹈病等
    - 常染色體隱性 —— 囊性纖維化等
- 自體免疫性疾病
  - 紅斑性狼瘡等
- 感染性疾病
  - 細菌 —— 結核病等
  - 病毒 —— SARS、AIDS等
  - 寄生蟲 —— 瘧疾等
  - 真菌 —— 灰指甲等
  - 朊粒 —— 狂牛症等

墨壘整理。主要參考資料：《病因何在》（保羅・薩加德著・上海科技教育出版社）、《中醫病因病機學》（陶漢華主編・中國醫藥科技出版社）

什麼是急性病？
什麼是慢性病？

文─黃燦龍

急性病的類別：

神經內、外科範圍的頭部外傷、顱內挫傷或出血、突發性神智不清、肢體運動障礙、精神障礙、劇烈頭痛、癲癇抽筋等；

眼科範圍的眼內異物、角膜潰瘍、急性青光眼及眼部外傷等

耳鼻喉科範圍的急性鼻腔出血、喉嚨或食道氣管的異物、嚴重暈眩、急性扁桃腺炎或咽喉炎等；

心臟胸腔科範圍的大量喀血、胸部外傷、呼吸困難、劇烈胸痛、心絞痛、心悸不適等；

胃腸科範圍的大量吐血或便血、嚴重腹痛、腹漲或腹瀉等；腎臟、泌尿科範圍的劇烈腰脅處疼痛、排尿困難、大量血尿或尿道外傷等；婦女生殖系統範圍的嚴重下腹痛、下體大量出血等；

骨骼周邊神經系統範圍的骨折外傷、四肢嚴重挫傷血腫或突發性的肢體腫漲麻痺等；以及急性中毒、中暑、毒蛇咬傷等。

一般人處理日常事務，會將事情分成「輕、重、緩、急」等不同程度來處理。至於面對身體上的病痛，也可區分為「輕症、重症」或「慢性病、急性病」等類別。因此我們必須對「慢性病」或「急性病」作更進一步的介紹，如此民眾才能有正確的觀念去面對它們。俗云「急驚風就怕碰到慢郎中」，的確面對急性病，不只病人及家屬會著急，醫護人員也拖延不得。急、慢性病隨時會發生在我們周遭，因此相關的醫護常識也必須建立。

急性病的定義：

急性病的定義乃是任何身體上發生的異狀、傷害或病痛等，而必須儘速到醫院接受緊急處置才可降低痛苦或減少惡化的風險，此謂之「急性病」。舉凡突發性神智不清、任何部位的劇烈疼痛或不適，或是外傷出血等均屬急性病的範圍。突發性的神智不清，可能是腦部血管破裂、

栓塞或是因代謝異常、感染或腫瘤引起的腦水腫等，這些病人會因神智不清而引起吸吸道受阻，且其腦內的狀況可能會持續惡化，因此迅速將病人送到醫院的急診處是絕對必要的。至於身體呈現異常表現或在某部位呈現極度的不適及疼痛，也均代表體內某器官出了異常，如果能迅速就醫，才能爭取康復的時效。

遭遇急性病的處置原則：

上述這些急性病應立即就醫，不宜延誤。簡單的外傷也許可以在事發地點或家中作初步處理，但仍應再到醫院急診處作進一步的確切治療，至於內科性的急性病如果症狀持續或加重也應立即到醫院緊急就醫，才不致於延誤病情或危及生命的安全。

慢性病的定義：

至於慢性病，則是除了上述具代表的各科急症以外之任何身體持續或斷續性之不適或病痛均可謂之「慢性病」。

遭遇慢性病的處置原則：

上述多種慢性疾病，大多可以從容就醫及接受循序檢查。一般慢性病大部份可用藥物改善症狀或控制病情，但如果延誤就醫，除了延長身體的不適外，也許

慢性病的類別：

神經內、外科範圍的慢性頭痛、抽筋、行動障礙、慢性顱內出血等

可包括眼科範圍的慢性青光眼、白內障、曲光異常、慢性角結膜炎等

耳鼻喉科範圍的慢性鼻竇炎、慢性中耳炎、慢性咽喉炎、聲音沙啞或喉部異物感等

心臟胸腔科範圍的慢性氣喘、慢性氣管炎或肺氣腫、心律不整、心悸等

胃腸科範圍的慢性胃炎、慢性肝炎、慢性膽囊炎、慢性胰臟炎、慢性腸炎、腹瀉、便秘等

腎臟、泌尿科範圍的慢性腎炎、慢性膀胱炎、慢性尿道炎、排尿困難等；婦產生殖系統範圍的慢性骨盆腔炎、睪丸炎及慢性出血等

骨骼周邊神經系統範圍的慢性關節炎、慢性神經痛等及一般內科範圍的高血壓、糖尿病、甲狀腺疾病、高血脂症及痛風等

會加重病情及變成重症而威脅到病患的生命，因此及早就醫仍是維護身體健康的最佳準則。本文作者爲林口長庚醫院副院長 ■

20-30

此時人體的新陳代謝與生理功能都處於高峰期。而男性則在17-26歲時產生出最大量的睪丸素，此後開始減量。且腦部也開始緩慢的退化，而其重量與體積則以每十年2%的速度遞減，肌耐力的遞減則從25歲便已開始。

30-40

此時是女性生理功能的高峰期，然而身體的老化卻也開始顯現，諸如皮膚變薄、皺紋出現等，生育能力則從37歲開始衰退。而男性如果擁有雄性禿基因，便會在此時期開始掉髮。

中國《內經》裡的年齡與健康情況表

女子		男子	
七歲	腎氣盛，換牙，頭髮變長。	八歲	腎氣實，頭髮變長，換牙。
二七（十四歲）	天癸至，任脈通，太衝脈盛，有生育能力。	二八（十六歲）	腎氣盛，天癸至，精氣溢瀉，陰陽和，有生育能力。
三七（二十一歲）	腎氣發育成熟，故智齒生長，牙齒完全長齊。	三八（二十四歲）	腎氣發育成熟，故智齒生長，牙齒完全長齊。
四七（二十八歲）	筋骨堅強，頭髮越長越長，身體盛壯。	四八（三十二歲）	筋骨隆盛，肌肉滿壯。
五七（三十五歲）	陽明脈衰，臉色開始憔悴，也開始掉髮。	五八（四十歲）	腎氣漸衰，開始掉髮，牙齒也漸會動搖。
六七（四十二歲）	三陽脈衰於上，面容憔悴，頭髮開始變白。	六八（四十八歲）	陽氣衰竭於上，面容憔悴，鬚髮斑白。
七七（四十九歲）	任脈虛，太衝脈衰少，天癸竭，形體變壞，無生殖能力。	七八（五十六歲）	肝氣衰，筋不能動，天癸竭而精少，腎臟衰。形體壞。
附註：天癸指女人的月經和男子精液。		八八（六十四歲）	髮齒皆掉。

★《黃帝內經》所述人類的生長階段。資料來源：故宮博物院「人命千金－院藏古代醫藥圖書特展」。

不同年齡應該注意什麼疾病

　　從衛生署九十一年度國人主要死亡原因調查統計，我們可以知道不同年齡層各有需要注意的疾病。

　　一、一歲以前，應該注意源於周產期之病態（包括早產等）、先天性畸形、事故傷害。

　　二、一歲至十四歲，首要注意的是事故性傷害，其次是惡性腫瘤與先天性畸形。

　　三、十五至二十四歲，主要死亡原因依然是事故性傷害，其次為惡性腫瘤，第三則為自殺。

　　四、二十五歲至四十四歲，惡性腫瘤成為主要死亡原因，其次則為事故性傷害、自殺，另外慢性肝病及肝硬化、心臟疾病、腦血管疾病、糖尿病的死亡人數也較前增加。

　　五、四十五歲至六十四歲，死亡原因的首位仍是惡性腫瘤，但是腦血管疾病躍升至第二位，其次是事故性傷害、心臟疾病、慢性肝病及肝硬化、糖尿病。

　　六、六十五歲以上，惡性腫瘤、腦血管疾病、心臟病、糖尿病、肺炎、腎炎與腎徵候群及腎變性病，成為死亡原因的前六名。（編輯部）

現代人的年齡與健康情況表

40-50

此時新陳代謝有了明顯的衰退，伴隨而來的是肥胖以及腰圍變粗、屁股變大等後果。在這個時期必須從事運動，否則心肺容量將降低10%，從而有發生心臟疾病的危險。

60-100

此時開始產生諸如大小便失禁、失眠、免疫系統衰退等等問題，一些適應能力如身體的協調性、平衡性、四肢的敏捷性、準確性與反應時間等明顯變差，隨著脊椎壓縮與骨盤退化，身高也將越變越矮！同時腦力也開始遲鈍，罹患阿茲海默症的機率則每五年就增加一倍，90歲以上的老年人有近二分之一有各種痴呆症狀。臉部肌膚失去彈性，兩頰下垂。心理與生理疾病對人體的影響加劇。

參考資料來源：《時代雜誌》，編輯部整理

50-60

此時女性的雌激素急速下降，絕經期到來，並有五分之一的女性會罹患骨質疏鬆症。而男性則會有皮膚鬆弛、骨架萎縮等狀態產生，駝背因而成了新的困擾！

重病與小病的誤解

「勿諱疾忌醫，否則小病變大病」這是一般衛教常識對民眾的忠告，一般大眾習慣將疾病分成小病及大病，這並不十分恰當，小病也許就是的確很輕微的身體短暫異常，但也可能是大病的初期徵兆。因此對任何身體上的不適，仍不可掉以輕心，如果不適的症狀持續出現而未好轉，則應立即就醫。

稍具醫學專業知識的人應知道感冒般的症狀看似小病，但也可能是麻疹或肺炎等病症的初兆；胃漲不適也許是一般胃炎的表徵，但也可能是惡性胃腫瘤的症狀之一；輕微血便也許是痔瘡所引起，但也可能是大腸癌的初期症狀。因此對於任何所謂的小病即應隨時提高警覺，是否立即就醫也可依其症狀是否持續或加重而定，但切莫輕忽這些小異常，因為它可能代表某種重大疾病的初期徵兆。

所謂的重症，是指病情嚴重度足以造成器官衰竭或威脅到生命的安全。健保局對重大疾病的定義，有一定的規範，任何惡性疾病、嚴重器官衰竭或重大外傷等均屬於重大疾病。因此一般民眾對重病的認識應是不難的。不過重大疾病並不一定就立即病入膏肓，只要適時及適當的積極醫療，可能會使重病穩定下來，甚至完全康復。因此重病並不可怕，正確而完善的醫療及給予患者心理上的充分支持，應是我們戰勝重病的利器。

重病與小病不僅是程度有別，痊癒的機率也有差異。然而重病與小病，也許只是一牆之隔，也許是同類病情前後的表徵。一般民眾唯有建立正確的疾病觀念，提高相當的警覺心以及適時的就醫，才可避免小病變成大病或重病，而可常保身心的健康。（黃燦龍）

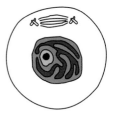

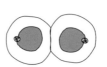
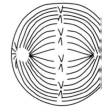

在歷史中布局的傳染病

微生物任何一個突變基因，
只要比正常基因稍微高明，
就為突破人體防線創造契機。

文—王道還

從火星談起

在一片火星熱中，「火星人」雖然不再是主要話題，大家的討論還是圍繞著「火星上有沒有生命？」其實，參酌地球生命史，就知道「生命」不難演化。

話說45.67億年前，太陽誕生，然後，太陽系原始星雲的殘留物質形成行星。不過10萬年，水星、金星、地球、火星的胚胎就成形了；它們有的發育得快，有的慢。太陽誕生後1000萬年，地

球的質量已成長到今日的65%。太陽誕生後3000萬年（45.37億年前），一顆大小相當於火星的天體（直徑約6400公里）撞擊地球，月亮誕生。再過10億年，地球上就出現生物了。

10億年也許聽起來很長。但是原始地球的環境與今日的比較起來，無論地水風火都險惡太多，生命在那種極端條件下，依舊能滋生，可見上天有好生之德。

地球生命史上最重要的一座里程碑，其實是

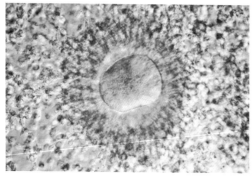
成熟的人類卵子
攝影 Jacques Testart
取自法國醫學醫術攝影集，法國在台協會協助提供。

「共生」（symbosis）。若不是共生，不但複雜的生命形式不會出現，複雜的生活方式也不會。在顯微鏡底下觀察細胞，或阿米巴、草履蟲之類的原生生物，每一個都是個「細菌共和國」。例如葉綠體利用陽光製造醣類，供應細胞所需的化學能，粒線體是細胞內的發電機，原先都是身懷絕技的細菌個體戶。

細菌沒有細胞核，他們從至少十幾億年的共生經驗，終於找到了祕訣，形成先進的穩定系統——有細胞核的眞核細胞。所有多細胞生物，管牠眞菌、植物、動物，都源自眞核細胞。

既然火星上曾經有水、有大氣層，地質化學與地球類似，想來當初演化出細菌之類的生物，並不令人意外。但是，那些原始生物是否有機會演化出先進的共生模式，就是另一個問題了。

疾病的歷史

時至今日，人體已是個「共生」奇觀。要是將人體水分抽乾，剩下的質量，十分之一是細菌。別看那些細菌，我們生不帶來，死不帶去，有些少了還眞不成。例如腸裡的細菌，會幫忙消化食物，生產我們需要的維生素，專家推測牠們遲早會給「併吞」到腸細胞中，正式成爲人體的一份子。

疾病只是這種共生關係的變形。

因爲共生需要默契。陌生生物的邂逅，一拍即合算有緣，要是雙方發生激烈的攻防，就是疾病了。在正常情況下，共生關係是演化出來的。大部分的生物邂逅都以疾病始，假以時日，才可能共生。

我們在野外見到的生物，每一種都自成一共生國，隨時受陌生生物的試探。一般而言，過著固定、固著生活的生物，不易撞上陌生生物，生重病的機會較少，而時不時闖入陌生環境討生活的生物，較容易罹患奇症。

人類是地球上唯一遍布全球的物種，從北極到南極，即使蠻荒絕域都有人跡。不同的人群在不同的生物社區（生態系）中發展出不同的共生關係，是最起碼的適應。

可是，人類會因地制宜，發明不同的生活形態，生活形態又會影響人與其他生物的共生關

超級細菌

為什麼微生物可以越來越厲害？請看《美食與毒菌》（台灣商務印書館出版）的解釋：「正因爲牠們生命型態簡單，有些生命期只有短短二十分鐘，是以牠們更能透過突變的故技，迅速因應周遭環境變化，使牠們佔有相當優勢。抑有進者，細菌可以經由轉換或接合生殖的方式，與不同類屬的細菌交換信息。細菌和細菌挨近時，伸出一根小管，便可交換含藏在複製元（replicon）裡的基因信息；複製元中則有胞漿、噬菌體與病毒（可能造成人體不適的蛋白質分子和DNA），只要環境適當，即使在不同屬的細菌間亦可迅速傳遞抗藥性。如此一般，人類要花上百萬年光陰的複雜機制，在微生物世界裡可能不出數天工夫便可完成。證據是，前不久大不列顛發現的「超級細菌」，不但已對萬古黴（vancomycin）產生抗藥性，甚至學會了以這種抗生素爲口糧，自我壯大。」（編輯部）

係。例如畜養家畜的農民，必然會與家畜身上的共生生物接觸，那些生物要是適應了人體，也能找到利用人體之道。

考古證據顯示，定居的農業生活給人類帶來的，並不是像過去學者想像的牧歌式田園生活，而是前所未見的疾病。例如流感、麻疹病原來自豬，天花病原來自牛，種稻為瘧蚊開闢了新的棲境。人類開始過定居生活之後，集中的人群就成為癘疫演化的沃土。

陌生的病原侵入人體，立即就能適應的情形不多。牠們發展出與宿主共生的關係，也不是一朝一夕的事。每一種動物都有獨特的防衛機制，為了突破豬的防衛而苦練出來的招式，未必應付得了人體。

陌生病原與人體遭遇後，大約不出三種下場：一是完全無法突破人體防線，一是在人體引發兇猛的疾病，一是得其所哉。第一、第二種最多，得其所哉的病原很罕見。但是病原通常是微生物，生命史很短；世代短，就有機會在短期內取勝。

原來微生物的適應法寶之一，是有缺陷的遺傳物質複製機制，使每個世代中都有「奇人異士」──基因組帶有突變基因的個體。任何一個突變基因，只要比正常基因稍微高明些，就為突破創造了契機。本來無法突破防線的個體，只要有機會在人體內複製，就有機會搞「愚公移山」。本來引發兇猛疾病的病原，有可能逐代變性，溫和起來。

例如十五世紀末據說自新大陸傳入歐洲的梅毒，一開始是種極為兇猛的病，人感染了之後，很快就病發死了。這樣的關係，談不上「共生」，根本就是損人不利己。這涉及傳播途徑，性病病

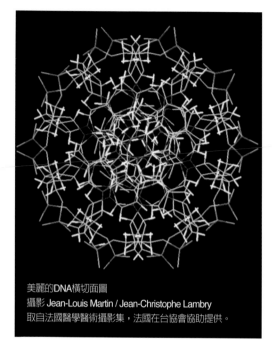

美麗的DNA橫切面圖
攝影 Jean-Louis Martin / Jean-Christophe Lambry
取自法國醫學醫術攝影集，法國在台協會協助提供。

原要是讓宿主活得久一些，更有機會「流芳百世」。大概就是這個緣故，十六世紀初梅毒病原（一種螺旋菌）就轉了性，成了我們現在熟悉的慢性病。

當然，要是傳染途徑比較開放，不那麼私密，病原就不必太費事，例如流感病患以飛沫散布病原，病毒就不必擔心宿主死得太快──只要他在群眾裡咳嗽幾下，就不知有多少人感染。不過，這也與人群的生活空間有關，要是大家四散擺開，過著雞犬相聞的日子，病人咳嗽得再厲害，也是自家的事。這時病毒最好斂起性子，溫和點兒，讓病人帶病延年，才能伺機而動。

癘疫與歷史

難怪人類剛開始過定居的生活時，整個社群的健康水準反而下降。不過，翻開人類的歷史，發展出文明，並將過著「原始」採集生活的族群

驅趕到邊緣地帶的，卻是定居的農業社群。例如我們的列祖列宗，幾千年來都生活在舊大陸上，向來以東夷、西戎、南蠻、北狄看待華夏中原四周的非我族類。他們大概難以想像，華夏民族之所以是「上邦」，得利於在定居初期與陌生病媒磨合共生模式的經驗。

原來使文明民族勝出的利器，不是衣冠聲教，而是身上帶著的病原。從白人「征服」美洲、澳洲、大洋洲的歷史，就可以看出。例如十六世紀初，上百名主要以西班牙無賴組成的軍隊，分別擊敗美洲兩個主要國家（印加、阿茲特克），靠的是他們隨身帶去的天花、流感、與麻疹

病原。最重要的是，在厲疫肆虐之際，美洲原住民親眼見到白人不受侵擾，而祖傳巫術與醫術雙雙失靈，心理防線不免不戰自潰。

任何社會遭遇突如其來的厲疫侵襲時，個人身心受到的折磨、重創，以及集體反應的模式，大概沒有古今中外之別。我們剛經歷過SARS，二十年前美國人面對愛滋病，兩地的反應大同小異，不外驚恐，對資訊有難以厭止的渴求，卻又選擇性地吸收資訊。

但是，厲疫又像是對社會的體檢，既檢驗過去社會政策的成效，也考驗維繫社會祥和表象的意識形態。厲疫對貧富一視同仁，還是有大小眼

對於SARS的預防與認識

2003上半年SARS對台灣造成諸多嚴重的衝擊，照成功大學公共衛生研究所所長陳美霞的說法，其中主因是台灣近年來公共衛生體系被廢了武功。過去台灣每年投入醫療保健的經費大約五千多億，其中只有百分之三用在預防性公衛支出上，換句話說，全國百分之九十七的醫療保健支出是留待生病的時候才用。由於公共衛生所代表的預防系統失去了作用，因此一旦傳染病（尤其是像SARS這種新出現的）來襲，台灣不免受傷慘重。而連帶的，台灣對SARS再度來襲情況下的準備如何，也就出現問號。（陳美霞對公衛政策的見解，請參閱本書第46頁。）

SARS是一種冠狀病毒，就是在顯微鏡下形態結構似皇冠的輪廓，會感染呼吸系統的一種動物病毒。而SARS這種冠狀病毒之所以難纏，是因為牠是人類正常冠狀病毒，可能加上禽流感等病毒的變異，而形成一種特別的基因組合，因而到目前還沒有疫苗可用。也因此，SARS的正式名稱是「嚴重急性呼吸道症候群」，目前只能稱為一種「症候群」。

一般而言，病毒致病的途徑主要有三種：一為病毒或其蛋白質對細胞具有毒性，可在侵入宿主細胞之後直接將它殺死；二為干擾宿主的免疫反應，使免疫系統無法去除對自身正常功能有害的組織；三為改變宿主細胞的功能，使其無法正常的合成人體所需之物質或執行其原本之功能。而SARS則兼具了一、二兩種致病途徑，不僅可以直接殺死細胞，更可以引起強烈的免疫反應，使宿主細胞因為產生出過量的毒素，而將自身的其他細胞與病毒一起殺死。

不過，像東吳大學微生物學系教授曾惠中就表示：首先，既然SARS是病毒，既然牠是微生物，就會受制於自然律。此外，再加上已經知道牠是呼吸系統的傳染病毒，所以可以針對呼吸系統加以預防。「事實上，今天台灣還有許多遠比SARS死亡更多的傳染病。以肺結核為例，每年就要死一千五百人。何況，許多結核病人還是到處亂跑，就在我們身邊活動。」曾惠中說。（曾教授的看法，詳見Net and Books《移動在瘟疫蔓延時》。）（墨壘）

之分？統治階層是病痛在抱呢，還是只要求下層民眾享受犧牲？歐洲黑死病流行期間，流傳著猶太人在井中下毒的謠言，有些地方的民眾會深信不疑，採取極端行動，有些地方就不會，反映的是民情，而不是疫情。SARS流行期間，台商、港人都受到「特殊待遇」，難道只是因為廣東首先傳出SARS疫情，而香港又爆發了大規模疫情？

突如其來的厲疫，還改變了我們對於歷史的想像。過去的學者研究歐洲十四世紀起開始反覆流行的黑死病，多假定當時的歐洲社會由於無法掙脫馬爾薩斯人口陷阱，人口過多，生產不足，早已為黑死病這類厲疫鋪下了紅地毯。

人文資本

1348年4月，黑死病侵入義大利翡冷翠，城裡人口劇降二分之一，當年過世的維拉尼（Giovanni Villani）在他的翡冷翠史中提出了「天問」：這厲疫是天災（如機運、天象引起），還是人禍，源自翡冷翠居民的「貪婪，任貧民背負沈重的高利貸」？學者的答案是人禍。

但是，1980年代初，愛滋病突然光臨美國，學者一時看不出什麼道理，不免覺悟：當年黑死病也有可能是這樣降臨人間的。於是他們改變了看法，至少美國的中世紀專家賀立海（David Herlihy）是這樣。1985年賀立海在美國緬因大學發表三個演講，重新分析了十四世紀的黑死病在西方文化史上的地位。

這時，賀立海不再認為黑死病爆發前夕的歐洲，已陷入非以馬爾薩斯所說的積極箝制（positive checks）解決人口問題的境地。所謂積極箝制，就是飢饉、厲疫、戰爭之類的力量。他認為，在1348年之前半世紀到一世紀，歐洲人口就已達巔峰，此後一直沒有增加。這個結語的意義有二：一、馬爾薩斯人口增長律並不是客觀的歷史定律，人類有辦法應付人口問題；二、社會雖然能應付人口問題，卻有發展問題。當時的政經、文化、社會制度都不再有改善現狀的機會。也就是說，它們全都處於平衡停滯的狀態，除非受到外力衝擊。

天外飛來的黑死病，就是打破僵局的外力。歐洲在很短時間內，人口就損失了三分之一到四分之一，釋出了大量資源與機會。長程而言，卻是歐洲重新啟動的契機。

政治方面，統治階層無法保境安民，甚至自身難保；精神方面，主流宗教無法消災解厄，促成新興宗教運動；學術方面，老成凋謝，新手上路，一方面得依賴方言，另一方面又促成恢復古典的運動；經濟方面，人手缺乏，轉而利用機器；科學方面，醫生對黑死病束手，使人懷疑古代權威。

此外，由於厲疫流行，傳統的國際學術中心逐漸沒落，地方性的學術機構突然增加，例如英國劍橋大學新增了四所學院，牛津大學新增了兩所，全是黑死病爆發以後成立的。大學學程也受到衝擊，例如1350年成立的翡冷翠大學，不以邏輯，而以修辭學、希臘古典為人文學的核心。

這麼一來，所有導致文藝復興、宗教改革、甚至民族國家的種子，全都是1348年以後埋下的——出自歐洲社會對於黑死病的反應。

因此，厲疫不但體檢了受到衝擊的社會，還釋放了社會在歷史中累積的人文資本。我們不禁想問，要是美洲原住民當年只受到厲疫的考驗，而沒有白人的干預，是否也有同樣的人文資本可以在歷史中布局呢？ **本文作者為生物人類學者** ■

心理與身體的無窮對話

過去，精神科被認為管頭蓋骨以上的部分，神經科學管頭蓋骨以下的部分。
近數十年來，生物精神醫學的發展，已經將原本大眾認為「心理的」現象，
轉移成越來越「身體的」的影響。

文一陳嘉新

這幾年一個有趣的觀察是：以前罵人是「神經病」的，現在開始越來越多改口說是「精神病」了。從某個角度來說這有一種「正名」的效果，因為傳統上俗稱的「神經病」，其實多半是精神狀態不正常的「精神疾病」，幾年前臺大醫院神經科的宣傳海報上也鄭重其事地宣布：「我們不看神經病，我們看神經疾病。」正所謂「一字之差，謬之千里」；然而精神科的海報則小心翼翼地避免「神經病」這種具有負面意味的字眼，只是中規中矩地介紹自己所負責「精神疾病」的業務範圍。當然，就現行的醫學正統看來，「神經病」毋寧是一個容易操作卻不容易界定的通俗用語，而且因為長久以來被賦予的貶抑涵義，如今也已

儘量不在臨床語言中使用，而盡量以「精神疾病」（當中又約略區分成缺乏現實感的「精神病」與現實感仍存的「精神官能症」）稱之。不過這個「精神」與「神經」的語言之爭，倒是讓我聯想起過去的一些經歷。

從前接受精神科住院醫師訓練時，有三個月要到神經科接受基本神經學的訓練，參加神經科疾病討論會也是其中一項重要的活動。這類型會議慣常的進行方式是請年輕的住院醫師報告病人的病史，之後再請老師或資深的住院醫師進行病人的實際檢查，最後像是推理小說一樣，大家努

力地推敲可能的病灶所在。現在對於當時進行的細節早已忘記，不過偶而當病史與檢查不相符合的時候，我會忽然被叫起來發言：「陳醫師，這像不像精神科的轉化症啊？」

後來更深入了解到神經精神科的發展沿革，就更能理解這個詢問的歷史性格。當我閱讀法國神經病理學家夏考（Jean-Martin Charcot）在一百多年前的演講稿時，忽然發現這就像是當年參加過的病情討論會：一樣的過程進行，一樣的神經學檢查（當然，現在多了很多實驗室的結果），甚至是一樣的質疑：與現有神經學知識不相符合的，是否就是精神科的病？

相對於「科學性格」明顯的神經科學，精神醫學仍不免帶有許多曖昧的色彩。一般民眾，甚至包括醫學從業人員，都方便地將精神醫學當作是「心理的」醫學，而神經醫學則是「身體的」醫學。如果說後者是具有規律的、證據導向的學科，前者就毋寧是抽象的、理論導向的知識。就像我當年的神經學教授打的比方：「神經科管頭蓋骨以下的部分，精神科管頭蓋骨以上的部分。」當我們對於頭蓋骨以下的解釋不足以解釋現象時，很自然地就將這些現象當成是頭蓋骨以上的病徵。那兒的「心理」領域像是廣闊無邊的灰色地帶，甚麼都可能發生。

當然，當我正式接受精神科訓練以來，就明顯地感受到這種區分的謬誤。近數十年來，生物精神醫學的發展，已經將原本大眾認為是「心理的」現象，轉移成越來越「身體的」影響。就連原本自成一格的精神分析，如今在生物精神醫學的角度下，也開始出現許多神經科學式的解釋嘗試。當然，佛洛依德並不是狹隘的純粹心理論者，從他早年的「科學心理學大綱」對於精神作

用的神經學解釋方式，到晚年預言化學藥物將改變人類精神的想法，在在都顯示目前被認為相當「心理化」的精神分析，其實也不必那麼地排斥生理式解釋。所以當下的精神科住院醫師訓練中，精神藥物學與精神動力學往往是等量齊觀的；事實上，生物精神醫學的訓練，包括神經解剖學、神經生理學、行為神經學、神經生物化學等等，已經越來越成為臨床訓練的重點。

與這樣的訓練狀態相對應的，是實際個案的需要。例如說曾經流行於十九世紀末巴黎的歇斯底里症，如今雖已被正式的精神診斷系統刪除了這個診斷。然而在臨床病人身上卻仍不時可以看見無法解釋的神經或身體症狀，也許是莫名其妙的失聲、麻痺、癱瘓，或者是許多不斷騷擾生活的非特定症狀（像虛弱感、疼痛、腸胃不適等

為甚麼不看精神科？

最近我常常會聽到別人說：「當精神科醫師好，有前途，現在精神疾病越來越多了。」，那時我就會想到：七、八年前我選擇精神科當作職業時，聽到的可不是這種話，當時對於精神病人的聯想還停留在封閉的療養院。雖然現在精神疾病已經越來越受到媒體寵愛，成為報導的對象；不過事實上，對於精神科在台灣依然是一種處於「他者」（the Other）的狀態。一般民眾對於精神醫學的重視，還停留在「神秘崇拜──失望憤怒」的兩極分布中。當大家口裡說「現在越來越多精神疾病或心理困擾應該去看醫生」的時候，大部分時候這些人並沒有把自己算進去這些族群裡。他們也許訴諸求神問卜，也許自力救濟，更多的則是在家待著，甚麼也不做。

這固然是一個精神科在精神疾病（不管是較嚴重的精神分裂症或是較輕的適應障礙）仍然被神秘

等）。這些被假定為心理因素導致症狀發生的病人們往往會在一連串的檢查後，轉介到精神科門診來。對於這些被現代精神醫學語彙標定為「身體化症」、「轉化症」、「身心症」的病人們，精神科醫師會逐漸將臨床焦點引導到他們的心理而非生理狀態，而逐一解決這種心理衝突由身體症狀釋放的現象。在笛卡兒的「心物二元論」架構底下，歇斯底里症狀就像是一種不名譽的偷渡，精神科醫師的工作就是讓身心各得其所：心理歸諸心理，身體歸諸身體。然而如何確知這個病人的確在身體的神經系統上沒有問題？這就有賴於精神科醫師具有全面的身體知識，排除可能的身體因素，所以我當年的受訓機構就將神經醫學視為必備的知識來源之一。

然而生物精神醫學訓練裡的蓬勃知識更導向了另一個顛覆性的哲學命題：心理是否可能被徹底地「生物化」？換句話說，我們的精神狀態或心理衝突，是否有可能在身體知識的操作下加以改變？這並不是危言聳聽，也不是赫胥黎「美麗新世界」的精神醫學版，而是實際上發生在當下生活的具體事件。

例如說現在當紅的憂鬱症，診斷依據中除了較為不特定的生物狀態改變（如食慾與睡眠變化、動作反應變差）外，其他多是心理或精神狀態的描述：情緒低落或煩躁、缺乏興趣、負面思考、自殺意念等等。當年佛洛依德說明憂鬱的可能起因，認為是「喪失所愛的對象」導致，這也是很心理學的解釋；如今生物精神醫學告訴我們這是神經系統中，正腎上腺素與血清張力素調節失常的結果，也許需要神奇的「百憂解」或者是化的社會裡必然的窘境。常見的情況是：當家中成員出現精神疾病的時候，家人往往借用原有的宗教信仰、道德價值、文化脈絡來評斷這個生病成員的行為與表現，等到真正「意識」到這個生病成員必須就診精神科的時候，這個病人多年來可能早已經被賦予「懶惰」、「想太多」、「行為不檢點」、「中邪」、「煞到陰的」等等評語，這種求診障礙，不僅僅出自於擔心他人鄙夷眼光的顧慮，往往是家人與病人自我污名化的結果。

然而，同時也有許多制度性因素夾雜其中。現在的健保給付標準並不適合原本精神科慢工出細活式的看診要求，於是乎綜合醫院精神科的從業人員為了業績需求不得不演化出裝配線式的看診方法。由於不具備充足的營利效率，精神科醫師也常常成為醫院的「雞肋」──食之無味，棄之則無法應付醫院評鑑。扭曲過後的看診文化當然無法滿足心理病患的實際需求。

另外一個因素是東方文化對於身體與心靈的基本假設不同。人類學家克萊門（Arthur Kleinman）曾經發表一系列的文章，說明中國人對於心理問題的身體化傾向，事實上他這樣的研究架構畢竟是東方主義式的身心區分，出乎於西方人對於東方文化的想像。在中醫裡，「癲狂」與「情志」疾病都是在身體的宇宙觀中架設的概念；如果說心理治療是一種「懺悔」這種宗教傳統的產物，那麼東方文明裡並沒有完美對應的部分，相近的反而是修身齊家的傳統。在這種文化影響下，或許相近的日本文化所產生的「森田療法」（morita therapy）所講求的休息、勞動、日記式自省，比較接近東方人對於精神或心理問題的對待方式。

然而，面對台灣目前全球化與國際化的景況，精神醫療也同樣面臨同樣的社會變遷。目前大都會區如台北已經興盛起心理治療的風氣，然而這種精神醫療熱潮到底反映的到底在本質上相近於西方的心理求助模式，還是只有形式上的模仿效應，還有待觀察。
（陳嘉新）

其他層出不窮的抗憂鬱藥物才能恢復正常的神經運作。在這邊出現了一個知識上的龐大隔閡，就像某位精神科醫師在百憂解上市以後的感言：他提到在病情討論會上，眾多醫師對於一個病人的憂鬱狀態作出多種理論的揣測，有人說他是年幼時喪失雙親所致，有人說是客體關係不穩定所採取的反應，也有人說是自戀心受到挫敗的緣故，眾說紛紜，莫衷一是，但當有人問到了該如何治療時，大家倒是異口同聲：「給他吃百憂解。」

這樣的知識隔閡反映在民眾就診精神科的經驗裡，往往成為求診者的失落感。由於生物精神醫學迄今尚不能完全提供所有精神狀態的生物學解釋，民眾求診的目的也不僅止於得知自己的病因，供需失調的結果往往是醫病雙方的集體挫敗。這種供需失調一部份來自於彼此錯誤的期待（病人希望得到「心理的」神奇治療；醫師卻提供「生物的」強效藥物）；另一方面，這樣的挫敗也反映出目前心理與身體仍無法完全整合的困境，而這種困境（或者往好處想，是突破的基礎）則具體地體現在精神科醫師的偏好取向中，人類學家盧曼（T.M. Luhrmann）的「兩種心靈」（Of Two Minds）很清楚地說明了這種現象。

所幸在臨床工作中，我不必時常被要求對身體與心理作出非此則彼的決定，大部分時候是折衷式（eclectically）地挑選詮釋病情的方法，然而身與心的相對關係依然有待解決。這點我還沒忘掉，但也還沒有解答。∎

本文作者為桃園居善醫院精神科主治醫師

現代人的常見病症——躁鬱、憂鬱、強迫

精神疾病命名分類學一直是精神醫學重要的立足基礎。目前常用的參考依據主要是美國精神醫學會的《精神疾病診斷與統計手冊》（Diagnostic and Statistical Manual of Mental Disorders，目前為第四版，簡稱DSM-IV）以及世界衛生組織的《國際疾病分類法》（International Classification of Diseases，目前為第十版，簡稱ICD-10），然而這些分類準則並不表示就能完全涵蓋精神疾病的本質。

習慣上精神醫學將精神疾病區分成「精神病」（psychoses）與「精神官能症」（neuroses）兩個主要類別。兩者的區別在於現實感的有無，也就是病人是否仍能掌握現實狀態的判斷基準與反應模式。在這樣的區分方法中，所謂的「躁鬱症」其實歸屬於前者，特徵在於活力充沛、意念飛躍、能量提升的「躁症」與思想悲觀、精力減退、情緒愁苦的「鬱症」交替出現的現象，這和目前許多文學作品常用的「心情有點躁鬱」其實意義相去頗大。更多時候，「躁鬱」這樣的文學術語或者一般詞彙指涉的是一種煩躁不安卻又憂慮哀愁的心情，這比較接近純粹由鬱症構成的「憂鬱症」與以緊張、憂慮、擔心的精神或身體症狀為主的「焦慮症」混合而成的情形，通常「憂鬱症」與「焦慮症」歸屬到精神官能症的領域，但是有時當憂鬱症出現所謂幻覺、妄想的精神症狀時，也可歸為精神病的範疇。

另外一個常見的詞彙「強迫症」則約略歸屬於焦慮症的範圍，但是其性質仍有爭議。一般說來，強迫症表示的是一種重複出現的意念、影像、衝動或行為，且會造成個人困擾與痛苦，急欲除之而後快的狀況。這種情況可以合併出現於其他精神疾病狀態中，即精神醫學中所謂「共病現象」（comorbidity）。

必須要說明的是，這種分類基準有其理論根源，然而這些理論背景許多仍在不斷地被測試與質疑中。這也就是佛洛依德著名的強迫症個案「狼人」，曾經被現代精神醫學之父克雷培林（Emil Kraepelin）診斷為躁鬱症，又被其他學者回溯性診斷為許多名詞（包括「邊緣性精神分裂症」等等）的緣故。（陳嘉新）

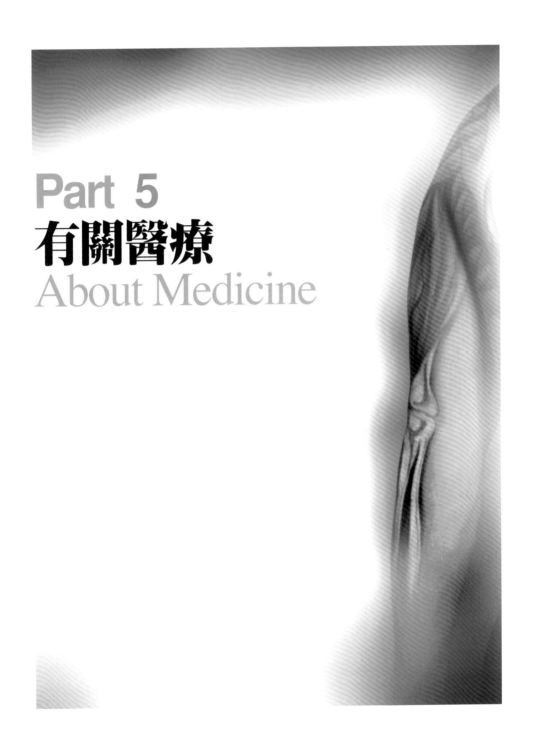

Part 5
有關醫療
About Medicine

聰明求醫術

求診病人大排長龍，要讓醫生正確診治不妨自己先做功課，用張小紙片寫下症狀與發生時間。

文—魏崢

台灣許多大型的醫療院所，締造其他先進各國難見的經濟『奇蹟』，這是拜大量病患所引發的商機，各式美食街、書城、花果店甚至超商紛紛進駐醫院，可說是台灣特殊看病文化下衍生的奇異景象。

當然由病患的角度而言，是給予了不少方便，但卻背離了到醫院的初衷，是在最佳的環境下，接受較好的醫學治療。姑且不論環境的安寧及髒亂與否，大量的人潮進出醫院，便成為傳染源的攜帶者，有些是帶進醫院的，有的則是帶離醫院的。

健保影響醫療品質

為什麼會如此呢？我們可以由2003年七月份《遠見雜誌》調查結果看出端倪：超過33％民眾認為「就醫方便」最重要，而低於1％在乎「看診仔細」，這結果是很令人訝異的，可見醫療品質的好壞對大眾而言並不是最重要的問題；這現象直接

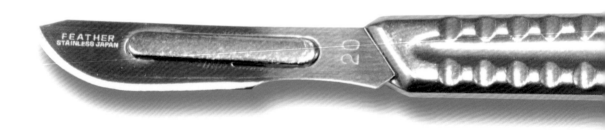

影響到醫院經營者的態度。同樣的問題也反應在健保給付的問題上，由於門診給付偏高，各大醫院便廣收門診病患，各項檢查，尤其貴重的檢查項目浮濫開立，門診耗費大部份醫療資源後，住院部份相對減少，間接地重症病人則無法得到好的醫療照顧。

不僅是醫院經營政策，連醫師也受到健保給付的影響，醫師不再以濟世爲己任。因爲急重症醫師多須經長時間的訓練，以成熟的心臟外科醫師而言，除七年的醫學院、加上五年的住院醫師訓練外，擔任主治醫師後亦須五年的歷練，才能獨立作業，也就是說要經過十七個年頭的學習，才能成爲手術台上穩健的操刀手，但給付卻不如看小病的醫師，如果健保給付不均的問題長期存在，優秀外科人材的斷層是可預見的。

在以利益爲導向的前提下，中大型病院原應處理急重症病患，由於大眾眩於名氣大的醫院心態下，再加上健保施行後，自付額降低，民眾喜歡逛醫院，大型院所便擠滿了各式小病小痛的患者，醫師的時間被原該由各診所先治療的病人佔據，便不可能有足夠精力照顧重症病患，許多名氣大的醫師一個診次，看一、二百個病人是極稀鬆平常的。所以有些學者便有「醫生的功能變成開藥」之譏，在管理階層重績效及健保給付惡性

鼓勵下，不可能冀望每個醫師都仔細問診，所以病患在求診前，最好先做功課，將自己的症狀簡明、條列式地寫下來，包括症狀發生的時間、部位、頻率等，甚至包括有關這個疾病從前的就診記錄，各項檢查報告的影本，如果曾經住院，則附上出院的病歷摘要，並告知醫師自己的罹病史，在如此惡質的醫療環境下，病人只有自助，這些先前的準備不僅可以省去病人及醫師雙方的時間，同時可以幫助醫師做較正確的診治。

西醫講究實證證據

近年來各醫院積極開發健康檢查的市場，各種不同程度、不同價格的健檢項目琳琅滿目，國人有定期做健康檢查是非常好的觀念，但卻不可將健檢的結果，假設一切都正常的結果，當成任何疾病都不再近身的擋箭牌。臨床就曾遇過類似的狀況，病人有胸痛的現象，但健康檢查中的心電圖項目檢查結果卻正常，病人也未將胸痛的症狀告知健檢的醫師，於是便自恃自己的身體沒有問題，而忽略了胸痛可能是心肌梗塞的警訊，而導致病況持續惡化。因爲一般的健檢往往都是做最粗淺的檢查，就心臟科部份來講，大多只做心電圖，不會進一步做履帶式心電圖（即運動式心電圖），所以運動時才會產生心肌缺氧現象的患

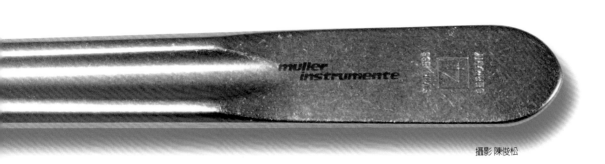

攝影 陳俊松

者，就會因未深入做檢查而大意。

西醫是實證醫學，講求證據，像透過心電圖檢查即可清楚瞭解心肌的電生理傳導是否正常，藉由血液檢查對血漿、血清及電解質的分析結果，可以正確知道身體的狀況。西方醫學就是用精密可靠方法，求得一有系統有組織，且可以驗證的醫學學科。以解剖、生理學而言，西醫及中醫就有極大不同的認知。記得數年前曾應邀參訪義大利米蘭的巴維亞大學 (University of Pavia)，這是一所擁有上千年歷史的醫學院，令人印象深刻的在進入其解剖教室時，看到一個泡在藥水裡上千年的頭顱，那是千年前該校的解剖學教授，他死後將身體捐贈出來，做為臨床解剖教學之用，並叮囑要將其頭顱留下，他的頭顱就在那見證千年來醫學的發展。中醫則不同，不知道是否與中國人不喜歡見血有關，所以更不用提大體解剖，但《史記》裡記載的中國名醫扁鵲，即曾遇見一仙人贈藥，喝了卅天後，「視見垣一方人。以此視病，盡見五臟癥結。」《史記》裡述說的神醫扁鵲是具有神眼，可穿牆見人，甚至看到人的五臟六腑，替人治病，中醫雖具神秘性，但也同樣都說明生理解剖在醫學上的重要性。解剖學是醫學中的一門基礎學科，並對醫學發展有重要的幫助，外科學科能有今天的發展成就其功不可沒，也因為它讓西方醫學長期以來成為醫學治療的主流。

中國的西醫雖然起步較西方世界落後許多，但目前以台灣而言，整體的醫療技術卻不遜於歐美各國。根據2000年英國《經濟學人》(Economist) 信息部，對全世界主要國家做世界健康評比，台灣名列第二就可看出。不過很諷刺的2003年SARS風暴震跨這看似出色的醫療水準，一下子大眾視各大醫療院所如蛇鼠毒窟，不敢接近。於是乎發現，逛醫院的人減少了，許多因小病小痛而做一堆昂貴檢查的人也自然減少了，會來拿藥的患者都是絕對必要的，但這是因時勢讓問題浮出抬面，卻不知大家是不是真能意識到問題的真相。

健康食品並不確保健康

大眾要的是什麼樣的醫療品質？民眾因看病不需花太多錢，沒事便到醫院看病要求醫師開藥，有些患者甚至視多開藥的醫師是好醫師；醫院的管理經營者則口口聲聲言利，原廠的藥價較貴，因價格取勝，幾乎多改為台灣GMP(優良製藥廠)生產的台製藥，GMP藥廠的認定由主管機關把持，台灣幾乎所有廠商都是GMP藥廠，這些藥廠只是拷貝原廠的藥方製造，不會投注人力、財力在該藥品的研發上，成本自然低，但藥的品管則是個問號。曾有病患反應，相同的藥物原廠藥品吃一顆即有效果，台廠的藥須吃二顆才見效果。西藥是種純化藥物，講求真正的成份，即單一成份藥品，不若中藥為複方成份，藥物多少有其副作用，所以民眾沒病吃藥強身的觀念是很要不得的。

除了吃藥，坊間還有一種健康食品的食療風，而且往往都是高知識份子、高收入者對此趨之若鶩。只要任何食品冠上抗氧化、增強免疫力、最好能長生不老，絕對成為市場的新寵。實際上，許多只具理論性，以抗氧化而言，某些物質是有保護細胞壞死作用，但變成食品吃到肚子裡則是另一回事。更甚者，有些人平日大魚大肉，食不節制，以為再配合健康食品就可以均衡飲食，充其量只是掩耳盜鈴的心態。人不應該破壞大地的自然性，即便各項科學、基因的進步改

造，讓人的壽命可以延長到無法想像的極限(有些未來學學者甚至認為人類壽命可活到一百八十歲)。但超高齡的世界將會引發許多社會問題。以目前而言，超過一百歲以上的人健康狀況都不佳，所以老化的社會只會加重後代子孫的負擔，未來大部份的資源都將挹注在照護老人的醫療、福利上，老人問題便成為生物醫學科學進步下，尾大不掉、拖礙社會進步的大怪物。

人應該回到最原始的點去思考健康與健康的身體。要有一個健康身體應是均衡的飲食，也就是量的節制，適度的運動、休息、放寬心情，自然會慢慢接近健康的身體，而壽命長短並不是最重要的，因為延長的如果不是健康的生命，其實是沒有意義的。問題的道理非常簡單，人人都知道，就如孟子說的「由仁義行，而非行仁義」，回到健康的身體，力行健康的生活，而不是去吃任何「健康」的食品。■

到西醫院求診須知

一、 看專科醫生之前，

二、 和醫生講述病情時應該直接切入重點。

三、 不必過度相信醫生。

四、 治療時應該考慮全身的狀況而不是只考慮單一疾病。

五、 病人必須有個認知：

六、 雖然不必過度相信醫生，

七、 沒事不要常到醫院看病或探病。

聰明求醫術 91

中醫對病理的思路

中醫認為氣、血是根本，也就是「正」，只要「正」強，就不怕外邪。

文—王唯工

攝影—陳俊松

本文要破題就很難，所有的名詞都很難說個明白。請問，中醫是什麼？病理是什麼？思路又是什麼？先談病理吧！要談病理，就得先定義什麼是「病」，病痛也許是對「病」更好一點的敘述。所有的「病」都會造成痛苦，但是不痛就沒病了嗎？老花眼是不是病？聽不見是不是病？更稀奇的還有生不出孩子，要吃威而剛的，這算不算病？

由此看來其實病是很難定義的，不如先定義健康吧！再把「健康的失去」當成是「病」的定義。

中醫的健康是致中和

由健康的定義入手，中醫是什麼？也就比較容易說明白了。

其實中西醫最大的區別就在對健康的定義上，西醫對健康的定義，非常詳細、繁雜、明確、易懂。「與一般人一樣的生理、生化、解剖等狀態就是健康」，大家都長170公分，所以，170公分±30公分就是健康，當然如果太低於140公分，或遠高於200公分是就是矮小症或巨人症了。

只要與一般人不一樣的生理、生化、解剖等狀態，並因而導致不舒服、不方便，就可視為病了。

拿我們最常聽到的血壓來談吧。正常人的血壓都在60mmHg到140mmHg之間，如果過高，可能引起血管破裂、腎臟衰竭，所以高血壓是病。而低血壓呢？可能引起沒有體力，沒有精神，所以也是病。總之，出了標準值的幾乎都有病。

近年來由研究而推論膽固醇、三酸甘油過高就容易高血壓，所以膽固醇過高、三酸甘油過高也是不健康。而膽固醇更發現有高密度、低密度

……，就把病理向前推演到預防醫學的境界。

不只是血壓、血糖、維生素、營養素……，更不用說鉀鈉離子，血液中的大小成分都有正常值，甚至心臟的大小、肝臟的形狀、肺臟的顏色，都有正常值來給你做比較，一切明確易懂，雖然是麻煩了點。

由此看來，要樣樣健康還真不容易呢！所以總有許多人，渾身不舒服，血液、MRI、PET、CT2都查了，就是找不到異常之處。

而中醫呢？中醫對健康的定義只有一個，那就是「致中和」，由字面來看，「致中和」就是一切都在和諧、中庸的狀態，其實這個定義與西醫的一切都在標準值之內不是一樣的嗎？如果把中醫的「致中和」用中醫《黃帝內經》上的描述來說明，那就該是全身血液循環都處在良好和諧的狀態下，而沒有缺血或缺氧的組織。

由此就可看出中醫、西醫的分水嶺了，中醫認為氣、血是一切的根本，也就是「正」，而其他內因、外因可引起病的是「邪」。只要「正」強，就不怕「邪」，所以說「物必自腐而後蟲生」，這句話常被用來譏笑中醫不懂細菌及病毒。就拿SARS來說吧，知道是病毒了又如何？大家還不是努力增加抵抗力或免疫力，這就是扶正。其實中醫也不是不懂細菌及病毒，只是中醫在病理的思維上，總是以扶正為綱，《傷寒論》，討論的就是病毒引起的疾病，而溫病就是瘟疫，是細菌引起

中醫求診須知

發煩晶口述　徐淑卿整理

一、中醫不像西醫有明確的分科制度，而面上的中醫大概分成內科（包含婦科與小兒科）與骨傷科。因此病人必須搞明白自己的需求，再來選擇科別。一般而言，如果是眼睛本身的問題，也就是說和神經、血液無關，選西醫的處置方式會比較快；但如果談到正是「只是功能不好」，選擇中醫往往是最能切中實以效率的地方。

二、傳染病與疾病在急性期時，西醫稱住院、護理與防塞措施，可以做得比較完善。但是我們認為痊癒之後，不妨參考中醫的調養方法。

三、如何辨別一位好的中醫生？除了參考他診所牆上掛的執照，報紙的文章、公眾與同儕的評價之外，還可以觀察他看診的時候是否有連續，甚至不等病人講完就開處方。其次，對於患者的相關問題，是否太過鬆開，甚至不予回答。患者的疾病關係到他自己的健康甚至一個家庭的幸福，患者必須瞭解自己的病情，而醫生也有義務解說他所知道的問題，甚至可以和病人說明不同階段的療法，醫生應該有自信，不怕病人提問。另外，中醫除了要嫻熟古代醫書與經外，對於現代醫學的生理、病理與生化變化的知識也要具備，這樣更能夠以患者瞭解的方式解說病情。

四、如果求診吃藥後，覺得沒有效果甚至更不舒服，應該對醫生誠實以告，讓醫生檢討自己的處方、藥量是否有問題。有些病人看西醫時會說明自己哪裡不舒服，但看中醫時卻只是把手伸出來讓醫生把脈，似乎要醫生猜到他生什麼病，才確定這個醫生的醫術可以信任，這其實是沒有意義的，即便正好猜對也不代表什麼，還不如坦誠相對。來看中醫的大部分是慢性病人，很少吃一兩星期的藥就看得出效果，若能據實以告，對解決問題更有幫助。

五、在看中醫之前，如果照過X光或做過一些檢驗，可以隨身攜帶以提供醫師參考，這樣可以讓醫生更快瞭解你的病情。（本文作者為台北慢性病防治院中醫科主治醫師）

的病。中藥也有殺菌、殺蟲的藥，也就是去邪的藥方，只是中醫以扶正爲綱，去邪爲輔。

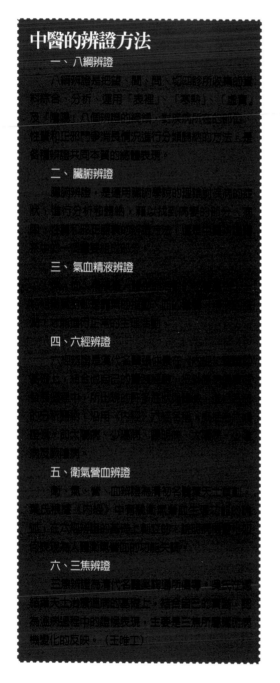

中醫的辨證方法

一、八綱辨證

八綱辨證是把望、聞、問、切四診所收集的資料綜合、分析，運用「表裡」、「寒熱」、「虛實」及「陰陽」八個綱領的測度，對疾病的本質作概括性和正邪間爭消長情況進行分類歸納的方法，是各種辨證共同本質的總體表現。

二、臟腑辨證

臟腑辨證，是運用臟腑學說的理論對病的症候，進行分析和歸納，藉以找到引發疾病的部位……

三、氣血精液辨證

四、六經辨證

五、衛氣營血辨證

衛、氣、營、血辨證為清初吳鞠通、葉天士……

六、三焦辨證

三焦辨證為清代名醫吳鞠通所倡導……（王唯工）

中醫診斷講辨證論治

《傷寒論》告訴你如何幫助身體調配氣血以與病毒作戰，溫病條例也是一樣。如何瀉下，或吐法，以去除外邪。一切要回歸流暢的血液循環。西醫指標三千，中醫只取其一。但是如何知道哪裡有循環的阻礙呢？這才是眞正的難題。如何測量？也就是如何診斷？中醫學問的重點就在這個診斷上。

由各種古籍及現代醫家的分析可知，辨證論治就是中醫的診斷，也是中醫基礎理論臨床醫學中最重要的，是中醫的精華，也是中醫的中心。歷代醫家都是根據正確的辨證論治來確定治療法則，選擇方劑及加減配伍，並因人、時、地之不同而隨症加減之，這與目前最流行的個人化醫學（Personalized Medicine）的精神正是不謀而合，認識了傳統中醫的辨證方法，也就可以瞭解中醫所運用的測量與診斷方法。

各種辨證方法，總歸一句話，就是用各種不同的判斷法則，來找出血液循環發生故障之處；這個故障之處，可能在表或在裡，是少了血，還是多了血？在哪一個器官？在哪一條經絡？進而由此開出處方。而這六種辨證，歸根究底還是以《內經》爲本，以望、聞、問、切四診爲手段。

中醫對病理的思路，似乎已有了輪廓。心肺是主帥（氣），肝腎爲清潔（血），而脾胃爲運化及抵抗力（營、衛）。而六經辨證，係由《傷寒論》中，「風寒初起，太陽經受之，繼而進入膽三焦及腎脾，而傷及腎及肝」的過程，做了階段性的描述。

中醫對病理的思路，由古籍來看，是以《內經》爲基礎生理學，而傷寒論（病毒）、溫病（細菌）爲病理學。其基本仍架構在血液循環理論之

上。最重視的是診斷，找到了循環上的缺陷點。不論由內因、外因而來的病，都以導正循環爲手段。因人體本有衛氣，只要氣血順暢，則營爲糧草、衛爲軍火，也就充足。就能內安臟腑、外禦強敵，而回到「致中和」的健康境界。　　■

本文作者爲中研院物理所研究員

明代龔廷賢 病家十要

一、擇明醫　　六、息妄想
二、肯服藥　　七、節飲食
三、宜早治　　八、愼起居
四、絕空房　　九、莫信邪
五、戒惱怒　　十、勿惜費

中醫的新發展

中醫之發展，簡單的可區分爲三個方向：

一、以臨床試驗（clinical trial）直接證明中醫的驗方。這些驗方包含藥方、針灸方，以及氣功等物理治療方，這種方法是學臨床醫學的人比較喜歡用的方式。這個方向，從事研究的人不需瞭解任何中醫理論或實務，也不必相信中醫是否有效，只要拿到一個處方，就可按照目前醫學的臨床實驗作業程序，做一個昂貴的大規模實驗，以證明此處方之有效性及適應性。是目前大部分的研究者所建議使用之方法。

二、中西醫結合醫學：這個方法與第一個方法有相似；其所不同者，從事研究的人必須同時瞭解目前流行的西方醫學，以及傳統的中國醫學，希望由流行醫學的理論去瞭解中國傳統醫學的內涵，並解釋其有效之原因。從事這種工作的人大多爲學習流行西方醫學之學者，但對傳統中國醫學有期待，認爲中國醫學是有療效的，只是不知道什麼原因而產生療效。

三、以科學的量測工具，證明中醫的生理學：這個方法以基礎研究的人爲主，困難度很高，必須同時對量測工具、生理學、中西醫學都有了解，才能稍有成果，目前流行的工具有：

（一）紅外線：以紅外線可以反應體溫的原理，希望因紅外線的影像，得到身體體溫的分布。又根據生理學，血供應多的地方，體溫可能較高，反之亦然，希望以體溫的分布瞭解血液分布的情形。主要的研究方法，希望藉此方法瞭解經絡。而紅外線在治療上，也被用來代替灸，周林因而開發了遠紅外線治療等氣功機。

（二）良導絡：以電阻爲主的測量系統，爲日本人Nakatani所發現，穴道點的電阻最小，故以此方式來測量經絡爲最佳的導點連線（絡），並以電阻之不正常變化作爲診斷的依據，目前最流行的儀器爲俄製的ARDK，曾爲太空人的健康診斷。

（三）EAV (Electro-acupuncture according to Dr. Voll)，爲德國人Dr. Voll所發明，爲將表皮擠壓後，測量滲出體液中之成分。與良導絡所測爲不同之指標，良導絡所測爲體液在穴道點之含量（因體液爲導體），而EAV爲穴道點體液中成分之變化。

（四）耳穴：以良導絡或EAV方式測量耳朵的穴道，視耳朵爲全身之縮影，與腳底按摩是同樣的想法。

（五）脈診：a.以血液壓力波爲測量對象，以壓力傳感器爲主作爲診斷工具，目前以我們研究群做的最多也最深入。

b.以超音波來測流速，以血液之流速作爲診斷指標。

其他還有克里安照相，以高壓加在手指或頭上，以其透發之放電光芒爲研究對象，與良導絡有異曲同工之妙，也是測量手指及頭上之體液的多少，血循環越好體液越多。（王唯工）

你可以不老的預防醫學

現代人大多數因爲生病而死，
但不是自然的壽命終止，因爲許多慢性退化疾病，
包括老化，都是可以預防的。

文—王桂良

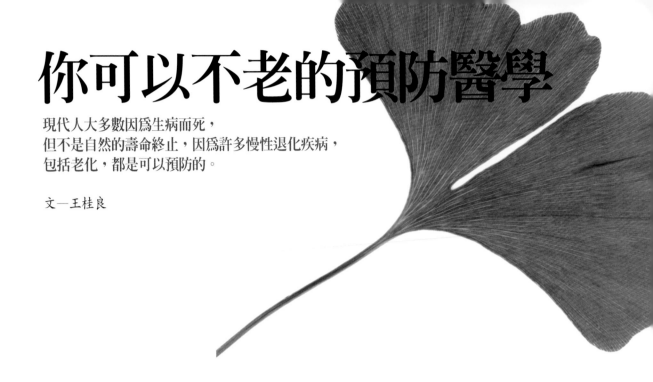

　　自古以來健康與長壽一直都是人類追尋的目標。隨著文明的進步，人類基因的解讀，許多新的科技已的確能夠爲人類延長壽命，帶來更健康的生活。

　　很多科學家都相信，在不久的將來，人類的壽命將可以延長到100歲甚至120歲，在目前的抗衰老醫學與預防醫學的研究中也發現，人類的壽命的確已經比以前延長許多，只是現代人大多數都是因爲生病而死亡，而不是自然的壽命終止。事實上，許多慢性退化性疾病，包括老化，都是可以治療的，甚至是可以預防的。

發炎是多數慢性病的根源

　　其實疾病或症狀就是一種身體和我們溝通的方式，讓我們去了解自己的身體喜歡什麼，或者是不適合什麼。但是醫師被教育的過程中，大多只有如何將疾病徵兆壓抑下來，完全不考慮引起疾病的原因何在？身體需要什麼？缺乏什麼？近來已經有許多研究指出，長期的發炎可能是大多數慢性退化性疾病的根源。例如世界首屈一指的醫學期刊《*Stroke*》，已經在2001年刊登論文指出，發炎指標C反應蛋白（C-Reactive Protein，CRP）已被用來作爲心血管疾病風險的評估。2001年知名的科學期刊《*British Journal of Cancer*》(BJC)和2002年《*Nature*》分別指出慢性的發炎和癌症的產生、以及惡化有重要的關聯。其他如關

節病變、視力退化、高血壓、心血管疾病、癡呆症、神經退化、以及巴金森氏症等等，也都證實與發炎有關。

人體的任何一個部分都可能會發炎，並且產生各種不同的症狀，例如發生在鼻子，就造成鼻塞、鼻竇發炎；如果在耳朵，就發生中耳發炎、中耳積水；如果在關節，就造成關節發炎、關節疼痛；如果在肌肉，就形成肌肉發炎酸痛；如果在皮膚，就造成皮膚過敏、起疹子；如果在腸子，就造成腸絞痛、腸道發炎、腸子長息肉等等。對於嬰幼兒，更可能會造成過動、自閉、學習不專心、睡眠障礙、或是尿床等問題。

發炎的症狀是免疫系統所發出的警告，表示身體已經受到損傷。如果有長期慢性的發炎，一直都沒有痊癒，不但發炎的組織會受到破壞，免疫系統也可能因為長期的負荷，讓許多慢性退化性疾病開始產生。反而許多的醫藥都只是在改善發炎的症狀，而無法真正解決發炎的問題。雖然症狀可以被藥物壓制住，但是除非能找出造成發炎的原因，將之排除，否則身體仍然一步步走向慢性疾病。

生活當中的壓力、接觸的毒素以及病菌病毒的感染，都會造成免疫系統的負擔，也是導致發炎的原因。因此要預防疾病，就要排除這幾個因素的影響。然而，受到近代醫療觀念的影響，一般人都認為，自己的健康可以完全靠醫生、藥物

另類療法

有了病痛的時候，除了中醫、西醫的治療系統之外，事實上我們身邊還有另一大類醫療方法，廣義而言，就叫作「另類療法」（Alternative healing），又稱「自然療法」（Natural healing）。

對於中國文化環境裡的人，「另類療法」的存在尤其是非常普遍的，從腳底按摩、跌打損傷的師父，到一些民間流傳的偏方，都屬於這個領域。西方民間也有類似的一些傳統，像是盛行於德國的藥草療法（Herb healing）就是一個例子。不過，據藍寧仕醫師的說法，西方醫學開始正式接受「另類療法」，是大約不過20年前的事。當時美國一位著名作家Norman Cousins得了僵直性脊椎炎，後來他用笑聲與積極的情緒克服了疾病，說明精神狀態可以改變身體的問題，所以他的醫生開始研究頭腦和身體之間的關係，因而開始了精神神經免疫學（Psychoneuroimmunology）。洛杉磯加州大學更以他的名字成立中心（Norman Cousins Center for Psychoneuroimmunology），研究大腦和免疫系統的關係。同時，精神療法也興起，因而接下來有藝術療法（Art Healing）、芳香療法（Aroma Healing）、音樂療法（Music healing）、脊椎療法（Chiropathy）等等。而西方開始接受中醫也是另類療法，也是這時開始的。

另類療法中，有一種安慰劑（Placebo）療法值得特別一提。（請參見「安慰劑療法」附文）

這種安慰劑療法在我們身邊最常見的，就是去廟裡求個香灰喝下去的例子了。而中國古書中，則記錄了不少和「安慰劑療法」相關的例子。蘇東坡在《東坡志林》中，寫他聽歐陽修講的一段故事，說有人乘船遇風受驚而得病，醫家就在船工把舵的把手，有汗漬所積的地方刮些細末當藥引子，結果藥到病除。另外他又記錄《本草注別藥性論》中的說法，說是止汗的藥中，可以用竹扇的細末當藥引子。因而蘇東坡記下了歐陽修的結論：「醫以意用藥，多此比。初似兒戲，然或有驗，殆未易致詰也。」（以意用藥的情況，初看好像兒戲，但也有靈驗的時候，不能一竿子打翻。）（傳凌）

來維繫，而現在的醫療教育也只訓練醫生如何由症狀診斷疾病，再用藥品、手術、以及高科技的儀器來治療疾病，對於食物、營養和生活型態如何影響健康的了解卻很少。

疾病是因為生活出了問題

多年來從事抗衰老醫療和預防醫學的經驗使我深切的體認到，疾病並不是一種缺乏藥物的狀態，人不會因為缺少了藥物而生病，而是因為生活內容中出了問題，慢慢累積成疾病。因此要讓人恢復健康，除了專業的醫療照顧以外，病人本身的生活內容也很重要，包括他吃什麼食物，是否有作運動，作哪些運動，人際關係如何，與家人的相處狀況，工作型態，對生活的態度，以及居住的環境品質等等，這些都會影響自己身體的免疫功能與自我療癒的能力，對健康也有十分重要的影響，甚至可能超過醫藥的照顧。因此每個人都應該要學習如何生活，如何與自己的身體相處、擁有健康的知識。

許多人可能從來都不知道原來自己選擇的生

安慰劑療法

近年來在精神神經免疫學（Psychoneuroimmunology）上的研究發現，我們的思想會對免疫系統功能造成直接的影響。因此，許多重大疾病其實都與心理狀態有很大的關聯。例如根據統計，癌症患者中大約有90%以上有心理病變。如果忽視了對病患的心理輔導和治療，再加上病患對於癌症的恐懼，導致病患出現焦慮、抑鬱，認為癌症非常可怕，自己無能為力，對治療缺乏信心，悲觀失望，對生活失去興趣。當這種情緒壓力長期沒有改善，會導致神經、內分泌和免疫功能的變化，使得血液中的T細胞明顯減少，活性減弱，導致腫瘤的生長速度增加，病情惡化。因此，要治療這些重大疾病，不只是治療生理上的病變，還要治療心理上的想法。「安慰劑療法」就是其中的一種應用。

通常安慰劑的形狀與外觀和真正的藥物並沒有什麼差別，但是卻毫無藥理上或是生理上的效果。最主要是透過對病人的心理性暗示，讓病人相信這是具有藥效的藥物，透過心理想法上的轉變來影響免疫功能，改善健康狀態。因此經常可以看到服用安慰劑的人因為篤信療效，不久便擺脫病痛或其他症狀的侵擾。

然而，安慰劑療法並不適用於所有的疾病。目前認為最具有效果的是因為心理狀態異常而導致的生理症狀疾病，也就是俗話說的「心病要用心藥醫」的道理。另外，對於因為長期心理壓力所導致的慢性疾病，例如高血壓、心絞痛、情緒低落、胃腸潰瘍、哮喘、關節炎、偏頭痛、甚至癌症等，也可能會有部分的效果。

總之，安慰劑療法是透過心理性的暗示，使接受治療的人產生某種有利於改善疾病症狀的生理反應而發揮作用，因此對於容易接受暗示的病人特別具有效果。但是安慰劑療法只能在某些疾病中使用，而且應該對病人嚴格保密。否則病人一旦知道真相，便難以獲得應有的效果了，甚至今後即使給予「真藥」，也未必會有療效。（王桂良）

活方式會對健康造成多大的影響，而且真正能使身體恢復健康的關鍵也在自己身上。事實上，近年已有許多研究開始探討從心理、營養、飲食、睡眠作息、運動、以及生活型態來改善健康狀態。以營養為例，過去對於營養的觀念，只著重避免因為缺乏營養素而造成疾病，例如各國通行的維他命每日建議攝取量（RDNA），也只提出維繫身體基本功能運作所需要的營養素建議量。然而現在由於生物化學和分子醫學的發展，醫學界逐漸發覺許多營養素在生理功能中所扮演的角色，開始思考該如何透過營養的補充，強化某些生理功能，甚至還需要因為個人的狀況而有個別化的差異。因此，營養補充的概念從「攝取最低需求量」轉為「補充適當的量」，並進而讓營養素發揮最大的效能，改善健康。例如維他命C在抗氧化上的功能；Omega-3必需脂肪酸在對抗發炎、以及神經智力方面的角色，都已經獲得科學的證實。同樣的，許多東西方的生藥或藥草（Herb），以及從天然植物或食物中所萃取出的具有生理活性的物質（bio-active ingredient），例如大豆異黃酮（isoflavon），也都有許多研究證實它們的生理功效。

食物的選擇也同樣的重要。大多數會讓身體

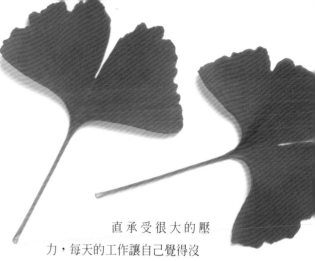

發炎的毒素，其實都是透過食物進入體內。例如某些食物會造成過敏，產生嚴重的發炎反應，但是在不知道自己對哪些食物過敏的情形下，許多人不知不覺當中一直吃進過敏的食物，當然身體就一直在發炎，產生各種症狀和疾病。另外，不當的烹調方式也會讓食物產生許多毒素。例如高溫油炸或是烘烤過的澱粉類食物，會產生一種致癌物質丙烯醯胺Acrylamide；油脂經過高溫也會轉化成反式油（trans-form oil），並且產生自由基（free radical）；糖和蛋白質在高溫後也會產生黑褐色、具有特殊香味，但也是致癌的梅納汀產物（Melanoidins）。這些毒素都是讓身體發炎，加重免疫負擔的元兇。如果每天一直吃進這些不當烹調的食物，當然各種慢性退化性的疾病就容易產生。

心理狀態也會影響健康

另一方面，心理狀態對健康的影響，也是近幾年醫學一直在探討的部分。有許多的案例指出，長期的壓力、生活不快樂，對於免疫統會造成極大的負荷，相對的透過情緒的改變、壓力的紓解，往往對於許多疾病有很好的改善效果。近年來精神神經免疫學（psychoneuroimmunology）的發展，就在探討心理與生理、免疫功能之間的關聯。研究指出，包括笑、情緒的放鬆、以及五官的享受，都可以提昇免疫功能，讓身體有機會恢復健康。這也符合了人性的需求，因為人本來就喜歡享受美食、聽好聽的音樂、聞好聞的味道、看漂亮的景物，享受休閒的生活。也就是說，人要能感到快樂，才能夠擁有健康，如果一直承受很大的壓力，每天的工作讓自己覺得沒有發揮的空間，甚至覺得生活陷入困境無法改變，這樣身體當然無法健康，如果再加上飲食不當、營養又不夠，當然各種疾病就容易產生。

因此，醫學教育應該要把營養、飲食以及生活型態對健康的影響包括進去，而未來的醫院，更應該是最快樂的地方。每個病人進到醫院裡，都應該要能感到放鬆，有很親切的服務，讓病人能常常歡笑。先讓病人感到快樂和希望，提昇他們的免疫功能和身體自我療癒的能力疾病才有可能改善。而醫師所要做的，只是透過營養、荷爾蒙、飲食、和生活型態上的建議改變，改善病人的健康，必要時才用一些藥物搭配治療。

醫療其實不分主流或另類與否，而應該是以是否能真正幫助人恢復健康、預防疾病為出發點。現代的科技對於人體奧妙的了解其實還太少，只仰賴醫藥有時並不能完全治療疾病，更無法預防疾病，只要經由專業的醫師判斷，對病人沒有害處，而且可能對病人有幫助的方式，就應該抱著開放的心胸去嘗試。這幾年來東西方的傳統醫學都逐漸的重獲重視，相信在更多的科學研究之下，這股潮流將會帶給現代醫學新一波的革命。

本文作者為安法診所院長 ∎

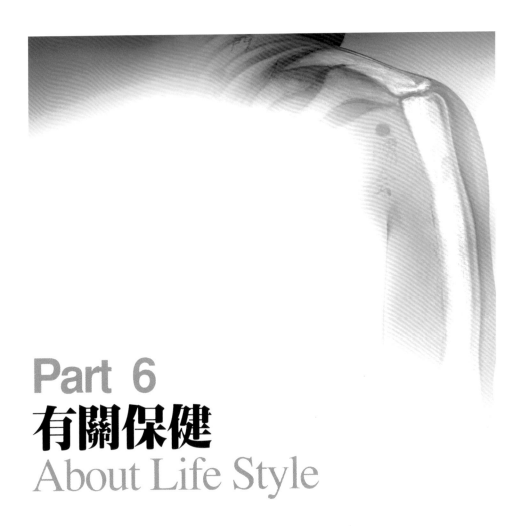

Part 6
有關保健
About Life Style

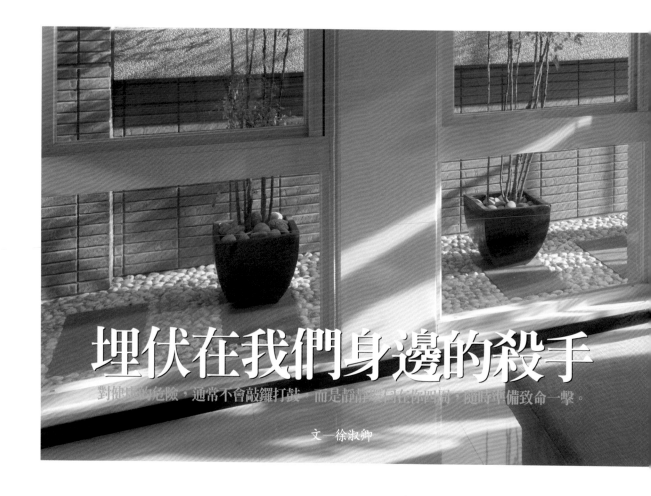

埋伏在我們身邊的殺手

對健康的危險，通常不會敲鑼打鼓，而是靜靜環伺在你四周，隨時準備致命一擊。

文—徐淑卿

你安全嗎？這樣問你可能一頭霧水，事實上你不是正好端端的坐在家裡，或在辦公室裡忙得渾身是勁，或在超市採買一家大小的晚餐嗎？你看似健康活潑，如同遠離SARS後的台北一樣熱力四射。不過千萬別忘了，所謂的危險通常不會敲鑼打鼓，而是靜靜環伺在你四周，隨時準備致命一擊。我們所生活的現代社會尤其是如此。

室內空氣

就以被稱為人生避風港的「家」來說好了，它就可能存在許多有毒物質。根據新華社發自巴黎的消息，2001年法國「選擇什麼」消費者聯盟曾做過一項調查，發現多數法國家庭室內的化學污染物含量超過安全標準。在885個接受測驗的家庭中，76%的家庭室內的揮發性有機化合物超過美國制訂的相關標準，90%家庭室內的甲醛、乙醛濃度超過世界衛生組織對哮喘、過敏等特殊人群超過的建議指標。

這些與我們親密接觸的家庭污染大致可以分成三類：一是化學的，主要來自裝修、家具、玩具、煤氣熱水器、殺蟲噴霧劑、化妝品、抽煙、油煙，主要的化合物包括甲醛、苯、氨等。第二類是物理的，像是電磁輻射等。第三種則是生物的，包括蟎蟲及其他微生物。

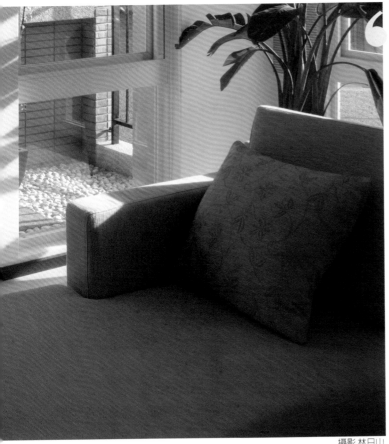

攝影 林日山

污染而產生的症狀稱為「病態建築物症候群」（Sick Building Syndrome）。

在辦公大樓可能出現的有害物質，包括裝修材料的甲醛、早期修正液裡的三氯乙烷、影印機的碳粉、石材裡的氡、人體排出的二氧化碳、二手煙、芳香劑、容易產生於冷氣、通風系統的生物污染物等，這些經過中央空調系統的輔助，可能不斷在大樓循環。另外別忘了，電腦輻射也是有害人體的。

輻射

在台灣，核電廠、輻射屋、輻射鋼筋等游離輻射對人體可能造成的傷害，已引起廣泛注意。但隨著各種電子設備的頻繁使用，人們可能經常暴露在非游離輻射的電磁波中而不自覺。像是高壓電、變電站、電台、電視台、雷達站、電磁波發射塔、電子儀器、醫療設備、自動化設備、微波爐、收音機、電視機、電腦、

過去我們可能只注意到室外車輛、工廠排放的廢氣，影響著我們的健康，卻忽略了室內隱藏的無形殺手，對我們健康危害更大。世界衛生組織公布《2002年世界衛生報告》，將室內環境污染與高血壓、膽固醇過高與肥胖症，共同列為人類健康的十大威脅。而美國環保局則在2001年將室內空氣品質列為五大環境健康危害之一，並提出改善室內空氣品質的三個對策：控制污染源、改善通風與使用空氣清淨機。

除了家之外，辦公室是多數人最常身處其中的空間，不過辦公室的空氣品質，可能比家裡還糟。在1970年代，許多開發中國家的上班族就經常出現如胸悶、噁心、頭疼、黏膜刺激、容易疲勞等症狀，這些症狀在離開上班大樓後，卻能獲得改善，因此1982年世界衛生組織將這種因為建築物空氣

手機等電器工作時會產生各種不同波長頻率的電磁波，人體如果長期暴露在超過安全的輻射劑量下，則被懷疑有發生白血病、腦瘤等致癌可能。為了減少室內電磁輻射污染，「中國室內裝飾協會環境監測中心」提醒注意幾點：一、家中與辦公室的電器不要擺放得過於集中，以免將自己暴露在超量輻射的危險中。二是注意使用電器時間。三是注意人體與電器的距離，電視與人的距離應在四至五米，人與日光燈的距離應在二至三米，微波爐在開啟後至少應該距離一米遠。四、注意室內電磁輻射的污染程度，尤其是經常在高壓電、電視台、雷達站等附近工作的人員。

> 隨著各種電子設備的頻繁使用，
> 人們可能經常暴露在非游離輻射
> 的電磁波中而不自覺。
>
> 美國國家癌症研究所
> 在大規模的流行病學調查發現，
> 飲用含氯的水四十年，
> 得到膀胱癌的機率
> 是一般人的三倍。

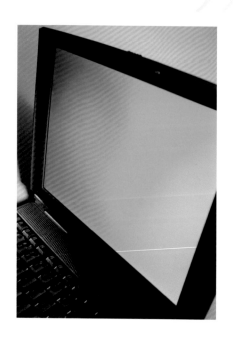

高溫食物

最近一位英國生物學家提出驚人之語，說是吃一頓烤肉吸進肺裡的有毒氣體，大約和抽上十一萬包香煙的效果差不多。而法國研究人員則發現，吃烤肉吸進體內的戴奧辛多半是從木炭燃燒而來，燃燒兩公斤的木炭釋放的戴奧辛量等於焚化爐釋放的七倍。

如果烤的食物如此，那麼炸的食物就問題更多了。事實上，以高溫而做出的食物所產生的毒素及有害物質，現在日益受到注目。詳情可以參見後面＜如何吃出健康＞一文。

加工食品的添加物

另外，我們食物中含有一些添加物，也可能對健康造成損害。

防腐劑就是個代表。防腐劑在加工食品中幾乎無所不在，連牛奶都不例外。根據美國衛生基金會與國家癌症中心公布的統計報告顯示，在全世界每年罹患癌症的五百萬人中，大約有百分之五十和食物受到污染有關，其中有百分之三受害於食品中的防腐劑。目前，許多國家禁用的防腐劑有硼砂、甲醛、水楊酸、焦碳酸二乙酯等，專家們建議，採用無菌包裝，應該可以徹底解決防腐劑對人體健康造成的難題。

味精和雞晶

味精對人體是否有害仍有爭論，但若使用不當，則容易產生致癌物質。這是因為味精內含大量麩酸鈉，如果加熱過久會轉變為焦谷酸納，焦谷酸納有致癌作用，對神經毒害也比較大，長期食用會造成神經系統慢性中毒。一般餐廳不僅經常使用味精，也使用和味精同樣嚴重的雞粉（雞晶）。

另外還需注意的是存在於部分氫化油脂、酥油、人造奶油裡的「反式脂肪」，過去人們只注意到牛油、豬油等飽和脂肪是心血管疾病的元凶，但是現在反式脂肪也被發現會增加

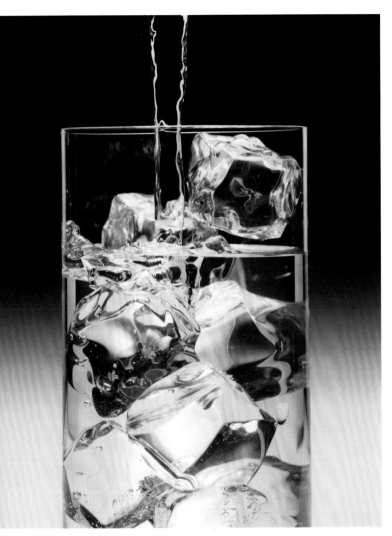

膽固醇，造成心臟病的風險。

飲用水

　　除了添加物之外，許多活跳生鮮的食品與飲用水也需謹慎。《康健雜誌》在〈台灣水產品重金屬污染第一？〉指出，台灣許多水產品受到重金屬污染的程度值得憂慮。像是香山牡蠣銅含量是加拿大限量的9.3％倍，而在台北超市購得的文蛤，還測出了砷、鉛，在鹿耳門地區的吳郭魚則測出汞。銅雖然是人體必須的營養素，但是過量則會造成肝、腎的損害。又名砒霜的砷，則是民國五十五年台南學甲發生烏腳病事件的原因，因為當地居

在麵攤和涼麵之間

　　SARS嚴重的時候，大家特別注意自己與身邊的衛生，算是台灣社會的一個收穫。大家紛紛放棄長久以來在小吃攤上的飲食習慣，而湧進各種便利商店，相信便利商店所提供的飲食是比較衛生的。

　　不談便利商店所提供的加工食物裡各種添加物的可能影響，即使以最近針對便利商店所做的一項食品衛生檢查，也可以看出這個通路也有他們本身的弱點。

　　2003年8月5日消費者文教基金會針對便利商店販售的涼麵進行衛生測試，結果大多數的「大腸桿菌群」都超過食品衛生管理標準：萊爾富的不合格率為百分之三十三點三；7-Eleven的不合格率為百分之六十六點七；全家及OK的不合格率均為百分之七十五，顯示便利商店在食品物流、溫層控管上可能出現疏失。

　　甚至消基會還買到一個「未來商品」。消基會在2003年5月29日16時於OK便利商店買到的「嘉定棒棒雞涼麵」，標示的製造日期竟然是2003年5月29日20時。（傳凌）

民飲用的地下水含有砷，而長期受鉛污染，則容易造成貧血、腹痛、腎臟病變等，孕婦

鉛中毒容易流產、早產，生下畸形兒，對於兒童則會造成智力障礙。

這些水產品個別檢測出來的金屬含量，也許沒有超過衛生當局訂定的標準，但長期累積的結果仍然堪慮。飲用水也是如此。相對於容易受工業廢水、有機溶劑污染的地下水，以及可能受微生物、農藥、肥料污染的山泉水，自來水應該是比較安全的飲用水源。但是自來水往往是以氯來消毒，若是水中殘存有機物質時，容易產生三鹵甲烷等致癌物，美國國家癌症研究所在大規模的流行病學調查發現，飲用含氯的水四十年，得到膀胱癌的機率是一般人的三倍。SARS時期，台灣自來水中據說加重六倍的氯，就值得特別關注。而台灣的飲水問題，還要特別加上一

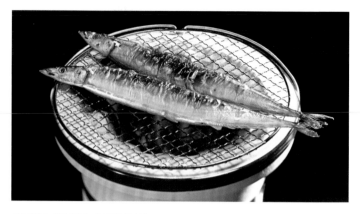

個管線可能發生的污染因素。

假酒，假醋

這方面的問題，在近年來的都會地區已經比較少見，但仍然偶有所聞，也是一大殺手。

心理壓力

千萬不要忘了心理壓力。除了種種因為禍從口入而造成的健康問題外，心理壓力更是和我們如影隨形的健康殺手。

沒法排解心理壓力，輕則

法國研究人員發現，吃烤肉吸進體內的戴奧辛多半是從木炭燃燒而來，燃燒兩公斤的木炭釋放的戴奧辛量等於焚化爐釋放的七倍。

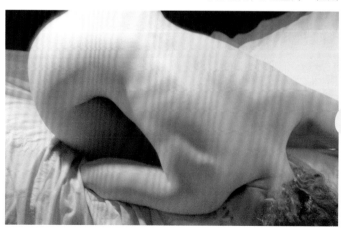

造成人際或家庭關係的緊張，重則憂鬱症、躁鬱症、強迫症等紛至沓來。而這些心理病症不但從精神面上產生許多破壞，甚至也會實際影響到身體本身的免疫力。一般來說，印度人的免疫系統不錯，因為他們的生活節奏比較慢，比較快樂。快樂本身就是一種medicine。因此不要做不快樂的

快樂本身就是一種medicine。因此不要做不快樂的事，也不要把工作當作自己生命全部那樣地拚命，這都是造成心理壓力的根本原因。

事，也不要把工作當作自己生命全部那樣地拚命，這都是造成心理壓力的根本原因。因此，要改善心理壓力，就要從改變生活型態著手。只知道工作的人，不妨從假日練習做做菜下手。

注意成分標示

衛生署國民健康局在分析民國九十年的國人健康行為時，除了瞭解像是開車未繫安全帶、騎摩托車未戴安全帽、喝酒、抽煙、嚼檳榔等危害健康的行為外，還調查了潔牙、運動、吃早餐、購買包裝食品時是否注意包裝標示等健康促進行為的實施比例。這提醒我們可以對自己的健康做得更多一點。除了不要從事損害健康的行為外，還應該隨時注意空氣污染以及食品、用品含有的成分，對人體可能產生的危害，這樣可以讓我們更積極的避免疾病上身。

雖然現代人的壽命比過去提高不少，但這是醫藥進步與部分傳染病受到控制的結果，並不意味著現代人生活的環境就更健康。因此隨時注意自己是否處於隱形健康殺手的威脅下，方是自保之道。　　■

健康的居住環境

一個健康的居住環境，同時也包含了對安全、舒適與環保的訴求，它需要各個層級的空間規劃相互配合，才能孕育而生。

首先，中央政府部門要勾勒出一個理想的國土規劃藍圖。目前，維護生態環境及追求永續發展俱為一再宣示的政策，這是對昔日資源扭曲使用的一種調整。層層而下的，是各地的都市計畫，它對交通系統、公共設施、都市防災、各種土地使用分區及發展強度都有規範。住宅及其周圍地區的品質，唯有在這樣的總量管制基礎上才能獲得保障。此外，供水、垃圾與廢棄物處理，都要有特定的部門把關。

走出室外，如果面對的盡是密集的高樓與車輛製造的污染，這就不會是個適合人居的城市。都市的水泥化會導致熱島效應，若增加綠地面積，就能舒緩高溫現象，進而調和都市的微氣候；政府應提供健全的大眾運輸系統（包括自行車與行人步道），民眾少使用汽、機車，才能夠降低交通帶來的衝擊。健康的居住環境，必須依附在生態城市與綠色交通的架構下。

接下來是住宅社區的規劃。在硬體方面，各棟建物間應有足夠的安全緩衝帶，要有可親近的綠地開放空間，鋪設完整的油煙、污廢水排放管線。在軟體方面，建立鄰里關係及社區意識，畢竟，守望相助、急難相扶持是最佳的居住安全網。

最後回到住宅本身。根據世界衛生組織對「健康住宅」的定義，是指能使居住者在身體、精神、生活完全處於良好狀態的住宅。它提供了一些具體的量值：全年溫度維持在17-27℃，濕度保持在40%-70%，噪音小於50分貝，每天日照在3小時以上，二氧化碳低於1000PPM，懸浮粉塵濃度低於0.15mg平方公尺等。此外還包括了便於照護老殘的無障礙、防過敏建材及良好的排氣系統，這些都是客觀性的物理層面。若從主觀的心理層面而言，私密性、視野景觀、隔間及色彩配置等因素，都決定著居住者感覺舒適或壓迫。

因此，建物應注重通風、採光、親近自然，而建材亦應符合防潮、隔熱、耐震、隔音、省能、可回收等條件。這些都是「綠建築」的基本精神，它不但能因應居住者對健康、舒適的要求，對整個社區、大環境也有所助益。

從都市計畫到建築規劃、室內設計，從政府部門、建築業者到一般市民，在打造一個健康居住環境的過程中，皆扮演著不同的角色，誰都不該缺席。（藍嘉俊）

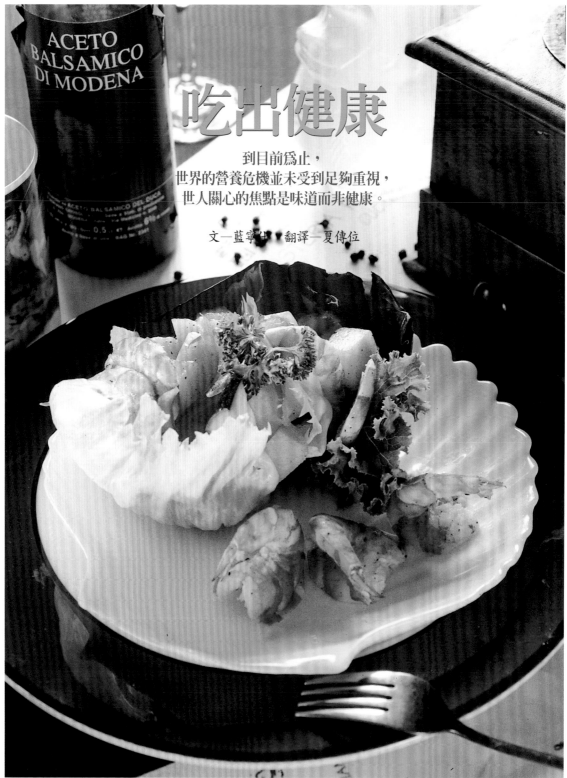

吃出健康

到目前為止，
世界的營養危機並未受到足夠重視，
世人關心的焦點是味道而非健康。

文—藍寧仕　翻譯—夏傳位

攝影　熊漠

生活在二十一世紀處處面臨挑戰。生活費用水漲船高，工作愈來愈難找，人們的工作時間更長，壓力也更大。這意謂著我們更沒有時間照顧自己的健康，其中最基本的功課就是維持充足營養。

由於沒有時間下廚，我們愈來愈依賴便利商店內的食物，現成的點心，或餐館外食。早上是吐司配咖啡，中午便當果腹，下午來份甜飲料與餅乾，晚餐時間則以餐館外食或速食麵打發，我們享受著食物到嘴的方便，卻從未仔細想過，我們究竟把哪些東西塞進身體內；至於我們究竟沒吃到什麼，錯過了哪些營養素，這類問題就更受忽略。

高溫烹煮容易產生毒素

營養科學在過去一百年來曾發生過重大革命。首先是發現維他命與礦物質對於健康的重要性。於是，五〇年代末期，維他命補充劑首度行銷面世。雖然研究已顯示維他命的好處，但醫界卻仍一貫認定服用維他命並非必要，直到過去十年左右，當土壤流失、環境污染和不均衡飲食習慣愈來愈成為焦點時，加上飲食與健康之間關聯的研究已長篇累牘，觀念才漸漸扭轉；定時服用維他命補充劑的觀念逐漸為世人接受。

大約五十年前，科學家又在高溫烹煮的食物中發現致病毒素，特別是炭烤肉類。在烹煮過程中會產生超過二百種以上的化學反應，使肉類色澤變化轉暗，並釋放許多自由基，導致從心臟病到癌症等各式各樣的健康問題。

然而，奇怪的是，這些研究幾乎完全被公眾所忽略，特別是市面上的漢堡、炸雞及其他油炸食品之速食業者根本是置若罔聞。

自此之後，對於烹煮食物所產生毒素的研究仍持續不斷，到了2002年，瑞典科學家的一項發現震驚了世界。該項研究證實，當澱粉類食品加熱超過攝氏一百度即產生一種稱之為「丙烯醯胺」（Acrylimide）的有毒化學物質，其毒性含量隨著加熱溫度升高亦同步上升。丙烯醯胺會導致腸道發炎、便秘、神經問題與癌症；普遍而言，此化學物質亦會弱化免疫系統。一般人看到這則新聞之後或許會認為，富含丙烯醯胺之食物如洋芋片、餅

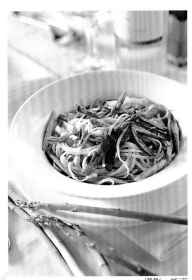

攝影　熊漢

> 對心臟與循環系統造成威脅的不僅是加工脂肪，最近研究顯示，糖與加工澱粉，特別是白麵粉，同樣有致命效果。

乾，過度油炸之食品如泡麵，甚至烘烤食品都應該自市場回收，或至少像香菸一樣貼上健康警語。然而，政府卻仍然什麼也沒有做。

只關心味道卻輕忽健康

食品業者為了使食品保存更久，味道更佳，外觀更好看，研發出各種化學添加物，包括：防腐劑、人工色素、人工調味、人工甜味乾燥促進劑、提味劑如MSG、防凝固劑，使醬汁變黃或漂白的化學

色素等等，以及在食品製造過程中添加荷爾蒙、抗生素、殺蟲劑或其他許多種添加劑等。

雖然這些化學物質確實也通過某些安全測試，可不保證真正安全。某些號稱安全的添加物突然之間自市場撤下，早已不是新聞。另外，經衛生單位許可的食品添加物通常只有在微小劑量之下才是安全的，若服用過量即成為毒物。但人們今日吃了許多加工處理食品，其中皆含有添加劑，我們卻無從知道自己是否已食用超量。

> 營養危機由來已久，
> 部分原因來自於人口過剩，
> 但同時也因為食品工業
> 愈來愈掌控我們所吃之食物

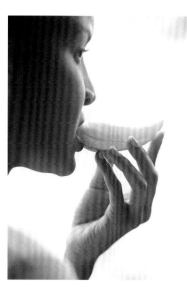

有些人或許認為，當代人類已掌握充足的營養學知識，應可不再受困擾於營養問題。然而，不幸的是，真正的解決方案遙遙無期，倒是一大堆爭議不斷。許多科學家甚至認為，世界正面臨一場營養危機。事實上，此一危機由來已久，部分原因來自於人口過剩，但同時也因為食品工業愈來愈掌控我們所吃之食物，尤其若要深究這些食物的營養內容，絕大部分根本毫無法令規範！

在今日，開一家餐廳或擔任一名主廚，唯一必須的職業訓練是烹煮出安全的食物，避免細菌感染及腐壞，而不是煮出更健康的食物。要改變這種情況，主廚在獲得廚師執照之前，必須先修營養學分，而且烹調成品也必須受專業委員會的檢測。此一改革步驟相較於改變價值高達數十億美元的食品工業，比較容易落實。那些龐大的商業食品公司自飲料、油炸食品及垃圾食物中獲取暴利，要改變它們，其困難程度不下於與菸草公司對抗，而這場戰役還在持續中。

至目前為止，在全球的層次上，除了美國疾病管制局與

世界衛生組織偶有警告之外，鮮少有人大聲疾呼或採取行動。但是在美國，議題已經升溫。新法禁止在校園內販賣垃圾食物，通過的州包括紐約州、新澤西州、馬里蘭州、科羅拉多州、內布拉斯加州、愛達荷州、佛羅里達州與緬因州。可口可樂公司也因此於最近宣佈，該公司將自學校販賣機撤下所有加糖飲料，改換成果汁、不加糖與無咖啡因飲料。問題離真正的解決尚有一大段距離；至目前為止，世界的營養危機並未受到足夠重視，而世人關心的焦點是味道而非健康。

小心反式脂肪加工澱粉

什麼才是最健康的飲食？答案因人而異。有各種不同派別的理論，彼此相互衝突。素食主義者號召了大批信徒，得到強烈擁戴。但若從對人體健康全方位的促進來看，目前之研究顯示素食的結果好壞參半。在短期內素食者的身體健康確實大有改善，然而長期則未必。

過去二十年來，科學界有兩種健康飲食法正好針鋒相對。其中之一提倡高澱粉、低

脂肪的飲食；另一種則提倡高蛋白、低澱粉且不考慮脂肪的飲食。提倡高蛋白飲食法的人包括美國醫生阿金斯（Atkins），以及一群信奉「舊石器時代飲食法」的信徒，他們主張健康的飲食就應該像人類在農業時代之前，於漫長的五萬年狩獵—採集生活中所吃的一樣。

許多年前，美國政府根據低脂理論教導民眾健康飲食觀念，當時為了降低膽固醇攝取量以減低心臟病發生率，政府花費不少力氣勸導人民少吃油脂，特別是奶油，並以人造奶油（margarine）取代之。結果如何？美國民眾的膽固醇含量

為何要注意飲食？

許多人就是不相信，吃進肚子裡的東西有多重要；他們不認為飲食對於維持健康事關緊要。畢竟，許多從不在意自己吃了什麼的人依舊活得老而彌堅，而其他謹守健康飲食法則的人卻經常生病，甚至英年驟逝。這是因為雖然飲食確實影響健康，卻不是決定健康的唯一因素。

我們的健康由免疫系統強弱所決定，而免疫系統卻受生活方式（lifestyles）影響。晚近對於心靈—身體關聯的研究已證實，當我們心情愉快，享受生活，我們的免疫系統也增強；當我們壓力過大或陷入困境時，我們的免疫系統隨之減弱。除了心靈—身體關係的影響之外，我們的健康亦受許多其他因素之影響，譬如是否有充足睡眠、運動、乾淨的空氣、陽光，以及飲食。

當我們樂觀開朗、心情放鬆，免疫系統運作增強，便能夠輕易地排解食物中的毒素；當我們心生憂鬱且壓力上身，免疫系統為了保持健康而運作維艱，飲食中的毒素對身體便造成更大威脅。換句話說，我們的生活中存在愈多壓力，我們愈不快樂，我們就更需要控制所吃的食物，以減輕毒素造成免疫系統的負擔。同理可推，當我們身處壓力之下，我們對於維他命B、C、A、E、鈣質、鐵、鋅與其他營養素的需求就益發重要。因此，在現代高壓力、相對不快樂的人生中保持健康，首要之務就是避免吃進有毒食物，譬如過度油炸、炭烤、烘烤食物，防腐劑、化學添加物，同時多吃營養豐富的食物如蔬菜、魚、橄欖油等等。

不幸的是，對大多數人而言，此一建議不管用。我們身處壓力時，偏愛大嚼零食，研究顯示零食在心理層面上有情感釋放的功能。問題是零食皆以高溫製造，包括烘烤和久炸，因此富含致癌毒性。同樣的，我們感受壓力且時間緊迫時，親手下廚的機會減少，反而吃更多速食、點心和泡麵等，這些都是過度油炸且充斥了化學添加物的食品。此一飲食模式是讓身體免疫系統崩潰的不二處方。我們吃進毒物且身體又得不到所需營養的時間愈長久，免疫系統就開始弱化，最後我們會生病，它可能是感冒或SARS、背痛或更嚴重的疾病。

保持健康的關鍵就在於增強免疫力。當我們心情沮喪、壓力過大時，多花一些錢吃更健康的食物，嘗試不要吃垃圾食物，以及更加注意身體健康。當你心情愉快舒暢，如正在渡假時，就盡情享受並吃一些通常不吃的食物，如炭烤或油炸食物，但切記別吃太多！最終目標當然是保持心情愉快，避免壓力，享受滿足人生……。以心理角度來看，飲食或許沒那麼重要，然而，某些探討食物影響心情的新研究可能會嚇你一跳。

最有名的研究發現，吃巧克力可以提高腦內血清素（seritonin，譯註：一種神經傳導物質）含量，使人感覺快樂，並有一種「陷入戀愛」的感覺。然而，食物亦能引起相反情緒。對某些食物過敏可能影響腦部，導致憂鬱、學習障礙、人格問題，以及心理疾病包括精神分裂。含糖量高的飲食能導致兒童學習能力不足和注意力缺乏等症狀，文獻已有詳細記載；但目前尚未發展出兒童的過敏測試，以確認過敏反應對心理的影響究竟為何。注意你所吃的食物不僅可以保持身體健康，也能保持心理健康。（文／藍寧仕　翻譯／夏傳位）

與心臟病發生率持續攀高。許多年之後，科學家才發現人造奶油與其他植物性油脂當中含有反式脂肪（trans fats），比奶油當中的動物脂肪更毒。此一發現見諸新聞之後，荷蘭已禁止販售人造奶油；而在美國，呼籲也繼之而起，要求所有內含人造奶油或標榜低脂的食品都必須貼上警告標示，這項艱困的戰役正在進行之中。

對心臟與循環系統造成威脅的不僅是加工脂肪，最近研究顯示，糖與加工澱粉，特別是白麵粉，同樣有致命效果。美國疾病管制局最近宣佈，公元二千年之後出生的小孩當中，每三名就有一名是糖尿病的高危險群，除非現代飲食習慣做出大調整，尤其是減少糖與澱粉的攝取量，否則此一趨勢不會改變。我們的飲食為了方便及口感起見，摻了愈來愈多的糖，以致於血糖不平衡，促使膽固醇含量增高，誘發心臟病，並且使胰臟、肝臟與身體賀爾蒙系統負擔加重，導致糖尿病、低血糖或其他疾病。

地中海式飲食有益健康

最近有關脂肪與澱粉的研究都支持高蛋白、低澱粉與健康脂肪（如橄欖油與生魚中的魚油）飲食。最近幾年中，愈來愈多人轉而採取此種飲食法，特別是研究發現，世上最長壽民族的飲食習慣，如日本人的料理與希臘或地中海式料理都正好符合這些特徵。

這些飲食法包括吃新鮮、當季的食物，最好是有機的。蔬菜、水果、全穀類、豆類、魚及肉類多一些，不含化學添加物，愈低溫烹煮愈好。他們盡量生吃食物，通常控制烹調溫度在攝氏一百度，這是適合煮與蒸的溫度。日本人吃大量的魚，其中許多是生魚片。地中海式的飲食也包括大量的魚，以水煮或油煎，但最重要

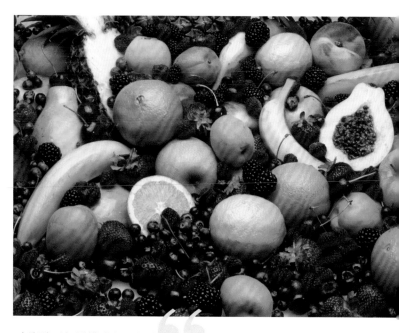

> 為了改進你的飲食習慣，你必須蒐集更多毋須油炸的食譜，吃新鮮、當季的食物

的是這種飲食方法使用低溫榨取的油，如橄欖油、葡萄籽油和亞麻籽油。

這些飲食法與人類在現代科技提供便利之前的飲食習慣，有諸多共通之處。此類食物除了水果、沙拉、生魚片外，無法快速料理，需要時間讓滾水慢慢煮熟，所以進餐前你必須有適當的計畫。你若想更了解此類型飲食的特徵，參考日本人在家中的飲食習慣就更清楚，千萬別去看日本速食店賣的食品！同樣道理亦適用

於地中海式飲食，在大部分地中海的國家內，開一間餐館的目的是為了享樂，絕非健康；你如果要尋找健康，可得在當地人民的家中吃飯。

為了改進你的飲食習慣，你必須蒐集更多毋須油炸的食譜，吃更多新鮮的魚，減少所有加工的糖與澱粉。吃多一點蛋白質，特別是魚類與海鮮，只使用橄欖油或其他低溫油。如果你仍需吃外食，至少避免吃過度油炸及炭烤的食品，尤其不要喝湯，其中含有太多提味劑（MSG）！在台灣，最健康的餐館食物是壽司、生魚片與涮涮鍋（但不要喝湯，不要沾沙茶醬，以及中式炭烤醬）、沙拉吧、湯麵（選擇以豆類像是冬粉，而非麵粉製成的麵條），以及傳統台式海鮮——但是只點生的、水煮或蒸的！同時，別忘了按時服用你的綜合維他命與礦物質補充劑。　■

本文作者為安法診所醫師

越老越需要運動

在人類歷史的頭四萬年中，充足運動從來不是問題。對一般人而言，唯一的交通工具就是走路，而我們最早的游獵祖先有時一走就是好多天。隨著文明演進，交通工具也不斷改善，從馬匹與車輛演變到今日的飛機和大眾運輸系統。結果是生活愈來愈便利，現在人們出門和用腳走路還需要刻意安排。當我們的生活型態愈來愈固著靜止，坐著的時間便愈來愈久，這姿勢可有不利於我們身體的天生設計。種種便利的改變對生活方式完全沒有好處：背部與頸部的問題，肺部與心臟的問題，血糖過高與體重過重的問題，骨質疏鬆症以及衰弱的免疫系統。

在過去五十年中，運動大多因其在美學上的理由而受推廣，因為運動能降低體脂肪，並雕塑身材。運動風潮不時地興起，而過度肥胖症及其他缺乏運動之徵候卻持續增多。跑步、走路、游泳、有氧舞蹈、騎自行車、武術、旅行、塑身，以及最近吹起的瑜珈熱皆受到大眾矚目，各領風騷一時，然而甚少人能持之以恆。有兩個理由能解釋此一現象。首先，在一日忙碌的工作之後，大部分人都太忙太累以致於無法運動；其次，大部分運動都有副作用，譬如疼痛的關節和肌肉。某些種類的運動如游泳和塑身實際上會惡化背部與頸部的問題，所以大部分的人經過一段時間之後就自動放棄。

近年來，運動吹起瑜珈風，對於有背部與頸部疼痛問題的人來說，是好消息。當肌肉在運動中受傷時，會逐漸纖維化，這是身體修補的方式。結果造成肌肉緊繃，既疼痛又僵硬。當肌肉群僵硬時，比如我們頸部的肌肉，即會對脊椎造成壓迫，形成骨刺並導致關節退化。預防和有效的治療方式就是伸展運動。瑜珈雖不是伸展肌肉的最好方法，但它是迄今為止最好的大眾伸展運動。若想得到更好的療效，找一本解說肌肉的書，辨認你身體哪一個部位的肌肉在活動時是緊繃的，然後伸展該部位的肌肉至少持續一分鐘不要停止，通常最需要伸展的肌肉包括頸部肌肉、下背部肌肉、臀部肌和四頭肌，這些部位的肌肉皆因久坐而僵硬。

人們愈老，愈受到骨質疏鬆的威脅。骨骼失去支撐力，導致髖關節骨折與脊椎骨萎縮。許多人認為喝牛奶能預防骨質疏鬆，不幸的是，這個觀念是錯誤的。鈣質對於骨骼強壯確實攸關緊要，然而研究顯示，發生骨質疏鬆症最嚴重的國家同時也是牛奶消耗量最大的國家，特別是北歐。影響骨質密度最關鍵的因素是運動。舉重物和規律運動加上陽光對於強化骨骼的好處更甚於補充鈣質或其他營養素。人們愈老，就愈需要運動，特別是重量訓練。一些上了年紀的人已開始走進健身房並練習舉重，獲得相當棒的成效。他們或許能帶動健身的新風潮，歲數大的人將引領年輕人邁向更健康的未來。（文／藍寧仕　翻譯／夏傳位）

日本人長壽祕笈

文─李友中

繪圖─BO2

　　今年六月，日本琉球縣村民，現年一百零五歲的浦島太郎赴美參加全美職業籃球新人選拔賽。行前蒲島先生告訴妻子：「老婆，這裡有一份珍貴的長壽祕笈交妳保管。除非我獲選NBA大聯盟的中鋒球員，否則千萬不要打開喔。」

　　根據蒲島先生的解釋，這一份文件得自多年前他在海邊救了一隻擱淺大烏龜。得救的大烏龜為了報恩便答應給蒲島太郎三樣東西：包括一台宏碁桌上型電腦，一雙阿瘦皮鞋，半年份的《TO GO旅遊雜誌》。可是眼尖的蒲島太郎卻看到了大烏龜腋下藏著一本《日本人長壽祕笈》。於是蒲島太郎對大烏龜說：「烏龜先生，不如送給我這個寶貝吧，世界上還有什麼比健康長壽更重要的事呢？」

　　大烏龜為了促銷雜誌和電腦，只好答應送給蒲島太郎《日本人長壽祕笈》。條件是：蒲島先生必須在有生之年獲選NBA擔任中鋒球員，才可以將祕笈公佈於世。於世在嗆著淚水的蒲島太太揮手道別聲中，一百零五歲的蒲島先生高高興興赴美打籃球去了。

　　蒲島太郎沒想到的是，蒲島太太是一個好奇心旺盛的女人，（蒲島太太曾當過報社編輯，一看到有文字的東西不搶先閱讀絕不甘心），另一方面蒲島太太亦認為一百零五歲的蒲島先生能選上NBA籃球中鋒希望實在渺茫。於是好奇的蒲島太太終於按耐不住，迫不及待打開了祕笈。

　　蒲島太太讀完《日本人長壽祕笈》之後，發覺內容很好，便決定上網公布在《網路與書》，以造福眾多讀者。

　　以下是《日本人長壽祕笈》部分摘要：

《世界第一長壽國：日本人長壽祕笈》
東海龍宮出版社 作者：大烏龜

一：世界上還有什麼比長壽健康更重要的事？沒有。

二：長壽究竟是什麼？

這是長久以來被無數人問到的問題。答案：長壽就是活得長長久久，身體健康，精神愉快，熱心公益，造福人群。如果是中風躺在床上三十年。就不叫長

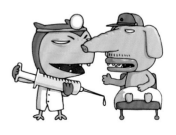

壽。

如果活得太久，活得太悶，活得沒意思，落得老壽星上吊，活得不耐煩。也不叫長壽。

三：採集日本知名長壽村民二十四小時份的尿液分析，發現日本長壽地區所有八十歲以上長壽老人的尿液裡，其營養成分都十分均衡。

研究者表示，雖然日本長壽者的尿尿時間都奇長無比，還不時發出咻咻怪聲，但研究者保證這些都不會影響日本長者的健康與長壽。

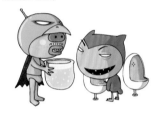

四：日本人長期累積下來的生活智慧結晶，包括米飯、魚類、海帶、豆腐以及納豆等食品。

日本人吃的納豆可以預防腦中風與骨質疏鬆症。

日本人攝取許多海藻類食物，海藻當中有膳食纖維和鎂等微量元素，以及許多能預防動脈硬化的銅。

日本人常喝的綠茶，含有抗癌成分。

五：日本人食用許多大自然孕育出來的各種食材，沒有任何一種飲食型態比這種方式更好。

日本人自古以來即有實用蜂蛹、蝗蟲、蠶、蟋蟀與蔬菜水果等習慣的日本長野縣，也是有名的長壽縣。

六：日本的琉球縣民，素有長壽的傳統，主要原因是飲食。在琉球的菜市場裡，放著日本本島難得看到的蔬菜，每一種菜都很新鮮，還帶著根莖。除了菠菜與春菊，此外琉球人還常吃一種叫長命草的菜。

七：琉球料理的特色是味道清淡，魚通常是生吃。肉類以豬肉佔多數，特別是豬皮、豬耳、豬腳以及內臟等，各部分都吃。而且一經常吃海帶幾乎餐餐吃豆腐。

八：琉球人很少碰漢堡、雞塊、薯條等含高熱量食物。琉球人在路上急著到處找麥當勞都只是為了要借洗手間。

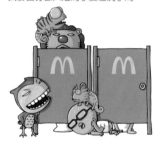

九：琉球人發現，光是戴機車安全帽並不能有效防止腦部變硬。所以琉球人努力尋找不讓血管硬化的生活方式，只要血管不阻塞，就能健康到老。

十：日本人喜歡的菜餚當中，有兩項對身體特別好，就是傳統飲食中的魚配飯。

日本人的主食是米飯，吃飯對日本人而言最有益於健康，米飯的主要成分是碳水化合物，熱量比脂肪還低。

日本人吃的魚類，含有豐富的牛磺酸以及良質蛋白。所以能夠預防高血壓、動脈硬化，以及膽固醇過高造成的血管阻塞。

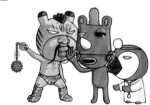

十一：汽車是長壽的大敵，活著就是要動。

每天到戶外曬太陽，自行上街買東西，

身體自然硬朗，頭腦也清楚。吃清淡一點，鹽放非常少，吃滿滿一碗飯，配上魚、豌豆。每天喝一杯大蒜酒。

十二：琉球的百歲人瑞透露養生秘訣：「凡事想開點，過得逍遙自在一點。太過計較營養均不均衡的問題，有時候反而會有副作用。」

十三：千萬不要過著疏離的生活。一個人過生活，菜色自然會越來越少，越來越單調。

十四：日本數一數二長壽地區，琉球以及隱岐島，現在還保留著彼此互助合作的習俗。

由於老人收到鄰居送來的菜，即使一人獨居也能養成飲食多樣化的習慣。

十五：重點是，大家庭裡熱鬧的餐桌氣氛。

餐桌氣氛要非常愉快，吃飯時間大家聚在一起，展開攝取心靈營養活動。大家庭裡的成員和樂融融圍坐餐桌，一邊談笑風生一邊愉快用餐。

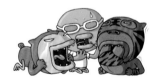

十六：露背裝和超低腰露臀溝牛仔褲會讓人提早上天堂。（據說一百零五歲的蒲島先生到了美國，立刻結交年輕辣妹，改玩硬式棒球，身體搞得很虛弱，不久一命嗚呼。）

附註：

自從蒲島太太公布了《日本人長壽祕笈》後，便下決心身體力行，果然活到一百零九歲。最近，蒲島太太經常上『網路聊天室』徵求同好，準備第六度騎自行車環遊世界。　■

本文作者為作家

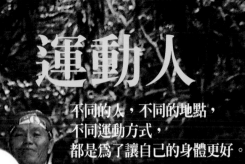

運動人

不同的人，不同的地點，
不同運動方式，
都是為了讓自己的身體更好。

攝影—賀新麗
採訪整理—藍嘉俊

運動項目：跑山

姓名：謝金河
年齡：45
職業：文化事業執行長
接觸這項運動的時間：十年
運動時間：下午三點半
運動地點：木柵山區
運動頻率、每次運動所需的時間：每週兩次、每次一個半小時
為什麼會選擇這項運動：
經朋友介紹，這個由英國傳來、採會員制的運動，
結合了跑步與登山，因為路線時常更換，
也包害了對未知的探索。
運動的感覺、收穫：
可以挑戰自我的意志力、體能及耐力，
最有意義的是在於運動過程。全身流汗後感覺特別好，
長久以來的尿酸、血壓等毛病都獲得改善。

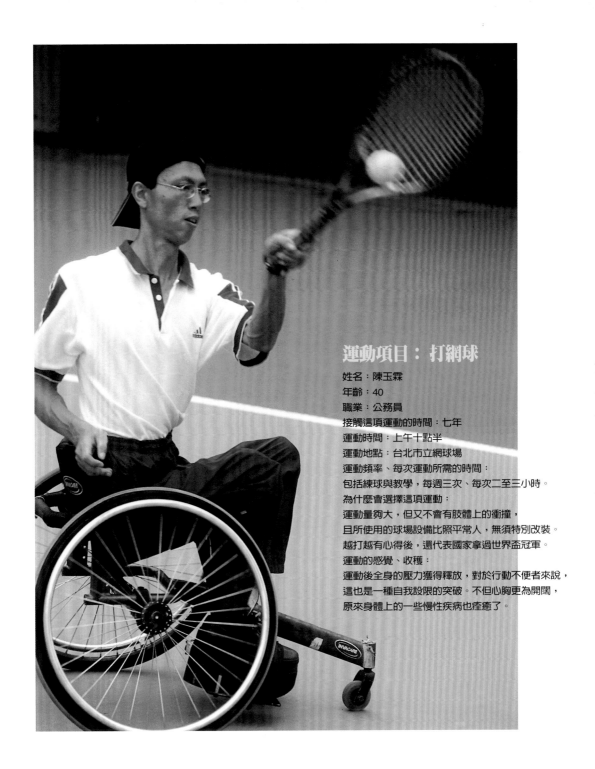

運動項目：打網球

姓名：陳玉霖
年齡：40
職業：公務員
接觸這項運動的時間：七年
運動時間：上午十點半
運動地點：台北市立網球場
運動頻率、每次運動所需的時間：
包括練球與教學，每週三次、每次二至三小時。
為什麼會選擇這項運動：
運動量夠大，但又不會有肢體上的衝撞，
且所使用的球場設備比照平常人，無須特別改裝。
越打越有心得後，還代表國家拿過世界盃冠軍。
運動的感覺、收穫：
運動後全身的壓力獲得釋放，對於行動不便者來說，
這也是一種自我設限的突破。不但心胸更為開闊，
原來身體上的一些慢性疾病也痊癒了。

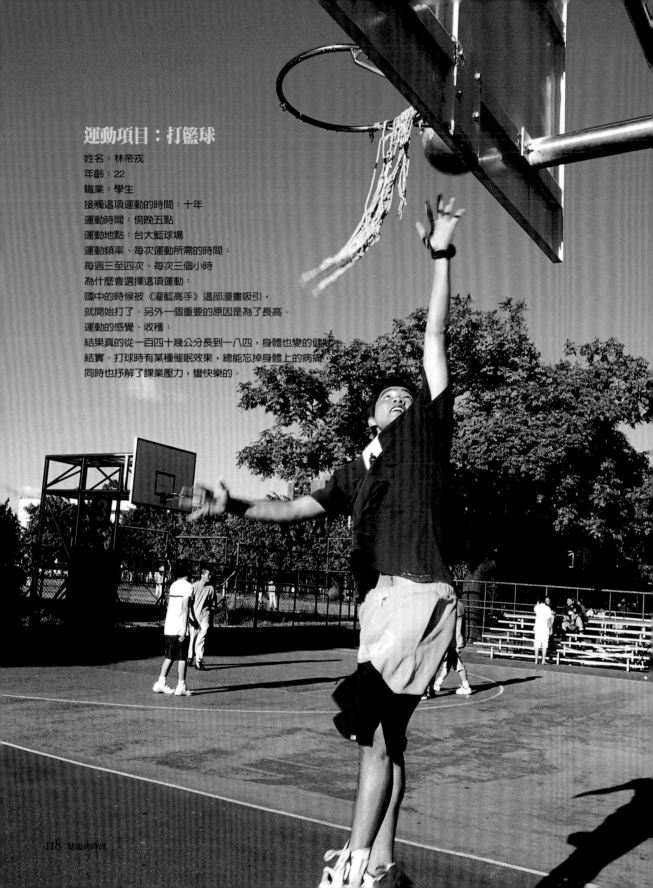

運動項目：打籃球

姓名：林帝戎
年齡：22
職業：學生
接觸這項運動的時間：十年
運動時間：傍晚五點
運動地點：台大籃球場
運動頻率、每次運動所需的時間：
每週三至四次、每次三個小時
為什麼會選擇這項運動：
國中的時候被《灌籃高手》這部漫畫吸引，
就開始打了。另外一個重要的原因是為了長高。
運動的感覺、收穫：
結果真的從一百四十幾公分長到一八四，身體也變的健壯
結實。打球時有某種催眠效果，總能忘掉身體上的病痛，
同時也抒解了課業壓力，變快樂的。

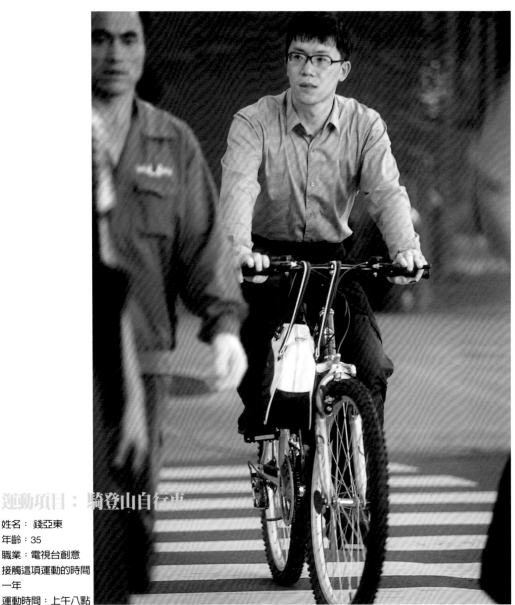

運動項目：騎登山自行車

姓名：錢亞東
年齡：35
職業：電視台創意
接觸這項運動的時間
一年
運動時間：上午八點
運動地點：敦化南路（上班時下經過），假日在郊外。
運動頻率、每次運動所需的時間：每天騎自行車通勤之外，
每週一次戶外騎車，約大半天時間。
為什麼會選擇這項運動：
騎自行車可將人體、車體以及環境三者合而為一體，
是運動之中自我實現相當高的項目，令人深深著迷。
運動的感覺與收穫：
減輕了15公斤，生理方面好像回到了25歲時的狀態。
除了可認識台灣之美外，也希望繼續向自己的體能挑戰，
有朝一日參加鐵人三項比賽。

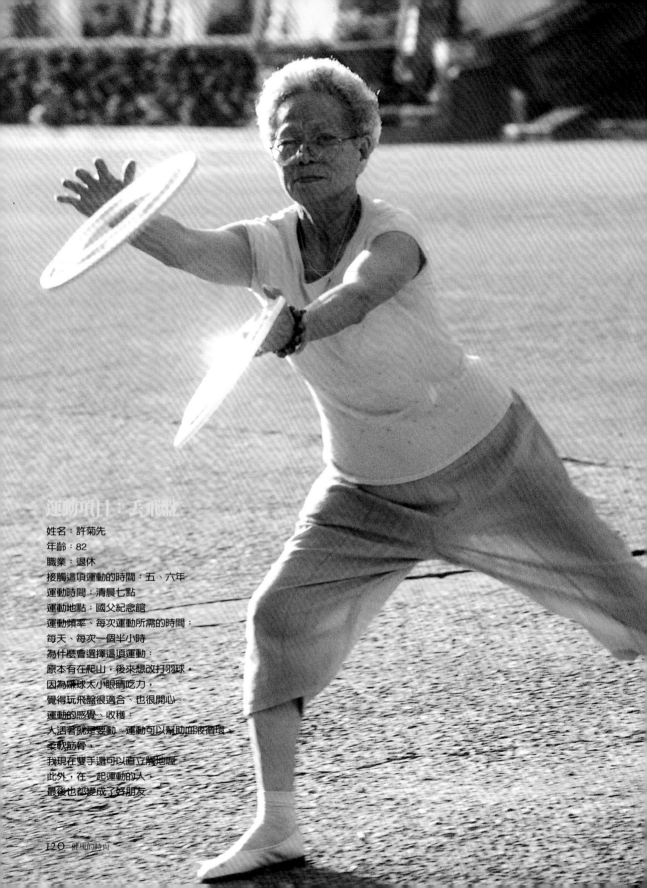

運動項目：丟飛盤

姓名：許菊先
年齡：82
職業：退休
接觸這項運動的時間：五、六年
運動時間：清晨七點
運動地點：國父紀念館
運動頻率、每次運動所需的時間：
每天、每次一個半小時
為什麼會選擇這項運動：
原本有在爬山，後來想改打羽球，
因為嫌球太小眼睛吃力，
覺得玩飛盤很適合、也很開心。
運動的感覺、收穫：
人活著就是要動，運動可以幫助血液循環、
柔軟筋骨，
我現在雙手還可以直立觸地喔，
此外，在一起運動的人、
最後也都變成了好朋友。

運動項目：跳韻律舞

姓名：謝佩娟
年齡：26
職業：貿易公司服務
接觸這項運動的時間：半年
運動時間：晚上八點
運動地點：汐止水蓮山莊生活館健身中心。
運動頻率、每次運動所需的時間：
每週三次、每次兩個小時。
為什麼會選擇這項運動：
和朋友一起來，
為了減肥及健康。
且這裡不會有擁擠的感覺，
品質有保障。
運動的感覺、收穫：
全身筋骨通暢，很舒服。
肺活量變大了，
也比較容易入眠。
這樣的生活感覺非常充實。

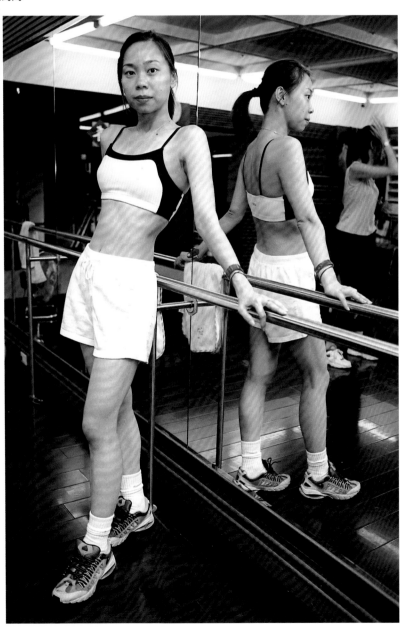

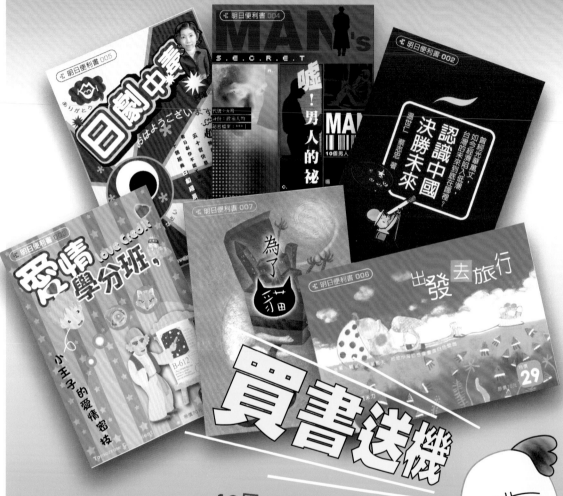
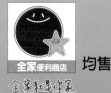

Part 7
有關養生
About Mind

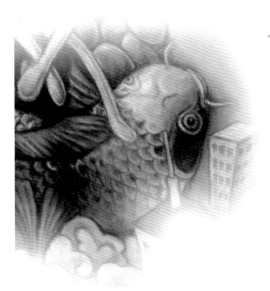

以養心爲定義的養生之道

養生不僅是保健與衛生習慣，還可以從自己的心上著手。

文—傅凌

傳統的中國養生之道，理論及方法極多。但是以今天的觀念和條件來分析，可以分爲兩大範疇。其中一類是藉由個人日常生活中種種飲食、運動、起居等保健與衛生習慣，來達到健康的目的；另一類則是傾向於從自己的心上著手，調整人生的行事準則及價值觀，甚至因應種種外在環境與條件的變化，以一種全方位的觀察角度來面對自己的生命態度。這兩類方法雖然同樣都以「養生」名之，但前者以今天的眼光來看，更偏向於「養身」；而後者，則更偏向於「養心」。

因此，這裡就以「養心」爲定義，來看「養生」之道。

制心以養心的解釋

「養心」爲什麼和我們的健康與生命有關，有幾種解釋可談。

第一種解釋，以《淮南子‧詮言》裡說的爲代表：「聖人勝心，眾勝欲」，因此如何掌控自己的身體，不如先掌控自己的心。《淮南子》裡進一步解釋：越是好看、好聽、好吃的東西，通常都對身體越有害，但是我們卻樂於接受，這都是因爲我們的耳目鼻口不知所取捨。而要耳目鼻口知所取捨，接受指揮，那就要先把心養好，心受到掌控後，耳目鼻口也就自然「各得其所」。

明哲保身的解釋

第二種解釋，「養心」不只是爲了方便掌控自己的身體與行爲，也是爲了掌控自己與外界互動的人際關係，減少人與人之間小則言語齟齬破壞情緒，大則導致喪失生命的可能。《莊子‧外篇‧達生》曾經提到一個故事：「魯有單豹者，巖居而水飮，不與民共利，行年七十而猶有嬰兒之色，不幸遇餓虎，餓虎殺而食之。」這位單豹，遠離世俗，到七十歲還有嬰兒的顏色，不能不說很懂保健之道，但是再會保養，不小心遇到了飢餓的老虎，還是會被老虎吃掉。人類不小心遇到老虎而送命的可能沒那麼多，但是因爲不懂待人接物之道而造成對自己的傷害，甚至難以保全性命的可能，卻多太多了。

在這個層次，透過待人接物、處世之道而來體會養心之要，古人留下了許多值得沿用與仍然適用的細膩思想。以《淮南子‧人間》所言：「天下有三危：少德而多寵，一危也；才下而位高，二危也；身無大功而受厚祿，三危也。」就是一個總結歷史教訓與相關解釋的例子。唐朝時期，九代同堂的張公藝是另一個例子。當唐高宗造訪其家向他詢問治家之道時，張公藝只是要了紙筆，寫了百餘個「忍」字，結果竟使得唐高宗「爲之流涕，賜以縑帛」。

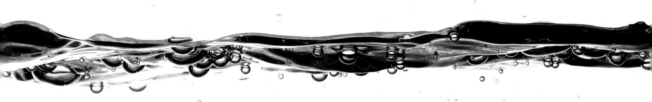

懂得不斷反省自己的人際關係，調整自己的心境，進可以明哲保身，退可以修心養性，不讓心情的起伏變化影響到自己的身體健康。

志氣的解釋

養心的第三種解釋，是養氣，但不是吐納之術的氣，而是志氣。這一點，說得最有代表性的人是孟子。他先說：「夫志者，氣之帥也；氣，體之充也。夫志至焉，氣次焉。」然後講出了他的名言：「我善養吾浩然之氣。」

這種「浩然之氣」到底是什麼，孟子自己都說「難言也」。但是養心能養出這種「浩然之氣」的作用，在宋朝的文天祥身上倒是可以找到印證。

文天祥在〈正氣歌〉的序裡，寫他的囚室如何狹小幽暗，因此有淹水時候的水氣，塗泥蒸發的土氣，乍晴暴熱時候的日氣，外面燃燒東西的火氣，儲米過時的米氣，腥臊汗垢的人氣，以及或毀屍或腐鼠的穢氣。有這麼多種不利人體的氣，監獄裡很少人不生病的。但是文天祥說他自己身體屢弱，卻在其中待了兩年幸而無恙。那他是用什麼來保養的呢？他揭曉了謎底：「孟子曰：『吾善養吾浩然之氣。』彼氣有七，吾氣有一，以一敵七，吾何患焉！」

從這樣的例子可以看出，豁達的意志往往可以戰勝許多外部不利的環境與條件。

不可苟惜的解釋

養心的第四種解釋，北朝顏之推的《顏氏家訓》講得最清楚。

《顏氏家訓》裡，固然有「每日清晨輕叩齒三十六下」等延年益壽的秘方，但更有一些對延年益壽有所為與有所不為的堅持：「生不可不惜，不可苟惜……涉險畏之途，幹禍難之事，貪欲以傷生，讒慝而致死，此君子之所惜哉。行誠孝而見賊，履仁義而得罪喪身，以全家泯軀而濟國，君子不咎也。」這裡面又講出了人固然要珍攝自己的健康，懂得明哲保身，但是在關鍵時刻卻又不能「苟惜」自己的生命。因此行仁義之舉而喪身害命，還是在所不惜。

顏之推之後九百年的方孝孺，是這個理念最真切的實現人物。

明朝初年的方孝孺，不但是文學大家，有所謂「天下讀書種子」之美譽，對醫理也甚為精通。他所著的《鼻對》、《醫原》等，都對人之「昧於治身」有所針砭，是養身之道的佳作。尤其《鼻對》一文，是文學寓言，又兼有全方位思考人體器官功能之用，讀來妙不可言。

但是這樣一位深通醫道與養身方法的文學大

家，當燕王（日後的明成祖）覬覦他侄子惠帝的王位而起兵攻進南京，要方孝孺起草登極詔書時，方孝孺卻拒不受命，結果遭到九族抄斬的命運。方孝孺既然那麼明白醫道與養身之道，當然是「生不可不惜」的執行者，但是遇上他認為是大是大非的關頭時，卻又是「（生）不可苟惜」的行動者，最後果真「以全家泯軀而濟國」。

由顏氏家訓到方孝孺這個脈絡，是養心之道另一個層次的詮釋者。

無不忘也，無不有也的解釋

中國文化裡的養心之道，還有一種解釋。

這種解釋，《莊子·外篇·刻意》說得很清楚：「吹呴呼吸，吐故納新，熊經鳥伸，為壽而已矣。此導引之士，養形之人，彭祖壽考者之所好也。」換句話說，莊子很清楚地告訴我們：練習吐納、導引等等，其實只是「為壽而已」，是「養形之人」在做的事，不過是在保健而已。而真正懂得養心的人，「不刻意而高，無仁義而修，無功名而治，無江海而閒，不導引而壽，無不忘也，無不有也。」這樣的人，就可以「淡然無極而眾美之，此天地之道，聖人之德也。」

中國傳統的「養生」之道，很多是以老莊學說為依歸，因而就強調其「無為」。從「無為」出發，有一派理論就認為喜怒哀樂越少越好，譬如「少思，少念，少欲，少事，少語，少笑，少愁，少樂，少喜，少怒，少好，少惡」（南朝陶弘景），形成一條很主流的思想。但是事實上老子說的是「道常無為，而無不為」，因此「無為」在健康上的解釋，應該是「不做不合理（或過度）的行為」才對。這一點對照上述莊子所說「無不忘也」之後還有一句「無不有也」，是很清楚的事。

減肥是個心的遊戲

減肥不是個減肥的問題，所以，別去什麼減肥中心。減肥不是個營養問題，所以別吃什麼減肥藥品。減肥也不是什麼疾病問題，所以別去看什麼醫生。

也許，你要說：我都三百公斤（或二百，或一百五……）了，能不去看醫生嗎？答案是：你要等這個地步才想到自己的體重問題，更應該看的是心理醫生或精神科醫生。

減肥是個不要受外人影響的遊戲。不受他人言語刺激，不受各種廣告影響，不受他人錯誤示範的遊戲。有一位現在看都瘦巴巴的官夫人，在電視上看著自己過去的照片，自憐地嘆息「我也曾經有過這麼瘦的時候。」如果要向這種人看齊，那最好也是去看看精神科醫生。

減肥是個練習注意自己的遊戲。

這個遊戲的第一步，是要澄清究竟需不需要減肥。這不需要什麼高深的計算量表來換算，不需要什麼醫生的診斷，只要你肯多注意一下自己的身體就行了。最重要的是，要注意自己行動時候的感覺，尤其是運動的反應。動一動，走一走，原來自己不覺吃力的動作感覺吃力了，就是你的體重已經帶給你額外的負荷，要減了。（用簡單的目測法，就看得出自己身上多出一圈肉來，也是個起碼的注意吧。）

所以，這個遊戲的第二步，是要靜下來想一想，這多出來的喘息，或是一把圈肉，大約是什麼時候發生的。上次最後還沒有這些情況出現，是什麼時候的事？

佛教的禪宗，講究「明心見性」，因此從某一個角度來說，也把「養心」之道講得很透徹。禪宗雖然不是從「養生」的角度來談「養心」，但是「應無所住而生其心」的道理如果能應用在「養生」上，不過是牛刀小試。這一點，在六祖惠能所註解的《金剛經》中，可以看得特別清楚。六祖在註解中引了圓悟禪師一段話：「伶俐漢腳跟須點地，脊梁要硬似鐵，遊人間世，幻視萬緣，把住作主。……外應虛緣不落窠臼，辦一片長久。守著寂淡身心，於塵勞中透脫去。此乃善之又善也。」換句話說，養心之道，不在於如何隔絕外緣，而在於如何看透外緣虛幻的本質；看透這種虛幻的本質之後，重點就不在於如何免除日常的煩雜塵勞，而在於如何在煩雜塵勞中保持自己的清明。

就養生的角度，呂洞賓的百字碑中有一段話可以和上面這一段話相互應：「養氣忘言守，降心為不為。真常須應物，應物要不迷。不迷性自住，性住氣自回。」其中「真常須應物，應物要不迷」正是圓悟禪師所說的精神。

六祖在他註解的《金剛經》中，還對「受、持、讀、誦」四個字有段很特別的解釋：「行解相應，謂之受。勇猛精進，謂之持。心不散亂，謂之讀。見性不迷，謂之誦。」這段話代換到養生之道上，可以解釋為：「知道了一個養生的道理之後，能身體力行地實踐，就是『受』。在實踐的過程裡設定目標，不達目的絕不甘休，就是『持』。實踐的過程裡，不論別人潑冷水還是用其他更動聽的方法來誘惑，都不為所動，堅持自己原有的方法練習下去，就是『讀』。有朝一日，自己堅持的目標達到了，也絕不就此鬆懈，就是『誦』。」這段話可以當作所有養身、養生之道的總結。　■

通常，這都和一個階段性生活方式或習慣的改變有關。（我自己是大學畢業後的第一年。）因此，如果真要開始減肥，就要進入遊戲的第三步：再度改變自己的生活，以及生活的心情和方法。方法千變萬化，道理只有一個：多有點自己的主張，和悠閒的心情。緊張的生活是減不了肥的。減肥不外兩個因素：注意自己應該吃什麼，不吃什麼（這一點不多談了，每個人自己最清楚）；注意自己怎麼多動一點。緊張的生活，沒有心情也沒有時間顧到這兩點。而緊張的生活的忙碌的生活是不同的，忙碌的生活照樣可以保有悠閒的心情。（方法？前面不是有一篇《養心之道》？）

這個遊戲的第四步，就是要有減肥如存錢的心理準備。所以，有七件事是要注意的。第一，最好每天注意體重的變化（存錢的人沒有不愛看存摺的）。第二，經常拿自己吃了什麼，動了什麼和體重的變化相印證（存錢的人應該常比較怎麼賺錢才是最有效的）。第三，不要被早期的成效樂昏了頭（開頭的那點錢是很好存的，難在後面的百萬元，千萬元）；第四，不要急求成效，快速減肥都會快速減回來（來得快的錢會去得快）；第五，中間停滯不動，甚至倒退，別灰心（存錢總是要花的，只要記得一直存就好）；第六，達到一個目標後，千萬別得意忘形（存到了錢，別一筆揮霍）。如果可以這樣堅持，也就會有第七個要點：天助自助，你會發現這套方法真正屬於你了（銀行看你存錢多了就會貸款給你）。這時你也會體會到，正如同一個窮光蛋不需要去找什麼理財專家，所以，減肥還八字沒一撇的時候，去找什麼減肥專家？

因此，講穿了，其實這個注意自己的遊戲，也就是心的遊戲。

我用這個遊戲方法，頗有成效。因此樂意分享一下。（郝明義）

高齡化社會所需要的
嗅覺與心

自己老去，以及面對家裡的老人，
最重要的是「心」。

文—李志偉

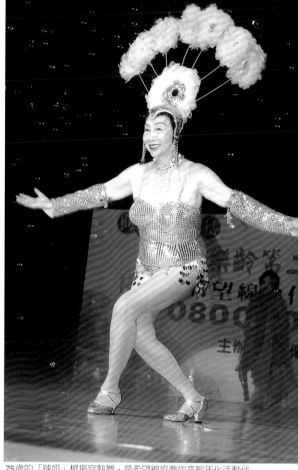

75歲的「辣奶」楊振宜熱舞，是希望線協會的高齡年化活動代表之一。（希望線提供）

現在的家人之間，親人之間，互相溝通的機能主要只剩視覺和聽覺了。甚至這也可能還是上焉者的情況，彼此碰不到面，或者見了也視而無睹，見了也無話可說的情況，比比皆是。

其實，親人之間可以溝通的機能遠不只視覺和聽覺，觸覺就是很重要的。彼此擁抱一下表達互相的關愛，不就是所以稱為「親人」的原因之一嗎？但今天連夫妻關係之親，都可能不到七年之癢的關頭都要冷淡下來，彼此忘記了觸覺的機能，更何況是對家裡的老人？子女對父母的擁抱，好像只是小學以前才會發生的事。我們需要問一下自己：多久沒有擁抱自己的父母親了？

家裡的老人，不但需要多以觸覺相待，也更需要以嗅覺相待。

需要面對嗅覺的理由

老人因為行動不便，罹患慢性病，或者服藥（譬如巴金森症的多巴胺），都可能造成許多身體上的異味，甚至屎尿失禁或不便的種種氣味。這些自己身體上的異味問題，不要說是讓家裡的年輕人容易聞之卻步，連老年人本身也會感到沮喪，進而把這些情緒轉化為對自己與對別人的憤怒，再進一步惡化與其他家人的關係。許多家庭因而對老年人產生排斥，或者送進養老院，都是因為如此。

但光是把他們送進養老院，並沒有解決問

題。或者，從比較現實的角度來想想，我們每個人都遲早會老，現在透過各種醫療科技發展之助，人類的生命也有越來越延長的趨勢，我們在進入一個高齡化社會，就算為了我們自己本身未來老了之後的情況著想，也要現在就學習面對這個環繞著老年人的嗅覺問題。

老年人的異味，真的是無法接受的嗎？我們有沒有可能學習「享受」（enjoy）這種異味呢？從「海濱有逐臭之夫」的說法，或是看有些人以摳挖香港腳為樂，甚至喜歡以之與妻女相戲來說，我們是有可能從心理上的轉換，形成生理上的接受。這裡面，怎麼轉換心理，或者能以更關切的態度，或者能以「相戲」也就是幽默、輕鬆的態度來面對這些情況，是至關緊要的。當然，我也經常鼓勵老年人本身也要首先能換一種心理來面對。發現自己難以控制地拉了一坨大便，先不要難堪，或是把難堪移轉為其他情緒，能不能跟家人說一聲：「唔，真不好意思，又下了一堆黃金」？

需要面對心的理由

現在台灣正在進入高齡化社會，但是整體社會卻完全沒有準備好。其中最主要的一個原因，就是大家以為「養老」只要有錢就可以了。政府以為這件事只要發三千元、四千元的老人津貼，幫忙換換假牙就可以了，個人也以為只要存了足夠的錢養老就可以了。事實上，迷信金錢，以為有錢，或者拿錢就可以解決所有的事，也不只在養老的課題上。中年人對自己的健康，也總是以為有錢找醫生就好了。最近我看電視報導，七字頭年輕人對未婚生子這件事的接納程度竟然高達八成——只要有錢就好。有錢也許可以解決很多事情，但是起碼在健康這件事情上，卻不見得。就算你有再多的錢，到老了只不過是在借助一些

昂貴的科技系統來勉強延長你的生命，又有什麼意義？我認為在面對老化這件事情上，我們不能說沒錢，但是絕不能太過迷信金錢。《聖經》裡說：我們應該感謝上帝沒有讓我們太富足，因為這樣才沒失去對上帝的尊重。就是這個道理。

那麼我們面對老年人，面對老化，最重要的是什麼？是「心」。

面對自己的老化，在我們的「樂齡」訓練班中，看到太多太多例子是原來奄奄一息，或是老態龍鍾的七、八十歲人，因為自己心態的改變，一下子不但從心理上年輕了二、三十歲，即使在身體上也產生意想不到的變化，不但可以步履輕盈地踏起舞步，日常行動自如，甚至連白髮都開始生出黑髮。當然，我還經常奉勸老年人應該有一種宗教信仰，不論是基督教、佛教、道教，有一種宗教信仰，在生命的比較晚期，可以讓自己的心有所倚靠，也有些意想不到的作用。

面對自己家裡的老年人，最重要的仍然也是「心」。老年人重視的，需要的是「在家有人要，出門有人敬」。將心比心，可以想知「心」是最重要的。而在方法上怎麼對待他們，我只能說，我認為對待老年人，不能「創造需要」，而只能「針對需要」地解決他們的問題。既然是「針對需要」，那就不能以己之心，而是要知彼之心地去針對了。

今天台灣的政府，在面對高齡化社會這件事上，不是視而不見，就是亂加花費。對於健保的未來，我也不是很樂觀。不過，也就因為如此，就一個社工的立場，我倒要感謝兩件事。因為這迫使我們更要學會怎麼在沒有錢的狀態下做好一些事情，也學會更要懂得「心」的作用。　　■

本文作者為中華民國傳神希望線協會執行長

佛身32相對人類的啓示

從生命進化的觀點而言，不必將佛陀視爲一個宗教者，
而是人類再進化圓滿的典範。

文、圖—洪啓嵩

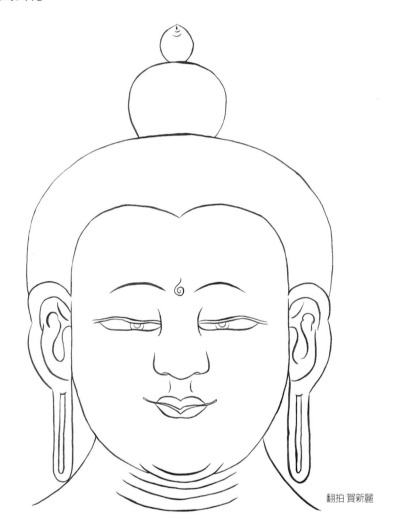

翻拍 賀新麗

　　面對未來，我們不禁要思索：如何是下一種人類？未來的人類是依靠全身植滿各種晶片而存活，還是變成電影《綠巨人浩克》(The Hulk)中，結合奈米微生物所創造的「奇蹟」？或是駭客任

務中的機器人類綜合體？而這種結果，是我們自覺性的選擇，還是無明不解中無奈的結局？

　　下一種人類，我們現在正共同創造中。

　　除了電影中的情節，人類的進化是否有更好

的選擇？我們是否能開創出另一種自覺、幸福、光明的願景？

人類身心的缺憾與超越

近代人類醫學經驗的累積和醫療科技的突飛猛進，使人類的平均壽命延長了許多。然而，這並不代表現代人的身心比古代人健康，而是拜先進的科技之賜。

消退不久的SARS風暴，是二十一世紀人類最佳的警訊。它提醒我們：人類的身心健康還不完備，許多生活習慣都有病毒容易進入的漏洞。例如，人類歷史上各種重大的傳染疫情，往往是隨著文明科技高度發展的大城市、醫院，無遠弗屆的交通網絡而形成大流行。

現代人享受著先進科技的成果，而忘了這並非由自身的身心健康提昇所致，生活於安樂之中，無法觀察自身所面對的某些環境，實在比古代人惡劣太多了。

面對破裂的臭氧層，我們毫無防護的暴露在紫外線之中，使致癌的機率提高了，空氣的污染使過敏人口大大的提高，水污染使我們每日不可或缺的飲水除了煮沸之外，必須再加上好幾道過濾才安心，垃圾量呈幾何級數暴增，網路時代帶來了資訊焦慮，傳播媒體的發達，讓我們時時目睹世界各地的災難、犯罪現場，讓身心不堪負荷，各種不知名的新興病毒時時挑戰著人類身心的強度。

然而，就像溫水中的青蛙，大部份的人是沒有什麼感覺的，直到SARS來襲，才把大家燙著了，開始面對人類身心必須再提昇的事實。

我們可以用下列幾個指標來檢測自己是否準備好迎接未來的世紀？每天我們可以問自己：

我的知識、情緒管理是否足以面對未來的挑戰？我的慈悲品質、智慧品質是否足以面對未來的挑戰？我的身體健康是否足以面對未來的挑戰？

經過這樣的思惟與觀察，我們才能時時警惕，深切的體會到人類身心再進化的必要，而能不斷精進，在受用各種先進的科技時，不會養成依賴的心理，而在面對像SARS一般的挑戰時，也能從中記取教訓，將其轉化為身心昇華的契機。

以生命進化的觀點觀察佛身

我曾在世界著名的印度阿旃塔(Ajanta)石窟，看到一尊站立的佛陀，印象非常深刻。佛像的右手垂下，手掌自然向外，彷彿給予眾生無盡安詳與無畏的接引。他的縵衣從右肩柔順的投下，左手在脅下輕扶著縵衣，雙眼垂視，彷彿與法界融合為一，安住在最寂靜喜悅的境界中。

原來，站著竟可以如此安和莊嚴，扣人心絃，自在自然一站，就可以把至深的生命境界，輕輕的點出，彰顯出最圓滿的宇宙精神。二千五百年前的佛陀，為人類身心圓滿的展現，做了最佳的示範。

佛陀圓滿光明生命型態，是否可以做為未來人類進化的美麗藍圖？

根據佛經中的記載，從明顯的特徵來看，佛身具足了三十二種圓滿的形象，也就是所謂的「三十二相」。這些圓滿的身形特徵，並非只是表相，而是內含了各種心靈的德行相應外顯而成。因此，佛陀所展現的人類圓滿進化，不僅是外相的圓滿，更是內在心靈的圓滿。就好比同樣與佛

陀具足三十二相的轉輪聖王(古代印度統治世界的聖王)，其圓滿的身相是由福報所來，而非由內在德行的圓滿外化而來，並不能說是圓滿的進化。

我們甚至可以發覺，佛陀的態度是以心靈的進化圓滿為主，外在的相好，只是水到渠成的自然顯現。

生命本質的革命

在二千五百年前的印度，佛陀以宗教切入了當時人間的因緣。然而，現在我們從生命進化的觀點而言，並不必將佛陀視為一個宗教者，而是人類再進化圓滿的典範，看擁有與人類相同身心條件的佛陀，所能達到最圓滿的演化成果。

如果我們將佛身的圓滿，狹隘地視為單純宗教上的修證，那就太可惜了！佛陀在此可以不必是宗教的、信仰的，而是帶領一切人類邁向圓滿身心演化的導師。

佛身的圓滿過程，可以說是人類身心革命的秘密，而這種生命技術，在古代只有少數的生命貴族了解，其實卻是可以成為普遍性經驗的。這些生命進化的高峰經驗，讓我們宛如站在巨人的肩膀上，眺望人類進化的光明願景。而佛陀出現在這個世間，也是為了讓這個秘密不再成為秘密，讓一切生命臻於究竟圓滿！

佛陀為我們展現人類在目前身心條件下，所能達到最圓滿的演化，並留下這把鑰匙，讓我們開啓古代少數生命貴族所擁有的偉大資產。

這樣的生命經驗如何被普遍性的使用呢？前提是我們必須先確切認知生命的本質和人類目前的身心與環境等因緣條件，了解其原理、原則和運作的方法，進而產生生命本質的革命。

從心最深層，掌握到改變基因的核心，進而指導改變我們身體的基因，讓我們從身到心都產生革命性的變化。

佛身與人身

佛身具好那些相好？佛身與人身有什麼不同？如何由人身進化到佛身？

一般而言，以明顯的特徵來說，佛經中以「三十二相」來總攝佛陀三十二種圓滿的身相，而比較微細難見的相好，則總攝為「八十隨形好」。以下就佛身的三十二相來探討人身進化的可能。

首先我們可以由右表中看出佛身與人身的不同。

佛身的相好，代表著何種人類進化的痕跡呢？以「長指相」為例，由於手指是人體循環的最末端，最能顯現出身體的健康狀況，佛陀的手指柔軟、纖長，代表其氣血和暢、氣機飽滿。

而佛身的「手足柔軟相」，更顯現出佛陀的心與動作和一般人不同之處。由於佛陀的心完全沒有我執、緊張，所以他拿東西時，並沒有和物品之間的緊張對立感，他的手是和物品合而為一、完全和諧的，不會緊張、僵硬，而一般人的動作則是執著緊張的，即使東西放下來之後，還是有緊張的慣性，無法放鬆，所以手足無法像佛陀一般柔軟。

綜合以上的比較，我們可以發現，由於佛陀的心安住在宇宙實相的智慧、廣大的悲心及正確的見解，所以從最微細的心到呼吸、氣脈，乃至身體的每一部份構造都很圓滿理想，最後甚至能擴大到創造外境的圓滿，也就是淨土的圓滿。

如何從人身進化到佛身

我們了解佛身的優點之後，如何由目前人類的身心狀態達到圓滿的佛身呢？在古代，許多修行者都是透過禪定的學習，並效法佛陀內在的圓滿心靈，自然改變，逐漸達成佛身，但一般人也得花上好幾年的時間才會有些許成果。而現代人生活的型態大大不同於古人，必須要以更有效的方法來達到目標。

我將經典中所記載的方法加以整理，加上個人修鍊實踐的親身體驗，因此提出一套「延伸線健康法」。「延伸線健康法」的概念就是：一個圓滿、健康的人身，不論行動還是靜止的時候，身體裡裡外外各種自然而順暢的線形。現代人在種種生活壓力，以及不良的走姿、坐姿與生活習慣下，身體的種種線形受到壓迫、扭曲，因而產生許多緊張的糾結之處，這些糾結也就是種種疾病產生的根由。而「延伸線健康法」就是練習怎麼把這些最容易糾結之處給展延開來，伸展開來。而「身」能延伸開來，緊張的「心」也會延伸開來，進而兩者相互提升。

生命與生命現象的進化圓滿

圓滿的佛身結構，讓人體宛如一座最舒適的移動房子，柔軟地保護著我們的身心。當我們遇到任何情況，不會隨著錯誤的本能來反應，而能依智慧、慈悲來判斷行動，遇到突發狀況，身心也能做出最佳的反應，使我們受傷的機會減少，即使受傷也能以最快的速度復原。

將人身調整成佛身的結構，能使心念自然寧靜專注，愛和慈悲自然增長，愛人和愛世界也成為一種常態，使人類的身體和心靈都朝向光明的進化昇華。

圓滿的佛身，為我們開拓了人類進化的廣大視野，從心靈到具相的身體，乃至一切生命、外在環境的共同圓滿進化，從過去、現在乃至無窮盡的未來，佛身的圓滿為人類展現了宇宙中最深沉、和諧的演化之舞！

本文作者為作家

部位	佛　　身		人　　身	
	相貌	進化指數	相貌	進化指數
頭部	頂髻相	理智與感性完全統一的腦部增生現象	無頂髻	大腦皮質雖然發達，核心卻仍然是無明本能控制
舌	味中得上味相 大舌相	沒有舌苔，柔軟平順，即使是最清淡的味道，也能吃得好滋味	常覆有舌苔	緊張的舌根無法分泌充足的唾液，且舌面常覆有舌苔，吃不到食物的好滋味
頸	頸椎平順	氣機流暢	前傾突出	氣脈不順，頭腦昏沉
肩	肩圓好相	兩肩平整，圓滿豐腴，代表身心完全放鬆、平衡	上聳	壓力、緊張，肩頸痠痛
胸	獅子胸臆	超大、舒適、安全的內臟空間	內含	壓迫內臟，呼吸鬱積不順暢
脊椎	大直身相	脊椎骨氣機飽滿，宛如長條形的氣球，自然扶直	・S型脊椎、駝背	身心不平衡，使壓力都集中於脊椎兩側，壓迫內臟
胯骨	馬陰藏相	胯骨內含，表情欲斷除	胯骨外翻	
膝蓋小腿	如鹿王	股骨、小腿如同鹿王一般纖圓、有彈性，有自然的氣墊保護	僵硬打直，關節無彈性	人類青春期之後情欲增長的生理現象雙腳缺乏彈性，容易疲勞、受損
腳底	足下平滿相	腳底氣機充滿，如自然的氣墊鞋，久走不累，彈性特佳	腳掌凹陷無氣墊	雙腳氣機不足，又必須承受全身的重量，容易疲勞、受傷，必須穿氣墊鞋較舒服

人的壽命有定數嗎？

文—慧心齋主

好多次聽人說起，某人往生之後，家人整理遺物，赫然發現批命單上寫著「某年某月」大限，正是此時，好像閻王請你三更會面，還真不能遲到。壽命似有定數。

不過，也不乏這樣的消息：某人已呈彌留狀態，但一直撐到心愛的么兒來到眼前，才安然棄世。民間更有人健康欠佳，或遇到生命危險，求助良醫的同時，還修橋補路做善事、拜神明、點光明燈、誦經等，卻也可以消災延壽。這些例子又顯示，壽命好像可以自力救濟。

紫微斗數的典籍裡，有兩種方式推算壽命。一是宮位，古人以福德宮為推算壽命的宮位之一，福德宮顯示人一生的物質與精神生活的狀況，也可說是生活狀況。福德宮好，能夠在自己負面的想法裡絕處逢生，轉敗為勝，不會搬石頭砸自己的腳，不會認為別人總在跟自己玩陰的，會給自己找樂子耍，也能懷同理心，幫助他人。生命裡有好的情緒當作自己的享受，生活中對物質生活沒有特定的要求，當然也不易為物所役，知足常樂，處世豁達。一旦知足度日，即使有病，也可以用健康的態度面對，依現代醫學的說法，免疫力好，也許不易有大礙。從古人的智慧對壽命的解讀，是以心為主導，好的善的心念，帶動好的行為，也帶動好的生命行為——壽命，因此造就一段身心健康、物質也不差的生命過程。

另一個預測壽命的方式是大運與流年等時間因素。可以知道一個人在某階段，有個生命的關卡，通常生命關卡所表達的是一個過不去、解不開的災劫，如果再以身體狀況配合，就有某年某月有一關，度過了即能避開死神的解讀，這個關有時是可預見的，有些是意外，有些人即使沒有遇到生命關卡，也可能死亡（墜機事件中有這樣的例子），也有人靠自己的努力，走過一次又一次的生命狹路。證實生命關卡只是個參考，人生有太多可以開創的可能在等著我們。

壽命指的是從出生到死亡的生命時間，死亡則是結束生命的一個點。這段生命過程中，所發生的每件事，從開始到結束，都可說是從一個出生到一個死亡。同理，每一念頭、想法，也有從生到死的過程與現象。所以如果你的福德宮不佳，不妨另尋解決之道，就是讓自己平時每一件事、每一種想法、每一個念頭都保持在善的狀況下，這樣便符合古人以福德宮解讀壽命的安排，使自己心胸豁達，知足常樂，能為自己消災甚至延壽。

紫微斗數也提醒我們，藉著命運裡星曜的性質來轉變，可以逢凶化吉。所謂「轉」，是指轉變自己心中的負面念頭，並且也因此轉變負面念頭所帶動的行為，以壽命為例，例如火星遇到某些星，有些人會以毀滅來解讀人生現象，毀滅是不利於長壽的念頭，又如武曲化忌加上某些星，可能使人覺得諸事既然不順，乾脆就放棄算了，這也可以引申為對生命的看法。算命的意義，是在知道狀況之後轉變命運，下手處是將想法與行為一起改變，如果心中的字典沒有「毀滅」這個字眼，就可以將沒有自信的放棄，轉成了沒有掛礙的放下。

這世界上確實有一些人，可以自在面對生死，平時心中沒有牽掛、俯仰不愧於天地。長壽與否對他們而言並不重要，因為生命與生活中每一刻，都圓滿而完整的活著，這種超越，也使得他們沒有人我是非，能把大眾的利益放在第一位。這種胸懷實在令人嚮往，祝福你我，都有這樣的境界。

本文作者為命理專家 ■

後人類進化論

文—莊琬華

繪圖—BO2

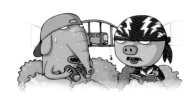

　　我們都知道，人類現今的樣貌是由古代的猿人，或者更早的其他生物逐漸演變而來的（柏納・韋柏的《豬儸紀》中甚至發現人類其實跟豬有很親近的關係），隨著環境的變化，人類或各種生物自會產生因應的方法，如果無法有效改變者，就可能如達爾文學說所揭示的「物競天擇、適者生存」的道理而被自然淘汰。

　　你曾想過自己可能進化為哪種類型的未來人類嗎？做個小測驗，來看看你是哪一類！

1.如果你出生時即可選擇成為某種型態的存在，你會挑選哪一種人類類型？
a.一般喜怒哀樂，生老病死的人。
b.類似科幻小說中可以長生不老、又具有超人智慧的人。
c.以天地為蓋，草木鳥獸為友的摩登原始人。
d.電影《X戰警》中的變種人，具備某種特殊力量，非一般人類。

2.某天你很幸運的撿到一個神燈，神燈中的巨人讓你可以用犧牲自己的健康來換取一樣東西的話，你會換什麼？
a.愛花多少就花多少的金錢與財富。
b.永垂不朽的名聲。
c.換取你心愛的人的健康。
d.只要身體健康，什麼都不換。

3.如果醫生剛告訴你需要節制飲食來注意健康，但是你最崇拜的偶像卻邀請你參加聖誕狂歡Party，你會如何選擇？

a. 只吃適當的食物，保持冷靜、清醒，不過度狂high。
b. 決定破例一次，開懷大吃大喝，不醉不歸。
c. 不但狂歡，別人給你一點違禁藥物助興，也來者不拒。
d. 婉謝對方好意，不去Party，以免自己受不了誘惑。

4.如果你有跟哈利波特一樣的萬能魔杖，餐點都是輕輕一揮就出現的話，你會最常變出哪一類料理？
a.清淡生鮮的日式料理
b.豐富多樣的中式佳餚
c.方便量多的美式速食
d.健康營養的生機飲食

5.便利商店幾乎成為我們日常生活中不可或缺的空間之一。大部分食物或飲料類商品都會標示熱量與營養成分，在你購買時：
a.一定會看標示，然後選擇低熱量的食物。
b.一定會看標示，不過，只是參考，碰

上特別想吃的東西，就不在乎熱量。
c.會看標示稍微衡量一下，這餐熱量過多，下一餐就減少一些。
d.完全不看標示，不管糖果餅乾或者泡麵便當，只要是想買的東西就買。

6.打開你的冰箱，裡面哪類食物堆積最多？
a.泡麵、速食粥類等沖泡快煮食品。
b.冰淇淋、蛋糕、休閒零嘴等食物。
c.青菜蘿蔔、蕃茄葡萄柚等蔬果類食物。
d.啤酒、可樂、罐裝咖啡等現成飲料。

7.你最喜歡的休閒活動是：
a.超級有氣質、優雅悠閒的活動，例如看電影、聽音樂、看書、喝下午茶。
b.一發不可收拾的活動，例如打麻將、玩線上遊戲、玩橋牌。
c.汗水淋漓、通體舒暢的活動，例如有氧舞蹈、游泳、健行。
d.練功，例如傳統的太極拳、氣功等可以打通血脈、舒活筋骨的活動。

8.你最喜歡哪一種旅遊方式？

a.刺激冒險，耗費體力，需要毅力的旅遊，比方說橫越南極洲或者攀登喜馬拉雅山。

b.高級飯店或者渡假村，可以睡覺睡到自然醒，鎮日於泳池畔樹蔭下欣賞好風景，吃要大餐，飲要醇酒。

c.跟著旅行團，上車睡覺，下車逛街買名牌，一切活動都能輕鬆自如，也可以嚐遍各地美食，例如東京大阪五日遊。

d.像古代的苦行者般，一步一腳印，以最簡約刻苦的方式，完成旅行的夢想，例如參加西藏朝聖徒步旅行。

9.如果你發現自己的體重過重，而且很多衣服都穿不下了，連走路十分鐘都會覺得喘不過氣來，那麼你會使用哪種方式減重？

a.嚐試各種減肥藥或者網路上流傳的中藥減肥偏方。

b.花一筆錢，去美容減重中心讓人按摩、指壓，讓減重變成一種享受。

c.憑自己的毅力辛勤的運動，並且做到控制飲食，貫徹少吃多動的鐵律。

d.衣服太小？買大一點的就好。走路會喘，那麼坐車就好。

10.減重是現在男女老少的重要課題，在你的減重經驗中，最常發生的狀況是：

a.「明天再開始減肥」，今天先好好大吃一頓。

b.每天照表操課，不達到目標決不停止，不受任何外力影響，貫徹到底。

c.一開始嚴格實行，之後卻慢慢鬆懈下來，體重有減少就好。

d.反覆不停地進行減重計劃，可是卻沒有太多實際成效。

11.如果你的身體出現一些不舒服的症狀，你會：

a.好好休息，讓身體自己去調節、舒緩這些症狀。

b.頭痛吃止痛藥，發燒吃退燒藥，自己就能對症下藥。

c.不管這些症狀，繼續所有平常活動。

d.第一時間內就找醫生問清楚看明白。

12.如果生了比較嚴重的病，你會採取什麼樣的醫療方式？

a. 自己先行研究病情、病因，再判斷應該採用中醫還是西醫還是其他醫療方式。

b. 無條件相信西醫，馬上去。

c. 無條件相信中醫，馬上去。

d. 很容易聽聽這個，聽聽那個，不斷地更換治療方式和醫院。

13. 你相信以下哪種方法有助於健康之改善？

a.食補

b.藥補

c.運動補（包括氣功、打坐等）

d.心情補——隨時保持豁達的心情

14.你最喜歡一天中的哪個時間？

a.清晨

b.白日

c.夜晚

d.午夜時刻

15.現在的生活步調，好像跟隨著環境的脈動而有快慢之別，你覺得自己的時間很多還是很少？

a.我有許多「美國時間」，可以慢慢消磨。

b.我的時間就是金錢，一刻也不能浪費。

c.如果一天可以當作兩天用，那該有多好！

d.有時候太多，有時候太少。

16.下列書籍中，你最喜歡哪一本？

a.《向120歲挑戰》

b.《如何賺到第一個千萬元》

c.《如何認識自我》

d.《享受歐洲美酒美食之旅》

17.下面這些話，你相信哪一句最有道理：

a. 健康最重要的是自己要長期注意、保養。

b. 健康最重要的是要有可以相信的醫師朋友，當你的參謀。

c. 健康最重要的是要有錢，有錢就可以找到最好的治療和保健方法。

d. 人各有命，健康是天生註定，強求不得。

18.你覺得下列哪句話最能表述你的態度？

a.人生苦短，該享樂的時候，就不應該實行禁慾之行為。

b.人生苦短，所以平時就應該做好養身，以延長自己的壽命。

c.人生苦短，一切順其自然，也不必太過強求或浪費。

d.人生太長了，實在讓人苦惱。

19.如果可以讓你自己決定活著的時間，你會選擇：

a.在最燦爛的青春年華綻放生命光芒而停格。

b.七老八十頤養天年於願已足。

c.超過一世紀的長壽，看世代變換。

d.長生不老，與天地同壽。

20.「合理膳食、適量運動、戒煙戒酒、心理平衡」是健康生活的四大基石，不過：

a.知易行易

b.知易行難

c.知難行難

d.知難行易

計分表

	1	2	3	4	5	6	7	8	9	10	11	12	13	14	15	16	17	18	19	20
A	2	2	3	3	5	2	2	3	2	0	3	5	5	3	5	5	5	5	0	0
B	5	2	2	2	3	2	0	0	2	5	2	3	3	5	2	2	3	5	2	2
C	5	5	0	0	3	5	3	5	5	5	3	0	3	5	2	0	3	3	2	3
D	3	5	5	5	0	2	5	2	0	2	5	2	5	0	3	2	0	3	5	3

將各題所得分數相加，再查對下列分組，你就可以知道未來你可能進化成哪一類型的人。

駭客任務型（1-25）

別高興，你絕對不會是基諾李維飾演的救世主尼歐，你只是他未覺醒前的同胞。那些成千上萬個完完全全由母體控制的人類，終其一生只消接受母體產生的訊號，無須使用任何肢體、臟器，就可以透過那些訊號獲得至高的生命享受。即使那只是一種訊號，也可以讓你全然滿足、優遊自在地生活，健康的重要比不上享樂的歡愉。代價是你得承受的風險是母體突然停止對你的供給，也就是進入死亡狀態。不過這對你來說一點都不是問題，因為你根本不曾思考過生命，或者你已經思考過，但是終究無法參透，而願意像那些接受母體控制的人一樣，活在虛幻的感官世界中。

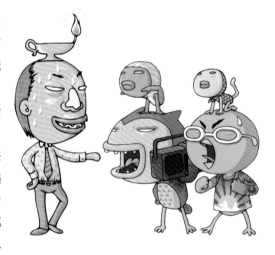

單身日記之BJ型（26-60）

記得電影中那個為了瀟灑的上司而努力減肥的BJ嗎？你跟她應該是一掛的。平常的時候，你對生活似乎沒有太大的熱情，總是隨心所欲；和朋友見面就是吃飯聊天、小小抱怨，外加甜點、

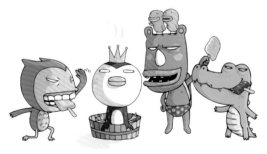

冰淇淋，甚至再加上一點酒精助興，除非有特別的誘因，否則你並不在意自己的身材或者健康，甚至有時候只是嘴上嚷嚷，並不一定付諸行動。反正活著對你來說就是那麼一回事，你有土象星座的實在，卻也缺乏看見未來的想像力；活多久聽其自然，卻也忘了人自身的力量；所以，你只是維持著人類幾萬年來的原始狀態，等待物種競爭的自然淘汰。未來的世界中，是否能有你的一席之地，實在頗令人擔憂。

X戰警之變種人型 （61-80）

金剛狼、暴風女、小淘氣、冰人，這些未來世界中的變種人，每個人都擁有特殊的專長，他們除了天賦之外，更藉由精密的訓練與自我控制，而成為人類的保衛隊。如果讓你選擇，不知道你會希望擁有哪項專長？也許這樣的專長已經潛伏在你體內，只差適當的關鍵來將之引出罷了。所以，在等待關鍵開啟之前，你還是繼續保持絕佳的體能狀態，做好準備，為身體儲存健康能量。不過，記得控制好自己，不要對身體過度

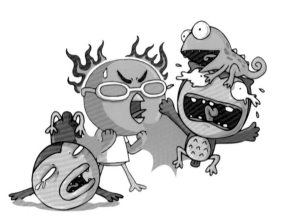

自信而忽略了紀律與適度活動的重要；更別像電影中的火人，只要一生氣就會「發火」，這樣只會提早耗盡自己的生命而已。

魔戒之哈比人型 （81-100）

堪稱本世紀最偉大的奇幻小說《魔戒三部曲》（*The Lord of the Rings*），改編成電影之後，更叫人見識到它的威力。故事中，身負重任的主角佛羅多，所屬的種族－哈比人就是擁有超過百年壽命的一族，因為他們樂天知命，靠自己的方式勞動，生活有規律，煩惱的時間決不超過一天，不想太多，也不想太少，所以，他們能快快樂樂的生活著。你也正如這些可愛的哈比人，創造對自己而言舒適又快樂的生活環

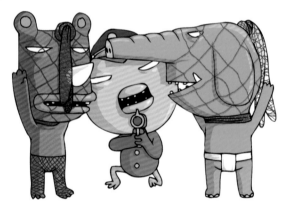

境，不與世爭，逍遙自在。至於到底能活多久？或許對你來說，這根本不是問題。生命的質與量並重，你會是生活大師。

Part 8
一些聯想
Something Related

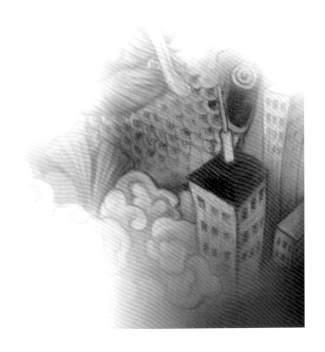

晉文公還是公子重耳的時候，已經結了婚，妻子出身赤狄的別種，叫季隗，爲重耳生了兩個兒子。重耳四十三歲出奔狄人，在那裡待了十二年。他仔細觀察了這個部落環境，的確沒有發展政治的前途；又聞聽人說管仲、隰朋都死了，齊桓公或許會有求賢募能的打算，就想到齊國去。臨行之前，他對季隗說：「你等我二十五年，我二十五年不回來，你再改嫁。」季隗說：「我已經二十五歲了，再過二十五年，人也快要進棺材了，還嫁甚麼？你去罷，我等你就是。」這「人也快要進棺材了」，原文說的是「將就木焉」，這就是「行將就木」一詞的來歷。

行將就木──關於養生的故事

文—張大春

結果季隗等了重耳七年，其間重耳先娶了齊桓公的女兒，又娶了秦繆公同宗的五個女子，等到晉惠公十四年秋天，惠公薨於邸，十二月上重耳外挾強援，由秦國派重兵開道，順利回到晉國，成爲繼任的君王──他出奔長達十九年，算一算，登王位時已經六十二歲，前前後後娶了七個妻子，你待會兒就知道他這樣搞，怪不得祇能再活九年。

晉文公活到七十一，在位九年而立下了春秋史上的君王典範。如果用季隗的話來推驗，則在當時的人眼中，晉文公是在「行將就木」之年以後才開始漸展鴻圖的，眞是金色的晚年。

中國人談頤養天年好做高論，尤其是老莊虛靜無爲的論述，似乎不如此，不能替長壽的渴望找到一個理據，甚至一種道德的正當性。依我看，養生的目的就是教人更像木石一般的物類那樣活著。這要從睡覺——一個很接近死亡的姿勢說起。

明人鄭瑄的《昨非菴日纂·頤眞第七》上記載：「有人見三叟，年各百餘，鋤禾莠。拜問：『何以得此？』上叟曰：『室內姬麤醜。』二叟曰：『量腹接所受。』下叟曰：『暮臥不覆首。』要哉言也！」

那位娶了個麤醜的妻子而顯然不太行房的老人居然最稱上壽，似乎與最近的科學研究報告所觀察者完全悖反。中國的老古人寧可相信人在交配這件事上其實更接近低等的生物——祇消一繁殖，生命就算完遂了功課。所謂：「半醉酒／獨自宿」，所謂：「獨寐醫淫」，所謂：「色使目盲」，都是告誡人——而且是通常是告誡男人——不要輕易啓動那「煩惱根」。

如果細細品味下面這一段鄭瑄所引述的司空圖的詩，就知道祇不是與異性交合犯大忌，DIY也該盡量避免：「蝶交則粉退，蜂交則黃退，故詞云：『蝶粉蜂黃渾退了』，司空圖詩云：『昨日流鶯今日蟬／起來又是夕陽天／六龍飛轡常相窘／更忍乘危自著鞭。』楊誠齋戲色者云：『閻羅未曾相喚，乃自求押到，何也？』」

對於第二個老叟的意見，我幾乎不能置一詞。因爲別人的肚皮我不能代爲吃飽，是以如何才是你的七分飽？如何才是他的八分飽？如何才是養生家

的剛剛飽？也就分說由人，很像多年前香菸包裝盒兒上的外交辭令：「吸煙過量／有害健康」，怎樣才算過量呢？除非你不想再賣香煙了，否則這過不過量的裁量權還是得交給癮君子的自由心證。一旦交由吸煙的人自己決定，就永遠沒有過不過量的問題了。

至於也活到一百歲、還跟著兩位前輩一塊兒鋤田草的「下叟」所言，卻讓我納悶了許久。「暮臥不覆首」？如果說夜眠不應覆首，那麼睡早覺、或者是睡午覺，就可以蒙頭大睡嗎？

後來我無意間讀到清人梁章鉅的筆記《歸田瑣記》有〈稟賦不同〉一則，是這麼說的：「昔人以夜不覆首爲致壽之原，取其夜氣之不鬱蒸。」看起來，這跟日前所披露的一條國際新聞有點相關：一個東歐某國的老兄在黑森林中架木爲床，曝眠於枝椏之間，過了好幾十年，體魄健朗，精神矍鑠，耐力倍於常人——從簡短的資料影片看去，我發現這位老兄睡覺的時候雖然穿了襪子，但是雙腳全無覆蓋，可見「玉階生白露／夜久侵羅襪」並無害於養生。

不過，梁章鉅明明在〈稟賦不同〉裡揭櫫養生大旨：「又有百病從腳起之說，蓋湧泉穴與心相通，最易入，故養生家皆愼之。」湧泉穴在人的腳底正當央，左右各一，似乎是養生家眼中的寶庫。前文提到的鄭瑄也說：「湧泉二穴，精氣所生之地。常令童男稚女，摩擦千遍，心頭勿想過去未來，人我惡事，惟以一善爲念，令人不生惡夢。榻前時焚蒼朮諸香，勿令穢污，以避不祥。」倘若在今天這樣搞養生，肯定養不了幾日就吃上違反〈兒童福利法〉的官司。

根據李予善《瑯嬛閣汲古書譜·卷二百十三·養生三》所載:「孫思邈《千金方》云:『口中言少,心中事少,腹裡食少,自然睡少;依此三少,神仙訣了。』戴可亭蚤起食精粥一碗,及申牌時分,飲人乳一柝,蓋自蓄一乳娘,稱『乳嫂』,穴其帳,每夕令乳嫂捧乳隔帳授之,時一刻,盡吮一乳。翌日易其側,乳嫂猶有餘裕自乳其子也。此蓋聞之於先大父云。」這則記載也教人覺得奇怪。既然是一天喝一杯人奶,讓乳嫂擠出一杯的量來,應該不是甚麼難事,卻裝模做樣地隔帳取乳,故示防嫌,這手腳其實不難看破。

可李予善的載錄並非孤證,梁章鉅也在《歸田瑣記》的〈少食少睡〉一條裡留下了證詞:「記在京日,侍戴可亭師請示卻病延年之術……師時年已八十餘,風采步履,只如六十許人。自言每日早起,但食精粥一大碗,晡時食人乳一茶杯。或傳師家畜一乳娘,每隔帳吸乳嗛之,乳盡輒易人,蓋已二十餘年,師諱而不言也。余偶問曰:『即此已飽乎?』師大聲曰:『人須吃飽乎?』」同樣是在今天,像戴可亭這樣搞養生,恐怕還會扯出性侵害的糾紛來。

回頭再說睡覺。先前引了〈秉賦不同〉一文,說養生家都重視湧泉穴。但是梁章鉅的原意其實對此不無質疑,他舉了曹秀先和劉墉這兩個都活了很大壽數的人做例子:「然人之秉賦不同,有不可以一律論者。相傳曹文恪公秀先臥被僅四尺餘,只覆胸腹而已;赤兩足,置於被外,雖嚴寒亦然。劉文清相國墉臥被甚長,睡時將被摺為筒,疊其下半,挨入之。家人俟其臥於被中,並將上半反疊,如包裹狀,雖酷暑亦然。是皆罕聞之事,然兩公畢生泰

然,並無傷寒傷熱之證,且各登上壽考終;則理之不可解也。」

劉墉是山東人,他有一次與人閒談,無意間說起山東多人瑞,但是沒有一個養生家,言下之意似乎養不如生。養不如生,可能是個道理,但是強調「後天努力、解決問題」的人聽來畢竟刺耳。山東省青州府從前有個樂安縣——民國以後不叫樂安了,叫廣饒,也不知是甚麼道理——當年還叫樂安的時候是個長壽鄉,「阡陌往來間所語家常,輒數十年前事,翁媼皤然者眾,每春遊如織,花底酬酢,猶殘雪覆櫻,是絕佳光景。」(關之奇《亳薹志》)

關於樂安縣的壽者,王士禎也有記載。王士禎有個鄉試同年,叫李迥,字奉倩,據他告訴王士禎,有這麼一個養生的撇步,見《池北偶談》:「樂安縣有孫公者,年九十,強健如四五十人,自言生平唯服響豆。每槐子將熟時,輒令人守之,不令鳥雀啄落。既成實,即收作二枕,夜聽其有聲者,即響豆也,因棄其餘;如是數易,而得響豆所在。每樹不過一枚,每歲服不過一粒,如是者數十年,無他術也。」李迥這個說法總不免讓人想起失眠這件事。家裡沒有槐樹的人可以倒過來想:逮住了響豆,一口吞吃下去,其實情狀頗似解除了那種失眠性的耳鳴——一眠眠到自然覺,也許還有長壽的機會。

「食不厭精、膾不厭細」似乎是一種養生之法,這是戴可亭那種人「早食精粥、暮飲人乳」的一路,還有一路正相反,這就要先說回宋朝去了。

宋太祖對道家的養生術甚感興趣,開寶二年(西元969年)閏五月,他攻下太原後,人到了鎮州,訪視知名道士蘇澄隱,問他:「朕興建了一座

建隆觀，想徵聘有道術的人士居之爲住持，你可有意思去呢？」蘇澄隱答道：「京師浩攘，非所安也。」

過了十幾天，太祖又召見，問以養生之術：「師逾八十而容貌甚少，盍以養生之術教朕？」蘇澄隱說：「臣養生，不過精思煉氣耳。帝王養生，則異於是。老子曰：『我無爲而民自化，我無欲而民自正。』無爲無欲，凝神太和。昔黃帝、唐堯，永國永年，用此道也。」太祖聽了十分高興，給了極其豐腆的賞賜──蘇澄隱的養生之道還在生財之道底下。

縱觀趙匡胤出身起家、興兵創業的氣質，他蓋建隆觀不應該祇是爲了向蘇澄隱這樣的方技之士請益養生之道，他的崇道與興佛都是一手政治棋。到了他弟弟趙光義即位，是爲太宗，情形就大不相同了。宋太宗在位二十二年，平均每年都蓋一座以上的道觀。

太平興國三年（西元978年）四月和四年九月，宋太宗兩次召見華山道士丁少微入宮，獻金丹等藥，甚至得以留住宮中達三月之久。另一個陳摶，據說一覺可以睡一百天，這也算是一門道術了。宋太宗也召見了兩次，賜號「希夷先生」。君臣之間也有詩相唱和。還有個叫陳利用的道士，其實就是個走賣藥的，來至京師，自稱會煉丹，經樞密承旨陳從信推薦，立即召見，試其術，頗驗，立授殿直，累遷鄭州團練使，賞賜甚厚。

宋太宗搞養生是玩兒真的，徵召起民間隱士、道士之擅炮藥的、精煉丹的不說，就算自言有「辟穀導引」之術，甚至「不畏寒暑」的、能「長嘯」的，都算是一技之長，風聞到京，即備加禮遇。

宋朝初葉，由於兩代帝王刻意要從後周世宗禁佛毀道的廢墟上加意建立起宗教化俗的殿堂，其中宋太宗自己也信以爲真地成爲養生之學的信徒，這對那些鑽研長壽之術，以斂當下之財的人來說，無疑是溫床。

也正由於這種風尚，刺激出另一種完全對反的論述。

論此之前，要先換算幾個年代。北宋神宗和南宋高宗之間，有這麼一位僧人，法號惠洪。惠洪出生於宋神宗熙寧三年（1071），圓寂於宋高宗建炎元年（1128），一共活了五十七歲，僅中壽而已。他出生的第二年，歐陽修死，歐陽修是宋太宗景德三年（1007）生人，死於神宗熙寧四年，得年六十五，也不算長壽。算這兩位前賢的歲數，不過是要反襯另一個人的年紀。這個人就是出現在惠洪《冷齋夜話》裡的一位無名僧。倘若此僧所言不虛，在惠洪遇見他的時候，他沒有九十、也有八十了。

「予（按：這個說話的『予』是惠洪）遊襄禪山石崖下，見一僧，以紙軸枕手，跣足而臥。予臥其旁，久之，乃驚覺起，相向熟視予曰：『方聽萬竅松聲，冷然而夢，夢間歐陽公羽衣、折角巾、杖藜，逍遙潁水之上。』」

「予問：『師嘗識公乎？』曰：『識之。』予私自語曰：此道人識歐公，必不凡。乃問曰：『師寄此山，如今幾年矣？道具何在？伴侶爲誰？』」

「僧笑曰：『出家欲無累，公所言哀哀多事人也！』曰：『豈不置缽耶？』曰：『食時寺有碗。』又曰：『豈不蓄經卷耶？』曰：『藏中自備足。』曰：『不備笠耶？』曰：『雨及吾不行。』曰：『鞋履亦不用耶？』曰：『昔有之，今敝棄之；跣足行。殊快人。』」

「予愕曰：『然則手中紙軸復何用？』曰：『此吾度牒也，亦欲睡枕頭。』予甚愛其風韻，恨不告我以名字、鄉里，然識其吳音也，必湖山隱者。南還海岱，逢佛印禪師元公出山，重荷者百夫，擁輿者十許夫，巷陌聚觀，喧吠雞犬，予自嘆曰：『使襄禪山石崖僧見之，則余為無事人耶。』」

能夠跟歐陽修交上朋友，又跟惠洪共一石而臥，這無名山僧的年紀應該有一大把了；然而看上去最迷人的不是年紀，而是他那不求供養而自成的生命狀態，回頭去看那些個養生的講究——哪怕祇是一年挑一粒響豆吃——不也嫌多事麼？

養生的確是多事之事。

要是不嫌多事，底下這段文字是教人於日常之中養生的，還可以一氣兒讀下去，練成一技。對我而言，這篇文章寫到「養生的確是多事之事」算是恰恰完事。

鄭瑄《昨非菴日纂》提出了一日之間的「頤眞」之法，名為「恬養一日之法」。說是雞鳴後就要醒來，用手呵氣一、二口，以出積毒，搓熱，在鼻兩旁擦抹，並用以熨揉目眶五七遍。還要將兩隻耳扇子像前後揉捲，也得五七遍。

接著，兩手抱住腦袋，以食、中二指彈腦後各二十四次，左右聳身舒臂，作開弓勢，也要各作上五七回，接著是兩隻大腿伸縮屈張，也得五七遍，然後就是叩齒了。

叩齒（也就是上下牙互相敲擊），要叩到滿口生津，分做三次嚥下；其作用，是能夠讓五臟邪火不炎。這以後，要稍息片刻，再視溫涼酌予加減衣服——此下略去「服平和健胃藥數十丸」一步，因為不知該如何推薦「平和健胃藥」。

少頃，就該吃早飯了。鄭瑄的建議是：吃薄粥一、二甌，壓點兒蔬荼，挺著肚子走五六十步，這時可以禮佛、可以誦經，或者是教導兒孫課業，甚至作點家事活兒也是應該的。此下，原文有「就事歡然，勿以小過動氣」，可見舊時代的老男人一做起家事來就容易動氣，才需要這般提醒。至於「杖入園林，令園丁種植蔬荼，芟草灌花，採花插瓶，以供清玩」這幾句話也不是存心要嘔死現代人，但是若實在養不起園林、僱不起園丁，也請不要一意孤行。

午餐前要閉目定神片刻，用餐的鐵律是「量腹而入，毋求厚味香燥之物，以爍五內。」食畢，飲清茶一杯，起行百步。同時以手摩娑肚臍，又轉手摸腎堂令熱，「使水土運動」。請注意：摩娑腎堂請避公共場所，否則可能會上報或送警。

對鄭瑄而言，下午是接客閒談的時間，他強調的下午茶是配有一、二粉麵製的茶食的，送客出門順便走走，當然就是為了化食的緣故；唯顧忌客不走，主難送，窩腰一下午反而傷身，所以接見甚麼樣的客人，攸關生命安全。

晚餐仍然是「量腹饑飽」的原則，要是覺得渾沌不明，倒不如看成是「寧稍饑，毋過飽」來得準確。此時可以喝三五杯酒、以和百脈，所謂「篝燈多月看詩，更闌始就寢。」就未必是養生，而也可能傷眼了。據說睡前若能服消痰導滯之藥，更有益生健體之功。

我不知道你對這樣的晚年是否有所憧憬，反正這一段是我多說的——那就再多說兩句——要是有人告訴我養生得以期頤，成了人瑞之名，卻要過這樣乏味的日子，我會沒甚麼生趣的。　■

本文作者為作家

在科幻小說的領域中，曾有人打趣地說過，其中最紅的幾個要角：外星人、機械人、生化人都帶一個「人」字，可是仔細思索一下，這幾位老兄卻都稱不上是貨真價實的「人」。

兩類人

科幻小說中的人類，以定義來說，分為「以人為藍本而對映出現」的第一類人，以及「以人為主軸而做細節旋轉」的第二類人；第一類「人」的代表性角色是前面提到的外星人、機械人、人造生化

科幻小說中的幾種人

文—蘇逸平

人，這類「人種」的存在與否，一翻兩瞪眼，以目前的科技而言，出現的時機還沒到，至少地球上還沒有人證實見過外星人，而像《魔鬼終結者阿諾》，或是《綠巨人浩克》之類的超時代機械人、生化人，當然也都還沒正式問世，至少你我都還沒見到過。

不要怪現實世界如此無聊，要知道科幻作者塑造奇異空間的功力，和存在於現實世界的科學家比起來可要高強得多，科學家要讓一件事物成真，可能要花上無數的時間、精神、人力，而科幻作者所需要的，則可能只是大筆一揮……。

而提到第二類「人」，在現實與想像間的距離，那可就要近得多了，因為這種類型的科幻人種仍以人類血肉為主，只是附加不同功能，他們不僅給我們帶來無比的娛樂性，在此之外，還披戴著無窮想像的夢想之翼。基本上，屬於這類人種的科學

怪人、透明人、多眠急凍人、變種人、基因改造人和半機械人，在過去的漫長歲月裡，雖然都只在科幻作品中出現，但是隨著科學的日新月異，這些「第二人種」已經有部份悄然地出現在現實世界。

科學怪人

說到科幻小說中的人類進化，就免不了要提到瑪麗雪萊的名著《科學怪人》，這位高大、陰沉嚇人、一身疤痕且剪著馬桶蓋頭髮的科幻巨星，多年來形像深植人心。像很多的科幻小說一樣，《科學怪人》的故事中，並沒有考慮太多正統科學的真偽，只是文學作家用單純的想像塑造了一個「人造人」，而這個「新人類」因為受到欺凌、忽略，便轉為暴虐，釀成了許多的悲劇……。

科幻小說中很重要的一個社會貢獻，便是提早在一個「What if（如果這樣，會變成怎樣？）」的設定下，讓我們提早省思某些因為科技進步，人類生活型態改變而可能產生的多層面影響。有點像是你一時興起把電腦重新灌了一次程式，才發現原有的許多慣用設定也隨之而逝，接下來且要花一段時間，再次適應這個新的、看起來似乎沒多大變化，卻已經大為不同的環境。

《科學怪人》的情節，此刻正在我們的地球上演，無數個因為人類的方便而悖逆自然，改造而出的物種，正以極為快速的方式出現在我們眼前，而如果製造出來的新品種出了差錯，怎麼辦呢？說真的，還真的不能只是裝可愛地摀著嘴巴，說聲「唉喲！」就能解決了事的。令人驚艷的是，「創造生命而不能對它負責，還不如不要做」，這樣的省思早在百多年前的科幻小說中出現。

透明人

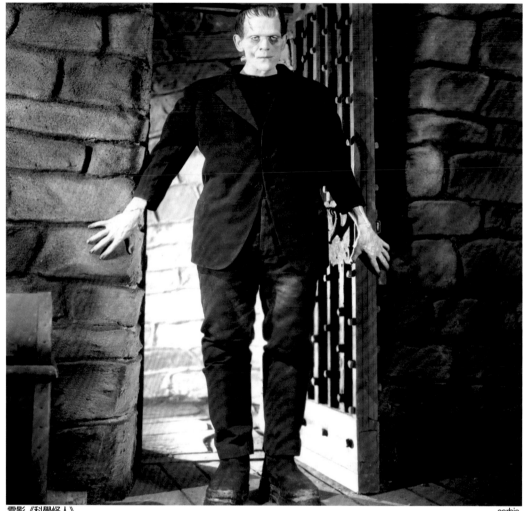

電影《科學怪人》   corbis

　　另一個在科幻作品中常出現的「透明人」，是另一個以人類身體性質翻轉想像而出的傑作。當「可見」的常人變成了「不可見」的透明人，會發生什麼樣的「What if」呢？在早年大家思想較單純的時候，對於透明人的想像，僅止於當一個人有能力變成透明，可以用這樣的方式行俠仗義，成為典型的動作英雄。而新世代的透明人卻有了另類詮釋，探討的是當一個人擁有既定法規無法限制的能力時，會無限上綱成什麼樣的脫序壞蛋？

　　有趣的是，科學家的確已經開始研究能夠使人體組織部份透明的科技，不過當然不是用來為非作歹，而是利用在醫療檢測上，期望能夠發展出不打開肚皮就看得到內臟的科技，至於這個靈感是不是和科幻小說中的透明人有關，也就不得而知了。

急凍冬眠人

　　至於另一種科幻創作中的「冬眠急凍人」，和我們的距離就益發接近。猶記得不多久以前，「冬

眠急凍」設施曾經在島上的社會新聞中小小出了陣風頭，這種標榜能夠以凍結肉體方式同樣凍結時間，爲重症者搏取等待治療新科技問世的設備，在歐美早已行之有年，接受者花費天文數字的鉅資，將自己的身體冷凍起來，等待一個可能早在急凍瞬間就已經幻滅的希望。這樣的動人題材，科幻小說作家當然也沒放過。

在日本科幻作家安部公房的一篇作品中，敘述一個急凍多眠人在長遠的睡夢中醒來，發現自己置身於未來時代逃過大饑荒的植物型態原始人群中，卻因爲忍不住飢餓偷啃其中一個可口的植物女孩，險些死於處決……。以急凍多眠方式暫停時間的悲壯之路，如果有一天能夠再睜開眼睛，看見的是不是自己希望看到的世界？會不會醒過來時，寧可希望自己不如一開始就死去？這是科幻作家們曾經編織過無數的結局的題材，只是未來會有什麼樣的結局，那些靜靜地安置在遠方某個低溫空間的冰雪面容，也許要等上無窮歲月，才能在我們這些人的墳上輕輕訴說。

變種人

現在，我們的想像之旅即將擦身而過的，是兩種本質類似的科幻族群：「變種人」和「基因改造」人。以變種人爲題材的最知名作品倒不是科幻小說，而是典型的美國英雄漫畫《X戰警》，在漫畫中，因突變擁有超能力的族群們，必需因爲正常人類的仇視及攻擊，不停地躲閃與反擊，只因爲「非我族類，其心必異」。這樣的情形，真的只會發生在科幻漫畫裡嗎？在可預見的未來，顯然極有可能發生在我們的世界裡。

當人類的基因科技日趨成熟，跨越上帝的權限，造出基因改造人類的時機已經越來越近（有人已興高采烈宣稱擁有這類技術）。好吧！讓我們再來個「What if」吧！如果改造基因的科技成真，智力經過提昇，體能經過強化，男英俊女嬌媚的完美人種出現，這類完美族群和自然生育的「純種人類」會有什麼樣的衝突發生？是完美人類逼得純種人無法生存競爭，亦或人工生養的完美人種被關在動物園也似的環境中任純種人類觀賞？

半機械人

好了好了，且讓我們把這種後果可能極可怕的想像之翼暫且收起，再來看看科幻空間的另一個成員「半機械人」吧！顧名思義，這是一種體內有機械成份的人種，最知名的典型，便是在《機器戰警》中，那位不幸殉職，部份器官卻被拿來搭配機械人身的警察。廣義來說，如果以「機械＋人身」來定義半機械人，那些身上裝著心律調整器、人工心臟、人工腎臟（小型血液透析器）的人們，是不是可以被視作是半機械人的濫觴？可想而知地，在未來時代這種「半機械人」會變得更多，因爲人類壽命會越來越長，而越來越多的身體臟器一定會用人工機械取代。

甚至在許多科幻小說中，小說家已經將未來人類設定成只剩大腦，其他一概換爲機械的怪狀人種。在科幻作品中，半機械人的發展極致，大概首推《STAR TREK銀河飛龍》中的「柏格人」，一種在進化史上選擇成爲半機械人，億萬人口卻分享一個共同集合思想的異星古怪種族。

現世代的人類，未來會有什麼樣的進化不得而知，只是科幻小說家的天馬行空腳步卻要快上許多，許多種人類進化的結局，他們早已幫我們想好了未來。

而且很傷腦筋的是，大多都是不太令人賞心悅目的未來。　　　　　　　　　　■

本文作者爲作家

當頭痛、胸悶、食慾不振、發燒、連伸手拿個湯匙都欲振乏力時，我們清楚地知道我們生病了。這時大家都會趕緊找個醫生，先把惱人的症狀解決再說，因為疾病正是名列「生老病死」四苦之一的人生難關。然而，在虛構的世界中，人們生病了又能如何呢？

為電影中的病人把脈

虛構世界裡的病人背後，呈現的正是文化、社會、兩性與親子間的衝突與矛盾。

文—李達義

事實上，縱然西方現代醫療科技到今天已有三百多年的歷史了，我們可以說現今人類對疾病的了解仍嫌不足，其最大原因就是對於致病的真正原因模糊不清。如果真正將病因找到，對症下藥，相信再怎麼名聲赫赫的怪病都能藥到病除。在電影的虛構世界中亦如此，要為影片中的病人看病，首先必須確認她（或他）的病因，但他們沒有心跳、把不到脈象、X光照過去恐怕就要消失，那麼我們到底怎樣才能為他們診斷呢？

文化疾病的隱喻

就像所有的敘事藝術（小說、史詩、神話、說書等…），電影也是文化中人們自己為自己編的好聽故事，所以首先電影就像一面完美的鏡子，它將這個文化中完美的價值典型映照出來，讓觀眾賞心悅目地「攬鏡自照」一番，這正是所謂「銀幕偶像」的源起，每位迷哥迷姐都想依照銀幕上的明星形象來塑造自己。然而，每個文化高舉的理想都是一種意識型態，都有其內在衝突，當衝突升高到某個程度，此文化理想就面臨崩解的危機。

舉例而言，傳統台灣社會女人完美的文化形象是吃苦耐勞，盡心盡力為家庭服務。然而這種價值一定立基於壓抑女人自我實現的願望，要求女人徹底放棄自己。這樣的本質性衝突，如果沒有更高的文化價值來調節，就只有靠文化中為意識型態服務的敘事體系（如電影、電視劇），來說一個動聽的故事，解決所有的文化衝突。在這個意義上，電影承接了古代神話的任務，運用敘事調解現代的文化內部衝突。調解成功的例子就如同李安的《喜宴》，片中金素梅雖然犧牲了自己追尋愛情權利，但最後結尾她還能有個美滿的生活。由此觀之，電影在某種程度上，就是一個文化自己開給自己的「藥方」，只不過這帖藥方只能治標，只能延緩病情的發作，和減輕某些症狀。

不過還有一類電影拒絕做「止痛劑」，它們直指文化矛盾衝突之處，在患者的傷口上灑鹽，當然我們可以想見這類電影不會是受到大眾歡迎的賣座片，許多特立獨行的藝術電影走得就是這種偏鋒。然而，電影畢竟不是論文，指出問題所在可能還是由文字來擔任較為適合，電影的本質還是說故事，如何用影像與聲音動聽的故事才是她的特質，所以另有些了不起的商業電影導演，利用患病的角色，視覺化文化衝突的隱喻，在他們的影片中病人並非只為博取觀眾同情，他們的病還是更深層的「文化

疾病」的表象。

當病牛仔開槍時

　　滾滾黃沙中，在一
場血染大地的激烈槍戰
後，西部牛仔拖著長長的
身影，在眾善良鎮民感激
的目光下，獨自一人一騎消
失在曠野中。這是西部電影
創造出來最迷人的單騎英雄
形象。然而這樣的形象也有例
外，著名的西部片導演約翰福
特，1946年的作品《俠骨柔情》
（*My Darling Clementine*）就是一
部很有趣的例子。達克是名身穿
黑衣、性情孤僻的牛仔，他用他
特有的粗暴魅力，統治著鎮上的
世界；克雷頓家族則管轄著鎮外
的牧地，只不過他們有時候仗著
槍隻，洗劫過路的旅人。在他們
兩人的武力統治下，小鎮不需要
法律。懷特是名過客，他和弟弟
趕著牛群路過此鎮，不料就在他
前往鎮上休息並補充糧食時，克
雷頓將他弟弟殺害並洗劫一空，
懷特只好接下空缺已久的警長一職，察訪兇手並伸
張律法。

　　達克有著誰也不能忍受的壞脾氣，每當他的怒
氣驅散周圍的人群後，只剩他獨自一人時，他才拿
出一條小手帕悄悄地咳血，達克的肺結核已經發病
多時，他剩下的壽命看來也不多了。原來達克來自
東部（波士頓），並且曾是個醫生，為了埋藏這段
過去，他遠走到這個蠻荒的小鎮。在西部電影的世

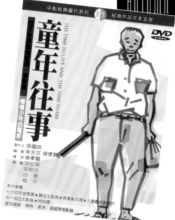

《俠骨柔情》裡的肺結核是東部、西部兩大
力量衝突的結果。
《秋光奏鳴曲》集疾病大成。
《童年往事》直視疾病籠罩的死亡陰影。

界中，所有的衝突的核心對立價
值，就是代表西部的原始自然
（nature）V.S.代表東部的文明力
量（culture）。雖然文明是西部開
拓史無可避免的終點站，然而自
然才是美國作為相
對於古老的歐洲
（更為東方）的新大
陸，所標舉的真正
屬於自己的新文化
認同。西部牛仔有
可能暫時與法律或
警長為敵，但他卻
一刻也不能離開他的槍。

　　達克的肺結核無疑地就是
這兩股力量衝突的結果，他身
上留著東部文明的血液，然而這
卻又是他極力抗拒，並且阻撓他
成為真正的「西部」牛仔的宿命
因子。儘管所有的西部片，都是
在為這種二元對立的文化衝突，
尋找出路。牛仔們個個槍法驚
奇，不受法律或文明的拘束，但
他們往往也「恰好」站在正義
（法律）的一方，至於他們這麼做的理由卻只能是
「我高興」，他們只服從自己內在的聲音。但這樣一
廂情願的西部神話並不能持久，二元對立的價值衝
突不但顯現在達克的肺結核病，還造成他強烈的自
我毀滅個性。片中達克對苦戀他，而從東部千里迢
迢追蹤而來的前未婚妻克蕾夢汀毫不領情，而且還
在最後槍戰時不顧身上的疾病，最後終於成為槍下
孤魂。

病弱女子總是苦

第二種典型的銀幕病人是女性。不論是葛利泰嘉寶所詮釋的《茶花女》（Camille）、莉莉安吉許的《落花》（Broken Blossoms）還是阮玲玉的《神女》，其中的女性莫不受盡折磨，最後以生命來洗滌這個對她們百般不公的男性社會。其實她們的病不只爲賺取觀眾同情的淚水，同時也是男性社會對她們摧殘的痕跡。

這些生病的苦命女子都有一個特點：她們都飽受經濟獨立的巨大壓力。阮玲玉爲獨立扶養小孩而被迫下海；茶花女在上流社會圈中，靠著姿色與手腕曾有過優渥的日子，但這一切在她年華漸逝、丰姿不再之後，也隨之而去。這點在《落花》中更爲明顯，莉莉安吉許在片中詮釋一名十二歲女孩，她和拳擊手父親住在一起，但父親性格兇殘無比，稍有不順心即對她拳腳相向。莉莉安吉許瘦小的身軀在養父壯碩的體格威脅下，眞令人擔心她隨時會被折斷。

或許我們會問她爲什麼不離家逃走呢？答案就在電影前段，她獨自一人惆悵街頭，首先遇到兩位阻街女郎，她們告訴她阻街的生活有多麼困難，無論如何千萬不要落此下場；接著她又遇到一名家庭主婦正抱著孩子，她也跟她說不要結婚，結婚只是讓你生活更悲慘罷了。十九世紀的女性如果想要脫離男性獨立生活，唯一的辦法就是成爲妓女討生活，但導演卻殘酷地直接告訴我們這兩條路都行不通，這等於宣告了她無路可走的未來。

既然女性自覺在這極端壓迫的男性社會中行不通，於是此類作品，就將女性疾病渲染成一種傷感情懷，更加對比出社會對她們的殘酷。在《落花》中，莉莉安吉許的病態不只展現在她嬌弱的身軀，同時還安排了另一位愛上她的奇異中國佬（chink），由一位個頭很小的白種人飾演。他佝僂的

身形，配上莉莉安吉許強擠出來的詭異微笑，眞可以說將這種病態美展現無遺。

探索真實的疾病

在《破浪而出》（Breaking the Waves）中，女主角一口咬定她受到了「天啓」，必須四處與男人做愛，她那癱瘓無感的丈夫，才能透過她的身體感覺到性愛，而有痊癒的可能。所有的村民都認爲她瘋了，然而最後她的丈夫眞的站起來了。

北歐導演對疾病情有獨鍾，嚴峻天候下展現出來的深沉民族性，似乎總認爲生活的本質就是病態，非透過疾病人類不足以探索生命的眞相。對他們而言身體的疾病還在其次，心理疾病才是每個人難以逃脫的宿命。《破浪而出》的丹麥導演拉斯馮提爾當然是箇中高手，但眞正的始祖還是瑞典電影大師柏格曼。

柏格曼的《秋光奏鳴曲》（The Autumn Sonata）可以說是集「疾病」的大成，片中英格麗褒曼和麗芙鄔曼兩位瑞典影后，演一對多年不見的母女，母親是位極優秀的鋼琴，但因爲過於繁忙的表演事業，從小就常不在女兒身邊。母親現在已經退休，以養病的名義，到女兒鄉下家中探望並靜養。雖然片中沒有明示她到底得了什麼病，但從她不斷的吃藥，以及一次比一次嚴重的歇斯底里發作，我們瞭解她與女兒之間的心結可能是最需解除的重病。

雖然母女極力試著保持良好的互動，但柏格曼殘酷地挖開她們身上一層又一層的痂，讓兩人彼此展現心靈深處的怨恨，已經出血的結痂處於是再被割開。柏格曼似乎悲觀地宣稱，人類心靈的傷口是永遠沒法縫合的；不論我們再怎麼壓抑內心的疾病，只有通過它生活的眞相才得以展現，雖然展現的過程只是無盡的傷痛。

最後，我想以侯孝賢的《童年往事》中患肺結

核的爸爸作結。不論就時間還是空間而言，疾病都是死亡的最好朋友，尤其是慢性病，它在空氣中散發出的味道簡直和死亡一模一樣。侯孝賢獨具東方哲思的場面調度與鏡頭，不似西方作品以象徵的手法處理疾病，它直視疾病的本體。片中父親極少說話，甚至很少出現在鏡頭中央，但同時我們卻感覺他無所不在。阿孝年輕叛逆的對象，不是父母管教的權威，而是被疾病氣息籠罩的死亡陰影。侯孝賢直視疾病和死亡的勇氣，是東方電影導演中罕見的。**本文作者為影評人** ∎

歪斜的平衡

「從後面看時那姿勢令人想起印度打擊樂器的演奏者。才剛敲響那邊的鈴子又打這邊的板子，再敲水牛骨，這個樣子。每個動作都敏捷而沒有浪費，整體平衡性非常好。」

這是村上春樹《挪威的森林》中關於女孩阿綠的一段描述。阿綠雖然有點怪怪的，不過可能是全書中最健康的角色了。這段對阿綠下廚作菜的描述，很可以說明她的「健康」是屬於什麼性質。她的人生多的是問題，父母親相繼因癌症去世，在死前拖了很長很痛苦的一段時間。所以她絕不是那種無憂陽光少女式的健康。比起直子（姊姊和男友都自殺身亡），阿綠面對親人死亡的過程是非常實際的，包括餵食、擦澡、處理大小便…完全沒有任何將死亡浪漫化或虛無化的空間。生活困乏的瑣事一件接一件，綠就是像同時操縱著幾個爐火的廚師，或打擊樂器演奏者那樣，勉力平衡地處理著現實。

小說中最引人注意的往往是那些生病的角色──和貧弱的健康相對應的，是他們處理現實的能力，他們和世界之間不和諧的關係。林黛玉的多病不只是咳嗽頭痛而已，還在她過於細膩的心思，老在粗糙的現實上刮傷，芝麻綠豆大的小事都能惹她氣惱猜疑。比起來，相對健康的薛寶釵卻是個精細的入世者。她懂得討老人家歡心，知道如何迴避大觀園的人事紛爭，她替史湘雲出主意擺酒席，幫黛玉弄來了燕窩，還指點惜春畫畫，擺明了是那種最得老師偏心的優等生。她對現實的掌握遠不是黛玉所能望其項背的。黛玉填柳絮詞哀感動人，因為現實對她而言猶如風吹柳絮──她自己就是被風吹得不住打轉的柳絮。但你瞧寶釵寫的：「好風憑藉力，送我上青雲」，硬是把現實翻成高飛的助力了。

小說家既看見在現實中健康活著的人，同時也明白這世界的構成，還有什麼超出可掌握的現實之外。當並排坐著的三個人當中，有一個明顯比其他兩人「不健康」，角色間的關係也隨之傾斜。在《挪威的森林》與《紅樓夢》的例子裡，男主角都是介於健康與不健康兩個世界之間，起了連結的作用。賈寶玉厭惡日常俗務，被黛玉的性靈脫俗（換個說法也就是彆扭譏誚）吸引，他也幾乎是黛玉和外界唯一的連結點。但從賈府的觀點，寶玉娶進門的寶二奶奶能不能當家、有沒有福氣，關乎家運，必須得是牢牢實實世俗生活裡的人，那就非寶釵不可。但就連如此精於現實的寶釵，在大觀園崩潰後也沒能獲得圓滿的命運，《紅樓夢》的悲劇性就更為突顯。

《挪威的森林》裡的渡邊，也是介於不健康的直子和健康的阿綠之間。直子對渡邊說：你是正常的。這「正常」二字其實有點心酸。因為「正常」，渡邊被排除在直子的世界之外；但又還沒正常到像同宿舍的其他大學生，什麼都不管輕鬆過日子。住在療養院中的直子，依賴渡邊作為她與世界的連結；渡邊則需要阿綠為他在現實中定位。這些孤單的角色，健康的與不健康的，互為對方意義的起點，各用自己的歪斜角度在丈量著世界。健康，不過是種歪斜的平衡。（張惠菁，作者為作家）

所謂「人生」對於過去大多數的婦女而言是多孕多產多無奈甚至是危險重重。在生殖科技發達之前，不但控制生育不易，懷孕或生產多達十次以上的婦女可說是相當平常的，而難產或因生產而死亡的也時有聞，死亡的陰影總是伴隨著母職而來。

對於我們現代人而言這是很難想像的狀態。我

一塊肉
或是一個生命

**當胚胎不再是母親肚裡的一塊肉，
而是一個生命時，
讓擁有女性的身體權就成了一個問題。**

文—王秀雲

們總是習慣性地認為因懷孕而導致的問題或因難產的死亡只要有適當的醫療措施即可預防或是挽回，對於我們而言籠罩在死亡的陰影之下的懷孕或生產是極少數。然而對過去的婦女而言，種種潛在的困難或危險基本上還更是跨越階級的，各階層的婦女不論貧賤都有生育方面的問題甚至死於難產。即使身為晚清大臣曾國藩的女兒，曾紀芬的一生中還是有高達十三次的生產記錄，從頭生到尾生中間跨越了二十幾年，也就是說她的一生中有大半的時間是處於懷孕的狀態。從曾紀芬所著《崇德老人自訂年譜》可知，雖然她曾企圖利用藥方來流產，但並未成功。曾紀芬與許多貧民階級的婦女的差別在於，曾紀芬雖然不想如此多產還是可以負擔得起扶養十三個子女，而後者往往要訴諸殺嬰來控制家中人口

（當然，在當時的社會經濟結構之下，受害者往往是女嬰）。

生命的重新定義

今天的婦女在某種意義上是比較幸運的。她們有許多過去沒有的技術與資源可以運用，不但懷孕的次數可以透過避孕方法減低，也可以利用藥物或手術終止懷孕（根據統計在台灣人工流產佔所有懷孕的百分之三十），所以不必落到殺嬰的地步，因生產而死亡者也比較少。

然而，除了可以比較有效地控制生育之外，技術性的進步帶給婦女及社會的其他改變值得我們的仔細考量，而其中最深遠的要算是生命的重新定義、生命意義的窄化與對於這個新的定義下的生命的崇拜。根據二十世紀的科學觀點，生命的開始在精子與卵子結合的那一瞬間，這個定義當然不侷限於科學家的實驗室或科學教科書，宗教界（特別是天主教）很快地沿用，而任何有礙或有害生命存在的行為都成為可議甚至被攻擊。過去生命的起點在嬰兒落地時，現在嬰兒出生已經不是真正的起點了，而是當胚胎還是一團渾沌的組織時。這個起點與過去我們對生命的了解不同的是，過去我們理解的生命是具體的一個嬰兒，現在我們看到的是渾沌的影像，沒有科學家的指點與說明，我們基本上是不會認出來以那就是一個生命，因為渾沌組織畢竟還是很不成形的。

這個胚胎雖然「不成人形」，我們卻不能小看它在現代人類社會中的地位。多年來在美國反墮胎人士一直強調墮胎不論早晚都是謀殺生命，顯然是根據受精即是生命開始的定義。或許是因為這個生

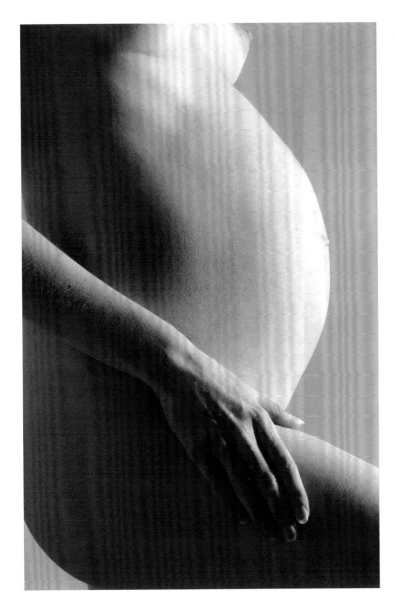

肚子裡，迫不得已必須墮胎時往往要受道德與肉體兩方的煎熬。前一陣子美國加州一位懷孕八個月的婦女在失蹤多日之後屍體在海邊被尋獲，而其夫也成爲嫌疑而被逮捕。這個案子看來簡單，其實牽涉了許多複雜的問題。根據加州法律，一個謀殺案件如果牽涉兩條人命，嫌犯可以因此被以雙殺之嫌起訴，問題在於一個孕婦遭害到底是一命還是兩命？該婦女遇害時懷有八個月的身孕，理論上來講，若該胎兒在當時出生將可以存活，以此看來，似乎它可以算是一條命。不過如果將此案以兩命案起訴，那麼許多婦女墮胎是不是也算謀殺？若以一命起訴，不但將激怒許多同情受害者的人們，也無視於該夫婦原來打算將該胎兒生出扶養的企圖（然而意向雖然可以帶來生命卻不能是生命定義的一部份）。

命定義的力量難以抵擋，支持墮胎合法化者往往避開生的問題而把重點放在婦女本身的選擇問題。正反兩方多年的爭執結果之一就是強制規定欲進行人工流產的婦女必須觀看一段胚胎發育的影片，目的在於企圖使婦女回心轉意。在台灣，似乎許多婦女也認爲(甚至想像)懷孕是有一個人的「生命」在

超音波使生命變成具像

　　比較之下，在過去生命的定義既是抽象的概念也是辯論不休的話題，生命的定義可說相當多元化，而生命到底從何時開始更是不明確，懷孕的產物常被指爲「肚子裡的一塊肉」，這塊肉在出娘胎之前是相當模糊而難界定的，所以狸貓換太子的故

事是如此地有力,而關於人生出非人的動物也見常於民間傳說。另外,根據民間信仰,所謂的胎是沒有靈魂的,不然怎會有所謂的「趕著去投胎」,當然也不能稱之為生命。這些種種神怪之談的關鍵之一在於,過去不管任何人都無法看透孕婦的肚子,這種不可見度因此有著一種神祕的不確定性。(現代台灣的嬰靈祭拜基本上是來自二十世紀日本的習俗,加上商品化的結果。)過去無論暴露身體的哪一部份都是不雅與不妥的,這個原則基本上也包括孕婦的肚子,不要說看孕婦的肚子裡面,就連(公開)看孕婦肚皮都是很不適宜的。即使在二十世紀中,胚胎的圖片影像仍僅出現在教科書裡,而不是像現在四處可見。假若過去的人可以搭乘時光機到現代來看到胚胎的照片,不知會有多驚駭?也許他們會認為現代人很野蠻?

二十世紀中期之後,由於生物科技的發展,特別是超音波技術的發展,孕婦的肚皮變成透明可見;只要超音波一照,肚子裡是什麼可以看得相當清楚,也可以因此判斷胎兒是不是正常。生命現在搖身一變而成為相當具體的影像:不管是胚胎、胎兒或是嬰兒的影像都變成是生命的展現,它們充斥在婦女及一般大眾科普雜誌裡,積極地提供大眾生命的意義與實體;而婦產科診所最令許多剛懷孕的婦女興奮與滿足的產品之一,莫過於那一張超音波儀器裡印出胚胎的影像,即使這個生命(胚胎)看起來既不像真人也不像嬰兒,孕婦們都人手一張,難免驚奇於科技的威力。總之,我們雖然還是繼續用一塊肉與投胎的說法,但是這些表達方式的意義已經有了轉變:人們開始說「肚子裡的小生命」(生命在過去有大小可言嗎?),孕婦死亡則稱「一屍兩命」。此外,不同物種生命發展過程的異同也可見於科普刊物,例如我們可見人類胚胎與其他動物胚胎在不同時期的並列對照,及最後顯示出人類的獨特性與重要性。

誰擁有婦女的身體權

在這個過程中,以胚胎為其代表的生命逐漸成為神聖不可冒犯的,而對胚胎的崇拜與對墮胎婦女的譴責基本上是一體兩面;胚胎不再只是孕婦肚子裡的一塊肉而成為一種公共的議題。當屬於私人的事物被轉化成公共議題之後,誰擁有女性的身體的所有權就成了問題。生命的擁護者總以為墮胎的婦女是冒犯了生命的神聖性,然而婦女在做有關控制生育的決定時所面對的問題,包括經濟道德壓力愛情關係與社會缺乏育兒的環境等,造成人工流產是合理的出路。在現代工商業社會裡,女性一方面要從家庭走出來成為職業婦女,一方面社會卻又寄予來自過去的期望,常常是夾在許多矛盾之間。既然生命是如此重要與神聖,孕育生命的「環境」,也就是孕婦本身,當然也很重要,但是這個重要性是附屬於對生命的崇拜之下的。

在上述曾紀芬回憶她企圖流產未成的例子裡,她似乎沒有背負著現代婦女因墮胎所帶來的道德壓力,她的動機完全是基於現實的考量(健康問題)。在她回憶這段過往時,我們沒有看到她的內心的掙扎,也沒有聽到她關於生命的意義或開始的內在辯論,倒是感受到她因失敗而帶來的無奈。相較之下,現代婦女在處理她們的生殖問題時所要面對的不但有來自西方科學的生命始於授精的那一瞬間的新定義,還有來自日本的嬰靈信仰,更不用提社會的壓力與感情方面的煎熬了。到底是曾紀芬時代的女性還是我們現代的女性比較幸運,關鍵可能不在科技進步本身所帶來的便利,而是這些進步所牽涉到許多複雜的改變,這包括我們的的世界觀裡的生命的意義。 ∎

本文作者為高雄醫學大學性別研究員助理教授

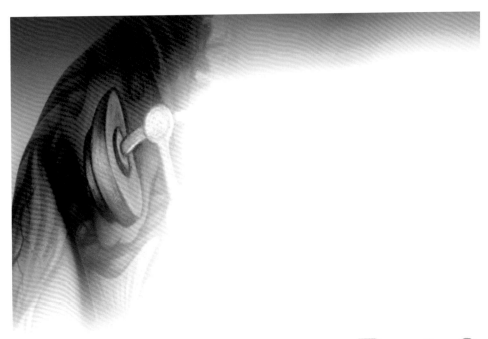

Part 9
推薦書與網站
Books and Websites

與健康有關的50本書
以及網站

與健康相關的網站推薦詳細介紹與內容，請上網查閱，網址為

http://www.netandbooks.com/taipei/magazine/health/web.htm

歷史類

《醫學史》
卡斯蒂廖尼（Arturo Castiglion）／著
程之范／主譯（廣西師範大學）

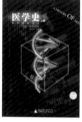

不要被這本書分上下兩卷，共一千兩百頁的架勢給嚇到。何況，書名又叫《醫學史》。其實，這本書極為平易近人，深入淺出，讀來不必有任何醫學背景與知識的人，也可以津津有味地讀下去。所謂越是入門淺顯的書，越是應該高手來寫，從這本書可以找到最好的印證。

這本書的作者是卡斯蒂廖尼（Arturo Castiglioni, 1874-1953），義大利著名醫史學家。求學期間，因為受到德國史學家諾伊布格的影響，專門致力研究醫學史研究，曾在錫耶納、帕多瓦等大學講授醫學史。本書對二十世紀的著墨不多，但是完全無損本書之精彩。本書的譯筆甚為流暢，也應該一提。（傅凌）

《中外醫學文化交流史－中外醫學跨文化傳通》
馬伯英、高晞、洪中立／著（文匯）

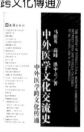

本書並非只是單純的陳述著中外醫學文化交流的歷史事實，而是欲藉由對歷史事實的詳細考察以探討中醫體系中有待釐清的相關問題。如藉由考察了過往的醫學交流事實之後，作者證實了中醫本質上並非一「封閉系統」而是一「開放系統」，只是較為被動罷了！作者並在序言中總結說：就理論的涵容度而言，中醫大於西醫；就方法論而言，西醫為原子論，而中醫為系統論；就臨床價值而言，西醫固然可以治好許多疾病，但是中醫卻可以治癒許多西醫尚無法治癒的病症。就醫學交流的內容而論，本書從西王母與不死藥說起，到中西醫的交流、衝突、并存為止；而中外醫學交流所涉及的對象則包含東方的朝鮮、高句麗、日本、越南、印度，以及西方的波斯、阿拉伯、歐洲等地，內容可謂完整而豐富。（墨壘）

《中國醫學史》 陳邦賢／著（台灣商務）

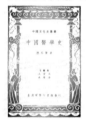

「現代所謂的醫學史，就是以研究史學的方法，研究醫學知識的進展；如基礎的醫學或臨床的醫學，過去怎樣？現在怎樣？以及推想及未來怎樣？還有醫學家地位的進步，學說的演變，疾病的變遷，都可以稱做醫學史，本書很注意這一點。」本書將醫學的發展歷史區分為四個階段，分別是：上古的醫學（先秦時期以前）、中古的醫學（漢朝至宋朝）、近世的醫學（明清兩朝）、現代的醫學（清朝以後）。每一個階段又主要是由：醫學理論的認識與發展、疾病的認識與種類、所用藥物的名稱與功效、醫藥書籍介紹、醫學的輸出輸入、醫事制度概況、醫事教育發展這幾個部分所組成。本書內容廣博，幾將作者撰寫此書之前的醫學相關事項包羅殆盡，至今能有很大的閱讀價值。（墨壘）

《醫學的歷史》
羅伯特‧瑪格塔（Roberto Margotta）／著
李城／譯（希望）

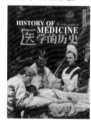

「作為一部旨在幫助非醫學界人士閱讀的醫學史，本書以簡約輕鬆的筆法以及短小精緻的篇幅囊括了自前原始衛生直至當今DNA療法的人類醫學全程歷史。」本書主要站在西方本位的觀點來探討醫學的歷史，對於中國的醫學史則是粗略涉及，連同圖畫只佔了四頁篇幅（全書191頁）；並將中國醫學與美索不達米亞、中東、古印度醫學置於「早期文明」的篇章中進行描述，其觀點如何不言可喻。與一般西方人士寫作業內歷史書籍時，習慣性的遺忘中國或者對相關資料點到即止的作法並無本質上的差異。就西方醫學歷史方面，則以西方醫學名人為描述主軸，旁及醫德倫理、醫事制度、科學技術等等資料，全書並配有豐富彩色圖片，確實有助於大眾對西方醫學史有一概略上的認知。（墨壘）

Net and Books讀者回函卡

謝謝您購買Net and Books雜誌書！
如果您願意，請您詳細填寫本卡各欄，寄回網路與書
即可不定期收到網路與書的最新出版資訊。

姓名：_____　身分證字號：_____　性別：□男　□女

出生日期：_____年_____月_____日　聯絡電話：_____

住址：_____

E-mail：_____

學歷：1.□高中及高中以下　2.□專科與大學　3.□研究所以上

職業：1.□學生　2.□資訊業　3.□工　4.□商　5.□服務業　6.□軍警公教

　　　7.□自由業及專業　8.□其他

購買書名：_____

從何處得知本書：1.□書店　2.□網路　3.□報紙廣告　4.□雜誌

　　　　　　　　5.□新聞報導　6.□他人推薦　7.□廣播節目　8.□其他

您以何種方式購書：1.逛書店購書　□連鎖書店　□一般書店　2.□網路購書

　　　　　　　　　3.□郵局劃撥　　4.□其他

您覺得本書的價格：1.□偏低　2.□合理　3.□偏高

您對本書的評價：(請填代號 1.非常滿意 2.滿意 3.普通 4.不滿意 5.非常不滿意)

書名_____　內容_____　封面設計_____　版面編排_____　紙張質感_____

讀完本書後您覺得：_____

1.□非常喜歡　2.□喜歡　3.□普通　4.□不喜歡　5.□非常不喜歡

您希望我們製作哪些專輯：_____

對我們的建議：_____

_____

_____

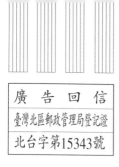
105

台北市南京東路四段25號10樓之1

網路與書股份有限公司台灣分公司　收

地址：

　　市　鄉/鎮

縣　市/區

　　街　路　段　巷　弄　號　樓

（請寫郵遞區號）

姓名：

《蛇杖的傳人─西方名醫列傳》

許爾文‧努蘭（Sherwin B. Nuland）／著
楊逸鴻、張益豪、許森彥／譯（時報）

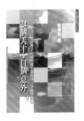

人體的奧秘無盡，在醫學的歷史中，研究者不斷探索。本書從中古時期的開拓者說起，以說故事的方式，描述歷代西方名醫的重要事蹟；因為他們的努力傳承，造就了一篇篇醫學史詩，成就了現代醫學的進步發展。

希臘醫學之父希波克拉底摒棄超自然力量的神蹟治療，自此蛇杖的衣缽開始薪傳。疾病植基於解剖的概念與實際教學、而後外科手術的臨床；血液循環的發現、解剖學精進，與發明聽診器的進步觸診等，直至近代手術革命性關鍵：無菌、麻醉及心臟畸型兒手術，鍥而不捨的醫學研究，讓醫療科學史的光榮足跡與人類史輝映。（葉亞薇）

《24個天才‧11個意外》

游健治／著（新新聞）

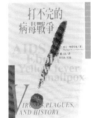

疾病在歷史上襲擊過人類許多次，也就在那樣的時代出現了改變歷史的醫學大師。他們的研究，不僅成功地治療疾病，也提出預防疾病的辦法。而當傳染病得到控制後，新的實用技術發展開始研究精進。因此，白喉、破傷風、傷寒等世紀之症的疫苗，與心肺體外循環器、器官移植、癌細胞切除技術等，一項項的醫學里程，從附錄諾貝爾醫學得獎者百年年表中，便能清楚串聯、致敬。

本書除了24個醫學大師故事，還提供歷史事件中的醫學軼聞。例如莫札特死因豬排改死？達爾文的天才肇因精神疾病？珍珠港事件讓盤尼西林試試啼聲？作者最後並列舉以抗生素為首的世紀醫學重要發現，及基因圖譜、幹細胞研究等未來趨勢。（葉亞薇）

《健康的騙局》

瑞瑪‧愛波（Rima D.Apple）／著
楊智明、薛桂文／譯（時報）

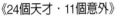
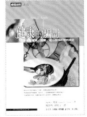

你疲勞、運動不足、飲食攝取不均嗎？沒關係，「每天一顆」、「完整補充」，一切交給維他命吧！因為維他命這個世紀小兵，早已在現代忙碌而速食的生活中立了大功？

從維他命的產業歷史演進，到商業化操作中大餅爭食，維他命廣告與行銷的宣稱，消費者在被動中不斷被洗腦，彷彿服用維他命即與健康畫上等號。事實上，在科學證據、廠商自律、政府能力的問題外，加上消費者的辨知能力不足，維他命產生的迷思情結不斷。在各層面權力鬥爭中，本書對消費者自我保護提出警示。（葉亞薇）

《美食與毒菌》 佛克斯（Nicols Fox）／著　杜默、游敏／譯（台灣商務）

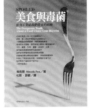

漢堡、水果、牛肉、冰淇淋，這些生活常見的食物，不但隱藏著對我們健康的危害，甚至是陣陣殺機。這不是危言聳聽，更不是誇大之詞。細菌無所不在，有些對人類有益，有些卻會帶來疾病或死亡。

儘管許多的科學實驗及醫藥不斷展開對細菌的研究及對病症的治療，但人類飲食的改變、環境帶來的污染、旅遊業的興盛，都讓細菌變化得更從捉摸。

本書作者以詳實報導的角度，為讀者追蹤數種食物所引起的病症。除了提醒每一個人都該注意嘴裡吃下的是什麼？怎麼來的？製造過程是如何？也根本的提出唯有對環境的尊重、對食物的尊重及對生命的尊重，才有可能避免一場場的食物之災。（詮斐）

《打不完的病毒戰爭》 麥克‧奧德史東（Michael B.A. Oldstone）／著

羅文慈／譯（新新聞）

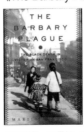

本書作者希望藉由回溯人們如何努力尋找「天花、黃熱病、麻疹和小兒麻痺症」疾病病源的故事，能為「疾病最初始的記述告訴我們什麼？存在有哪些獨特的問題？哪些才是解決問題的最可靠方法？為什麼要做如此的決定？在哪些方面社區與政府提供了最重要的資源？」尋求出解答。除此外，書中也介紹了一些目前尚未完全獲得有效控制的感染病毒，如伊波拉病毒、愛滋病毒以及流行性感冒病毒等等，並對這些目前尚無法治癒的疾病提出最新的研究成果與預防之道。書中對於病毒的傳播途徑與歷史，及疾病對當時的人們與歷史進程的影響，以及人們對抗病毒的過程都做了一些簡潔有力的報導。作者並撰寫了「病毒學原理及免疫學原理」，以幫助讀者能更深入的理解各種病毒的傳染方式及其致病原理。（墨壘）

《The Barbary Plague》

Marilyn Chase／著　（Random House）

1894年5月，黑死病自中國傳入香港，轉往世界各地。1899年底，夏威夷火奴魯魯市中國城出現了黑死病例，防疫官員放火燒掉病人住宅，結果引起大火，使六千名華人無家可歸。聖誕節左右，輪船「澳大利亞」號自夏威夷啟碇，載貨開往舊金山，新年過後通過金門大橋，防疫官員放行後，就開始卸貨。

二月底，中國城過新年，進入鼠年，卻出現了死老鼠；三月初，疫情終於爆發。本書就是黑死病在舊金山的故事，種族歧視、商業利益都在中央與地方的防疫措施中製造了漏洞，疫情直到1904年才控制住。1906年，舊金山發生大地震。1907年，黑死病再度侵入，舊金山官民這次憑著過去的經驗，一年之內就將疫情控制了。雖然是一百年前的事，我們剛經歷過SARS，讀來一定覺得親切。（王道還）

文化類

《疾病的隱喻》
蘇珊・桑塔格（Susan Sontag）／著　刁筱華／譯（大田）

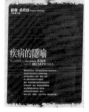

結核病、癌症、愛滋在爆發大流行的年代，都是無藥可救的絕症，在生命找不到出口卻即將終止的當下，隱喻給予這些病症更加模糊不清、耐人尋味的形象。結核病化身為帶有美感、具有浪漫痛苦甚至和精神錯亂結合；癌症則被人視為過度壓抑各種慾望所致；愛滋則被理解為性放縱乃至性變態的結果。

作者完成「疾病的隱喻」並且從罹患癌症痊癒以來的十年，對於疾病本身、罹患疾病有了更多更新的看法。疾病在各種負面想像產生的恐懼心理影響下，阻止了人們尋求最佳治療方式；但罹患疾病不是恥辱、不是罪惡，這本談論疾病的書籍，目的是要平息想像、剝奪意義，讓原本能殺人的隱喻和迷思──破除。（沈心怡）

《Body Criticism:Imaging the Unseen in Enlightenment Art and Medicine》
Barbara Maria Stafford／著　（MIT Press）

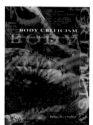

本書企圖詮釋十八世紀的人如何理解「身體」，並表達出他們肉眼所看不見的世界。研習藝術史的作者，用解剖、抽象化、設想、標記、放大、理解等六個進程，說明啟蒙時期的美學先是從具體的、靜態的、觸覺的成份來看待身體，後來轉用非實體的、流動的、視覺的角度來建構對於身體的認識。此時期的人不再只用文字來認識身體，開始變成以視覺印象為認識基礎，而這是一個建立「隱喻」的過程。由此論點出發，作者認為，現代的視覺藝術工作者要學習更多的神經科學、視覺處理的生物原理；而現代的醫生、哲學家、心理學者則需要更深入研習藝術史。此書由MIT Press出版，這更指出了此書企圖建立一「可稱為『視覺科學』的新研究方向」，用科學的角度研究美學和認知之間的關連。（小英）

《病態》保羅・馬丁（Martin,P.）／著
白衛濤、應誕文／譯（世界知識）

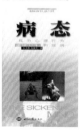

「人類大腦的活動會影響其身體健康的事實在科學上是無庸置疑的，不可動搖的。」「心理上的悲傷本身即與後來的死亡相關。」「我們根據工作需要給出的基本假設是，不論順心還是不順心，任何突變可能都會造成壓力，從而增加患病的可能性。」有別於西方醫學界一直以來的心、身分離說，本書認為疾病的發生並不是心、身任一方面所單獨造成的結果，而是其綜合效果，而其中的心理因素在疾病的形成與發展之中更起著關鍵性的作用。作者在書中更提出，根據研究結果顯示：「人類不是身體健康受到不幸事件打擊的唯一一種動物。」而這也就讓我們明白了何以木柵動物園裡的動物們搬遷到台東之後，會那麼迅速而容易的相繼死亡的根本原因所在。（墨壘）

《古典時代瘋狂史》米歇爾・傅柯（Michel Foucault）／著
林志明／譯（時報）

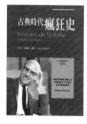

傅柯這部作為國家博士論文的巨著，從各種古人認為邪惡、受詛咒或末世亂象的瘋狂說起，自從瘋狂踏入文明，便收監禁在黝黑隔絕的空間，旁人對於此種精神狀態諱莫如深，患者似乎突然間從人間蒸發，沒有人願意探看精神病患者；而尚在人間遊蕩的心智疾病患者，也彷若空氣般存在。

這種心智疾病一開始便被惡意的染上有色的表皮，讓一個悲劇在歷史中不斷上演。但是這些瘋狂的人，也許腦筋心智再清明也不過，只因他們是當時的少數，被集體意識強加在身上，變成了被文化拒絕的人；當理性被非理性排斥，甚至貼上標籤時，瘋狂便成為一種疾病。

十六世紀古老基督教認為，在上帝眼中，人世是瘋狂的。既然如此，我們又何需急於將自己與他人劃清界線，世上也沒有精神完美的人，因此瘋狂之於人類而言，其實不過是種常態，只是個人不平衡狀態孰重孰輕罷了。（沈心怡）

《身體的語言─從中西文化看身體之謎》
栗山茂久／著　陳信宏／譯（究竟）

這是一本研究身體歷史的書。作者認為，身體其實是人在這個世界生活方式和感知主觀的載體，並分「感」、「觀」及「生命存在」三部分探討。

本書闡析了古代中國與希臘兩大文化的身體「表現性」，他們不同的文化感官及各自探求人類存在的真相。「觸摸感覺」方面，古希臘和中國都從脈動瞭解身體變化。但在西方人注重推理判斷，相對東方人豐富想像，發展不同身體解讀。「觀察方式」上，相較古希臘探究人體器官被創造的目的、肌理的設計，中國古醫家則思索色澤中深沉的意韻。「生命存在」探討「血液」與「風」（呼吸），則希臘恐懼血液過剩，對比中國預防元氣耗竭；而中國視「風」為身體與宏觀宇宙的呼應，希臘則指內在力量。（葉亞薇）

《Medicine： A Treasury of Art and Literature》
Ann G. Carmichael and Richard M. Ratzan／編
（Hugh Lauter Levin Associates）

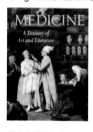

本書纂輯85篇醫學史文獻和兩百餘幅圖片，依歷史時期排列，企圖呈現「醫者、病人與疾病」如何演進為今日我們所知道的模樣。所選的文獻觸角極廣：希波克拉底的〈醫者之誓〉、莊子談跛人的段落、依拉斯摩思對梅毒的道德針砭、蒙田的隨筆、哈維談血液循環的論文、《本草綱目》論醫藥的段落、詹納的牛痘論文等等，以及魯迅、托爾斯泰等文人筆下有關醫病的描寫。

所收的圖片令人耳目一新：古希臘浮雕刻畫了醫者的地位，中世紀細密畫裡醫者施行角膜手術，德國版畫大師杜勒描繪了梅毒病人，以及霍爾班、普桑、德拉夸爾、林布蘭、梵谷等人與醫學有關的作品。從本書看出，今日的醫學仍然只做到了緩解病痛與提供照護，但醫學畢竟走出了魔術與迷思，進展為一門有科學基礎的思考方式。（小英）

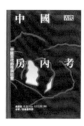

《中國古代房內考》高羅佩（R.H. van GULIK）／著
李零、郭曉惠等／譯（桂冠出版）

「正如人們可以想見的那樣，像中國人這樣有高度文化教養和長於思考的民族，其實從很早就很重視性問題。他們對性問題的觀察體現在『房中書』，即指導醫家之長如何協調夫婦關係的書籍當中。」房中術歷來便被道家當成養生和追求成仙的一種秘術，在道家內丹派的房中術中，女人被當成煉丹的寶鼎，合氣與採補則是點化的手段。歷來的房中術除在圖書分類上與醫書歸為一類之外，甚至本身就是某些醫書所探討的主題之一。作者並非性學專家，然而卻因機緣巧合而促使其轉而研究中國性文化現象，本書即是其十年來研究的成果之一。書中將與性有關的諸如文化、經濟、藝術和文學的資料分別納入作者劃分出的四個歷史框架中進行探討與研究，從而從各個側面勾勒出中國性文化的豐富面貌。（墨壘）

經典類

《調攝解讀》姚偉鈞／著（廣西民族）

本書的內容主要是從《黃帝內經》、《抱朴子》、《飲膳正要》、《遵生八箋》四書中選輯了有關養生的重要文獻，並對其原文加以註解、評論而來。先秦《黃帝內經》談的是順應自然、動靜結合與適度適中的養生基礎理論；東晉葛洪《抱朴子》談的是內丹、胎息、房中以及結合導引、行氣和草藥融合應用的養生理論；元朝忽思慧《飲膳正要》談的是飲食養生，內容包含飲食本體的各個層面，如養生避忌、妊娠食忌、乳母食忌、服藥食忌、食物相反、食物中毒等等，內容廣博豐富，而此書也是中國第一本營養學專著；明朝高濂《遵生八箋》則從八個方面來談論「遵生」之道，蒐羅了異常豐富的關於祛病延年的文獻與秘方資料，並被譽為中國養生學的代表作。（墨壘）

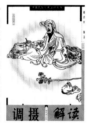

《孫思邈養生全書》李長福、李慧雁／編著
（社會科學文獻）

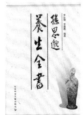

「百年之內，斯須之間。」「人命至重，有貴千金。」「壽夭休論命，修行在本人。」這三句話可說是孫思邈的至理名言。孫思邈約生於隋朝開皇元年、卒於唐朝永淳元年（581-682年），活了102歲，一說活了141歲。少時體弱多病，並為了治病而幾乎傾盡家產。十八歲時立志學醫，並博通經史百家學說，積極的尋訪名醫善方。於652年撰成《備急千金要方》，並於年過百歲之際撰成《千金翼方》，而支持其一生學醫與年過古稀尤勤奮著書的動力，就在於：「人命至重，有貴千金，一方濟之，德逾於此。」此一中心思想。而本書即主要從《備急千金要方》與《千金翼方》兩書之中，收錄孫思邈對養生之道及養生藥方的相關論述，並加以注釋與評析而成。（墨壘）

《論氣、水和地區》
希波克拉底／著

照研究希波克拉底的權威利特雷（E.Littre）的說法，西方醫學之父希波克拉底留傳下來的著作共有72書，53題。其中可以斷定是他本人所著的，有，《箴言》、《論飲食》、《論預想》、《論瘟疫》、《論氣、水和地區》等。

On Air,
Water,
and Place

Hippocrates

《論氣、水和地區》可以說是體質病理學的開山之作，其中一部份是談氣象學，認為不同地區發生的不同疾病，和當地的氣候與季節有關，另一部份談歐洲和亞洲的區別。誰要想正確地研究醫學科學，……首先，應當考慮一年中每一季節都會產生什麼影響……其次，應當考慮熱風和冷風，特別是普遍都有，或某一地區所特有的。」對習慣於中醫節氣之說的我們，光這樣的開頭是否就該吸引我們去讀下去了呢？（傅凌）

《諸病源候論養生方導引法研究》
丁光迪／編著（人民衛生）

「全書設導論與分論兩部分，導論包括養生、導引、行氣、按摩、存想等內容，為作者多年研究養生方導引法的指導性論述。分論為《病源》中156個病候的具體養生方導引法的研究，其中包括原文、校注、語譯、按語四項。華陀說過：「動則養生」，事實上許多的疾病也是因為人們長期「靜止」於某一種心身狀態，使全身的氣血過於集中於某一區域進而導致生機系統失衡而來。因此不管是心理因素為主的存想、行氣，身體動作為主的運動、導引、按摩，都是藉由「行動」的概念以使失衡的身體狀態再次的趨於平衡狀態，從而使機能恢復，進而達到治癒疾病的功效。書中介紹的導引法的施治病症應有盡有，功法本身也非常簡單，非常適合於忙碌的現代人平常保健強身之用。（墨壘）

《歇斯底里症研究》 Joesef Breuer/Freud,Sigmund／著　金星明／譯（米娜貝爾）

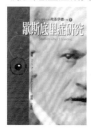

弗洛伊德將人格視為潛意識與前意識、意識之間，本我與自我、超我之間的對抗與壓抑的過程，如果彼此的力量和諧均等，就是一般正常人格的表現，但是如果遇到矛盾，就會導致病理症候。

再則因為人類有生的本能（性、愛、自衛）與死的本能，其中生的本能中又以性的影響為大，因此只要性慾到壓制，就可能引起精神病，此說法也是弗氏研究歇斯底里症病因的基礎。

此書為弗氏與友人布洛伊爾合著，探討歇斯底里症的心理機制，五個病例研究個案史，藉由進入病人的潛意識、與前意識、意識各層面，使用技術程序與臨床研究，再及理論、心理治療的建立，因此，此書亦被視為精神分析的開端。但也因其將歇斯底里症與性慾連在一起，出版之後，受到不少批評，也導致二人分道揚鑣。（莊琬華）

實用類

《憂鬱症自我癒療手冊》 美國預防雜誌／主編
陳錦輝／譯（遠流）

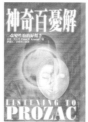

步調緊張的現代生活容易讓人產生壓力情緒，許多人罹患了憂鬱症卻不自知。本書由專業療癒團隊所集思，針對各種憂鬱症的病狀提出說明，並提醒現代人如何找出憂鬱的來源，以生理、心理及物理等各種方式，擺脫憂鬱的侵擾。

本書篇章包括：憂鬱症的研究與療法；如何找出「情緒扭曲物」；飲食、藥草及補充品的釋疑；轉換情緒的行動療法；享受生活的方式；心理醫生外的替代性選擇等。提醒讀者能夠更加瞭解自己的情緒，找出釋懷之道，以臻身心健康的人生。（葉亞薇）

《許醫師安心處方》 許添盛／著（遠流）

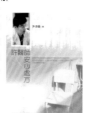

本書作者雖是醫師背景，但他開的處方卻沒有學院醫藥味，反而是融合身心靈哲學與宗教的生命領悟。如何在各種執念迷思的現代生活中，尋求身心安頓的良方？作者溯本追源，理性感性兼備地扣問讀者，讓人回歸心靈的精神面渴求。

書中藉由新時代賽斯思想、佛家輪迴教義，融會成作者的人生哲理，針對婚姻、工作、經濟、感情等許多「我執」問題提出解套的出口。冷靜分析的筆觸，卻在在直指一切應回歸人心有愛，這是十分有意思的。（葉亞薇）

《神奇百憂解》 彼得‧克拉馬（Peter D. Kramer）／著
陳儀莊、李根芳／譯（張老師文化）

新的人生態度將為你開啟生活新貌，但這不需要時間與努力，僅以一顆膠囊便可瞬間發生？本書由精神科醫師執筆，從對治療病人的觀察、症狀的減緩與行為的改變等，思考精神治療劃時代的藥物-百憂解物理性的強勢，並反思如此唯物論的人格模式導因，對人類自我意識與道德倫理的衝擊。

從個案經驗的分析，到藥物主控人性的結果，作者不僅從醫者的角度省察使用抗憂鬱劑的治療歷程，包括先天氣質的心理學、後天的行為學等都逐一參考，對於百憂解能「心理整形」的神奇，給予讀者各種層面的探討空間。（葉亞薇）

《快樂就健康》 羅勃‧歐恩斯坦 及 大衛‧索伯
（Robert Ornstein, Ph. D. & David S. Sobel, M.D.）／著
洪蘭／譯（遠流）

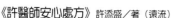

健康美麗又快樂之所以成為現代人的神話，重點不在於現代人對於健康的渴求多麼殷切，而在於現代人為了追求健康美麗，寧願犧牲掉生命中快樂的吉光片羽。

看起來很弔詭，但事實上仔細觀察身邊的人，有幾個人是真正為了興趣而上健身房運動？許多人可能是每年將大把銀子丟進健身房，卻從來沒去過的「榮譽會員」？有沒有想過，我們的生命是因為快樂所以想要延長，還是因為長壽讓我們想要快樂度日？

拋開卡路里、丟掉磅秤，我們一樣可以過得既健康又美麗。用開放的態度去感受體驗所有美好的一切，肢體接觸、美食佳餚、和諧性事、適度運動、放鬆身心、投資自己、寵愛自己……唯有當我們將追求快樂作為生命的基調，我們才能理解過著身心平衡，偶爾一點小小的放縱或刺激，我們才能活得更健康、更理直氣壯。（沈心怡）

《運動：天賦良藥》
瓊安・曼森及派翠西亞・阿曼德
（JoAnn Manson,M.D. &Patricia Amend,M.A.）／著
刁筱華／譯（立緒）

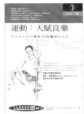

運動有諸多好處：延長壽命、降低心臟病、
中風、高血壓、膽固醇、肥胖、糖尿病、乳
癌、結腸癌、骨質疏鬆症等發生率，增進情
緒健康等等，不過，儘管多數人都知道運動
的好處，卻很少人力行不輟。
本書專門為了女性而寫，除了強調運動的好
處與不運動的後果，更重要的是如何讓女性
開始運動。書中提出四步計劃：計劃、進
行、紀錄、獎賞，每天三十分鐘，不需要過度激烈的運動，漸次帶動
身體進入運動狀況，讓運動落實在生活中，同時改善飲食，雙管齊下
達到身體健康的目的。（莊琬華）

《食物是最好的醫藥》
亨利・畢勒（Henry G. Bieler, M.D.）／著
梁惠明／譯（遠流）

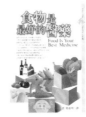

一個醫師處身在抗生素和特效藥的時代裡，決
定開始重審古老的醫學真理——大自然利用體
內自然抵抗力去做真正的治療。揚棄疾病細菌
理論，他探討排除滯留體內廢物的途徑——不
適當的食物會引起疾病，適當的食物卻可以治
病。
作者認為，身體有自我治療能力，疾病其實在
保護人體。而疾病的產生，則為膳食和藥物的
誤用結果，造成體內充滿毒素，損壞生理功
能。使用藥物治病通常會引起嚴重的副作用，且有其潛藏危險性。因
此遵守健康的自然律，便是透過正確地吃適當食物而得到治癒。（葉
亞薇）

《來自身體的聲音》藍寧仕（Dr. Dimitrios Lenis）／著
（大塊）

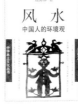

身體的自癒能力可以造就奇蹟，而自癒能
力來自免疫系統，要讓免疫系統產生最大
戰鬥力，就必須同時注意「健康三角」－
飲食、身體與心靈，為了讓它能發揮作
用，重點在於傾聽身體的聲音。
本書從原理開始，導引讀者如何傾聽自己
身體說話，並藉由一般「正確的」生活行
為，諸如適當的睡眠、飲食、運動、性
愛、欣賞美麗的景色、音樂等等創造愉悅的情境，同時避免悲傷、沮
喪等負面情緒，健康，就是如此輕易垂手可得的報酬。（莊琬華）

《風水・中國人的環境觀》 劉沛林／著（上海三聯）

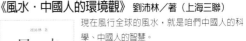

現在風行全球的風水，就是咱們中國人的科
學、中國人的智慧。
中國人自古以來就是一個崇尚身心和諧的民
族，不論是飲食、生活、運動等，都有我們追
求長壽以及生命和諧的蹤跡，風水則是體現了
中國人對於環境和諧的追求。
從居住的環境當中找出陰陽五行，將「氣」、
「勢」、「理」、「形」應用在城市、聚落甚至
個人住宅的選址、規劃佈局等，早在原始的先
秦年代就已然成形，直至秦漢的醞釀、唐宋與佛道儒的結合、明清的
開枝散葉，直到風水影響亞洲、歐洲、美洲等地中，中國古人的環境哲
學觀便風行草偃，讓所有人都以此作為選擇居處的原則。（沈心怡）

《營養與保健》安德爾・戴維絲（Adelle Davis）／著
許志榮／譯（世潮）

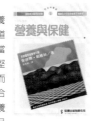

「旺盛的生命力由有計畫的飲食獲得……營養
可以使我們獲得健康，但是，我們必須知道
利用新的知識選擇正確的食物，拒絕不適當
的食物。」作者是美國的營養學專家，她堅
信良好的飲食是健康與活力的關鍵所在，而
藉由一些良好的飲食習慣與正確的飲食組合
也可避免罹患許多疾病。書中首先討論營養
與健康的關係，並對食物的消化、吸收以及
酵素在其中所扮演的重要性進行論述，並涉及了糖、脂肪、蛋白質、
卡路里、空氣、水、礦物質等等與飲食營養息息相關物質，並用了一
篇的篇幅來為維生素做一詳細的介紹。書末並附有「一週的食譜、建
議每日膳食中營養素供給量、食物營養分表」等等實用的表格，以供
不同年齡與身體狀況的人們參考調控自身或家人的飲食習慣。（墨壘）

《氣的樂章》王唯工／著（大塊）

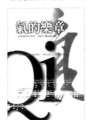

一般認為中醫講的「氣」是神秘的，而宋明理
學中天人感應的氣論、身體論則是玄之又玄，
非一般人能理解。王唯工教授寫作本書，旨在
推廣中醫科學化的概念，並且不以傳統方式去
討論「氣」，而以科學方法探測出「氣就是一
種共振」。
本書也對五行相生相剋等看似迷信的中國理論
提出辯解，用科學的概念去看，提供相當多新
穎的見解以輔助中醫的治療，例如腦、脾、胃
的病，在共振觀點之下，要如何的去實行等，都有確切條目，而非理
論空談，是一本見解與實踐皆新穎的中醫科學化里程碑書籍。
（erreur）

《中國傳統醫療體育》

張德生、高順有／編著（甘肅科學技術）

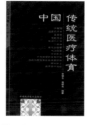

「西方醫療體操是以動為主，而中國傳統醫療體育是動的、同時也是靜的。動是西方醫療體操的主要形式，以動來恢復人體器官的機能。而我國傳統醫療體育是動中有靜，靜中有動，動靜結合，剛柔相濟。西方醫療體操是建立在器官和肌肉的基礎上，以局部為主。而我國傳統醫療體育是建立在古代生理學基礎上，著眼於人體生理功能的建造。不但強調局部治療，而且重視整體治療和提高人體的功能系統，同時也把養生保健和治療融為一體。」中國傳統醫療體育的概念在於預防勝於治療，並且沒有服食藥物可能產生的副作用。本書介紹了有關道教內丹術、佛教禪功、各種導引術以及太極拳、氣功、按摩等醫療體育。並針對心血管、呼吸、消化、內分泌等系統以及外科損傷、骨折等等疾病或創傷分門別類的設計了適當的醫療方式，是現代人追求健康的一個新選擇。（墨壘）

《中國唾液養生》 李戎／編著（四川人民）

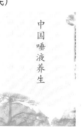

「人生四須養生。」本書是作者花費了十二年的時間，從浩如煙海的中國古籍文獻之中，所篩選出的有關唾液養生的知識與方法，共十數萬言。書中並摻入了作者從事醫學、養學多年的臨床實踐與科學研究的經驗成果，經過了整理、分類、說解之後始成此書。書中除了探討唾液養生的科學理論，更解釋了心理因素影響生理健康的原因所在。而貫穿全書內容的重點除了唾液本身的內含化學物質以及其對人體的影響之外，還包含了人體會自行產生與形成的對人體有益的腦內嗎啡，以及對人體有害的去甲腎上腺素和活性氧。另外，書中也討論了咽津（吞唾液）與導引術、氣功、存想等養生之道搭配運用的綜合效果，並介紹了有關咽津的穴位、頻率、時間與次數的理論解釋與規則、效用等等相關內容。（墨壘）

《自癒力》 安德列・威爾（Andrew Weil, M.D.）／著

陳玲瓏／譯（遠流）

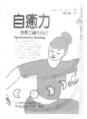

如同書名的副標所言，「癒之鑰在自己」。每一種生物都是造物者的傑作，「基於演化的需要，生物體必須具有自我修護的機制，抵禦造成損傷和疾病的力量」。作者要強調的是人類的自我恢復能力及預防勝於治療的觀念，在書中第一部分，介紹了癒系統的理論基礎及相關案例；第二部分則從飲食、運動、休息等面向，告訴讀者如何充分運用癒系統；第三部份，當身體真的面臨了不同的疾病時，作者提供了許多如何選擇治療方式的建議。在現代「正規」的療法裡，總是需要龐大的經費做後盾，且在對抗治療疾病的過程中，也破壞了人體的其他組織及機能，甚至包括可以救命的癒系統。因此在打針、吃藥之外，我們可別忘了這個廉價卻說不定更有效的追求健康之道。（藍嘉俊）

《維生素全書》

維生素工作室／編著（商周）

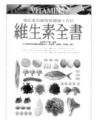

本書的所有主題皆圍繞著維生素與礦物質對人體健康的影響而成，包含：維生素與礦物質的種類、效用、需求量，維生素與礦物質彼此的互助與制約關係，藥物與維生素及礦物質的危險關係。對於每一維生素與礦物質更有詳盡的介紹，包括每一種類的特性及人體不同年齡層、不同體質與狀態下的需求量，該物質對人體的主要功用以及缺少該物質時所可能造成的疾病與症狀，和如何從日常的食物中攝取與搭配食用等等。書中並附有許多實用的表格，如：每日營養素建議攝取量、食品維生素表等等。最後則是對市售含維生素與礦物質產品的總體檢驗報告，以及補充品的購買指南。內容淺顯易懂、豐富而實用，相信對於如何幫助人們在日常的生活中正確而適當的攝取維生素與礦物質會有不小的幫助。（墨壘）

《解毒為健康之鑰》

許耐・麥可・貝克（Sidney MacDonald Baker）／著

王桂良／編譯（元氣齋）

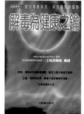

本書作者認為傳統醫學（西醫）的系統架構及其對疾病的認識侷限了醫生的視野與施治手法，並因而提出了「健康控制論」的概念。認為疾病的產生往往並非單一原因所致，而是整個生態系統中方方面面原因的綜合影響之下所造成的。而作者用以預防疾病發生的主要手法則是：補充身體欠缺的物質與消除干擾生物系統平衡的毒素，以用來重新平衡生物系統，從而杜絕疾病的發生。作者自稱：「解毒並不單只一般的戒除酒癮和毒癮，而是消除體內有害的化學物質，包括鉛、汞等重金屬，添加物、染料、賀爾蒙、農藥、除草藥、除菌劑、種種石化物質或空氣、水以及食物中的污染物。解毒不僅是在處理環境污染，更重要的是排除身體新陳代謝後的殘留物。……書中將介紹解毒的化學作用以及用來觀察解毒作用的方法。」（墨壘）

《「買つてはいけない」は買つてはいけない》
（「買不得」的買不得）

夏目書房編集部／編 （夏目書房）

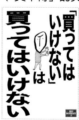

我們四周充斥的商品可能是有害健康的。日本幾年前曾經出版《買不得》一書，提醒大眾購買飲料、食品、清潔用品、化妝品、濕紙巾時，應該注意是否含有對人體有害的成分，另外也要注意碗裝泡麵或塑膠奶瓶在注入熱水時是否會產生有毒物質，以及小心電動刮鬍刀可能產生的電磁波等。這本書在上市短短三個月內就銷售了一百萬冊，之後類似概念的出版品不斷出現，這部《買不得》的買不得則是針對《買不得》一書批判的商品所作的再檢驗，並且收錄了一些學者對於《買不得》這本書的看法與質疑。（徐淑卿）

《揭開老化之謎》

史蒂芬‧奧斯泰德（Steven N. Austad）／著　洪蘭／譯（商周）

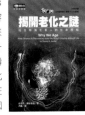

「所以老化和長壽並不是完全一樣的意思。事實上，對某些動物來說，增加壽命比較容易，使它不老化比較難。…從醫學的觀點來看，我們是用減少牠的脆弱性，還是藉由提升環境的質，或是用減緩老化的速度來增加壽命都沒有任何差別。」因此嚴格說來，老化並不是人類是否長命的唯一因素，但卻是在排除所有外在條件後所必須面對的最終因素。作者除了借用可靠的統計數據來揭穿一些自古以來的虛與年齡的社會現象，以重新推敲人類的生命最長限度之外，對於老化的生理機制是否會隨由時間改變、是否屬於遺傳的結果也都有所探討。當然本書讓人最感興趣的還是對為什麼會老化的原因、引發老化的過程以及是否可以藉由對基因的認識與控制而達到延緩老化的成果等等問題的論述。（墨壘）

《生病，生病，Why？》

內斯‧威廉斯（Randolph .M.Nesse、George C.Williams）／著　廖月娟／譯（天下）

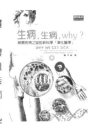

一個有趣的問題是：設計得如此精巧的人體為什麼會有這麼多的瑕疵和弱點，讓我們難逃疾病的危害？本書從演化醫學的觀點，告訴我們「天擇」何以不能去除容易使人致病的基因？這並非由於「天擇的力量還不夠」，而是「身體是許許多多精心安排的折衷方案累積起來的結果」。

作者認為疾病的演化之因可分為六種。分別是防禦、感染、環境遽變、基因、設計上的折衷、演化的遺產等。這六種演化之因的介紹，可以讓讀者更瞭解演化醫學背後的邏輯。比如作者認為，環境遽變造成疾病的原因是：耗時幾百萬年設計出來的人體結構，是為了因應人類在非洲草原上的狩獵－採集生活，因此「天擇」還來不及修正我們身體以應付高脂食物、汽車、藥物等，人體設計與目前環境的不搭調是現代疾病的成因，像心臟病和乳癌就是明顯的例子。（徐淑卿）

《婦科診療室》

威廉‧派克（William H. Parker,M.D)／著　張嘉倩／譯（天下）

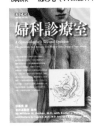

女性的身體構造精妙，有著孕育新生命的神奇力量，但是，卻也有許多特殊的問題，可能對身體或者生命造成影響。而當事人往往因為對自己的身體不夠警覺、注意，缺乏對疾病的了解，對醫療過程的無謂恐懼，而沒能好好照顧自己的身體。

本書則是為了讓女性更了解自己的身體，學習相關的知識，而能夠預防病變，或者在看診之前，能先想清楚自己的問題，以及思考如何尋求醫生協助、判斷解決問題的最佳方式。

因此，作者從說明身體構造開始，詳細探討每一種婦科問題與症狀，包括子宮肌瘤、月經問題、卵巢囊腫、膀胱問題、子宮內膜異位、骨盆腔疼痛、卵巢癌、子宮頸癌等，並討論各種情況下，可採行的最佳醫療方式建議。甚至於施行手術之後，如何妥善照顧自己，恢復健康。（莊琬華）

《新世紀人體學習百科》

大衛‧伯尼（David Burnie）／著　貓頭鷹出版社編譯小組／譯（貓頭鷹）

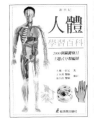

本書採用百科全書式的方式來介紹人體，共分為二十幾個主題，與二千個關鍵條目。從人體的部位名稱、化學成分及細胞、組織和器官的名稱、功能與組織方式開始介紹，主要的人體亞系統又分為：外皮系統、骨骼系統、肌肉系統、神經系統、內分泌系統、循環系統、呼吸系統、消化系統、泌尿系統、生殖系統。除此外，對於人體諸種感覺、恆定性、疾病和免疫、營養和代謝、遺傳、生長和發育以及傳染性與非傳染性疾病都有所介紹。書的開頭有「如何使用這本書」的查閱指南，書末並附有人體生物學和醫學先驅者的簡介以及2000多個人體生物學所用的關鍵詞、專有名詞和概念的索引，甚是便利。（墨壘）

小說與隨筆類

《未來複製人》

褚柏顯／著（書華）

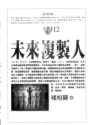

自從第一隻複製羊桃莉在1997年面世之後，複製的技術可以廣泛使用到各範疇中。因此，複製人已不是技術問題，而是對於生命思考與社會、宗教、道德、法律等的問題。複製的技術可以為人類帶來許多好處，如使一個人長生不老、延續生命、提供器官移植、人體實驗、去除致病基因等等，不過複製人也有不少問題，例如基因可能產生變異、潛伏的疾病、老化問題，更無法突破的是，複製人作為「個人」的意義問題。本書作者則以科學的知識，理性的檢討，思考複製技術與複製人的問題，期望尋找出雙贏可能的發展方向。（莊琬華）

《童年末日》

克拉克（Arthur C. Clarke）／著　鍾慧元、葉李華／譯（天下）

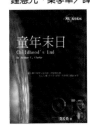

人類的未來，地球的未來，是毀於核子武器的力量還是外星生物的侵略？抑或是人類超越自身的限制，而開創出理想世界？如果理想世界的到來，發展極至之後是停頓還是超越？

被譽為科幻大師克拉克最好的一部小說《童年末日》，呈現了一個非喜非憂的未來世界，書中除了對於時間、超自然現象、未來與歷史、惡魔與宗教、文化發展的多向思考，更重要的關注在於人類如何能超越自我的力量，蛻變為另一族類，但此結果卻也導向現代人類與地球則消失於浩瀚宇宙中。（莊琬華）

《我們都是機器人》

羅德尼・布魯克斯（Rodney A.Brooks）／著
蔡承志／譯（究竟）

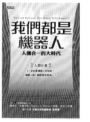

在科幻電影裡面，對於機器人的恐懼以及愛
恨矛盾，從來都不是新鮮的話題，科學家致
力於在現實中創造人工智慧，雖然成就仍令
人喪氣，與電影相差遠矣，但是也正在一日
千里地成長中。正如七〇年代初Donna
Haraway著名的Cyborg宣言：假牙、眼鏡、
義肢、電腦……我們真的跟機器不一樣嗎？
人跟機器真的有截然二分的界限嗎？隨著我
們日益依賴科技，這些界限也越來越模糊。

人類或許可以下載記憶體至機器中，而更廣義地看，人類也不過是由
各種有機零件組成的「濕體」（wet-body）而已。人類肉體如此脆
弱，那麼擁有生化身體，然後將意志下載於這身體或許是一個通往永
生的途徑——當然作者也嘲諷了這或許又是妄自尊大的人類一廂情願
的幻想，因為未來世界也許機器人進一步一日千里，根本不必要費時費
力需要人類自以為獨特的心智。（erreur）

《打開健康罐子》 張天鈞／著（時報）

現代人獲取健康資訊便捷而多元，但其中真正有益健康究竟有多少？
作者張天鈞以醫者的專業，並透過藝術畫
作等軼趣切入，檢視生活中的飲食習慣、
食物迷思，引領讀者認識正確保健之道。

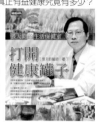

市面上號稱健康食品的食物琳瑯滿目，甲
殼素、蜂膠、燕窩等，都標榜有養生美容
的效果。本書第一篇即為「健康食品」的
功效真實性提出分析。第二篇則教導大眾
「智慧飲食」的選擇。現代人追求美食，
嗜飲咖啡、喜食生蠔的人所在多有，但這些食物對人體的真的有益
嗎？如何選擇才能避免吃下對身體有不良影響的食物，吃得美味又智
慧，本章將提供指南。最後一篇分述許多平常的生活細節，如泡湯、
養寵物等，其實暗藏危機。唯了解正確的養生之道，才能擁有更健康
的生活。（葉亞薇）

《醫食同源》 黃德如／著 阿虫／插畫（明窗）

本書文如其名，既有飲食烹調事項
的介紹，也有食物療效與功用的陳
述，再輔以作者平實近人的筆調與
畫家阿虫的彩墨插畫，不僅使人產
生心靈上的馳想，也讓人獲得視覺
上的舒適。書中內容的主角都是人
們日常都能接觸到的食物，諸如：

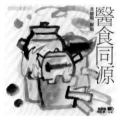

柴、米、油、鹽、醬、醋、茶、辣
椒、蔥、薑、蒜、水、糖、蜂蜜、
牛奶、檸檬、葡萄、荔枝、菊、棗、山楂、銀杏等等，因此也不至讓
人產生難以感受的疏離感！作者行文並無一定章法，內容雖緊扣「醫
食同源」之食療主題，而輔以平凡無奇的個人體驗，然而在作者的靈
巧構思與親切筆調之下，往往能使人心神嚮往、口裡生津，恨不得馬
上劍及履及，也讓平凡與嚴肅的主題有了不平凡的精神與趣味，堪稱
同類題材中的佳作。（墨蟲）

《養生夜談》

張冰隅／著（上海教育）

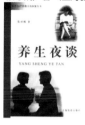

這本書是一本道地的隨筆。因為是隨筆，也
就雜。全書幾乎大部份都是作者意之所至，
興之所至所寫。不過，一方面因為還都是環
繞著養生的主題，另一方面作者本身的素養
和文筆都有相當火候，書中許多掌故很有意
思，所以當你需要讀一本輕鬆一點的有關健
康的書，或是當作和一個有相當心得的同好
透過閱讀來溝通時，那麼這本書就是個選
擇。

從目錄所列可以一窺本書的內容：「養生一字訣：中」，「閒話東南
西北風」，「青少年與黃金分割」，「中老年與黃金分割」，「莫閒了
這雙手」，「臘月粥、增壽福」等等。（傅凌）

《古代名家養生法》

侯又白、丁青艾／編著（團結）

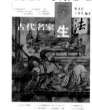

這本書從上古西周開始，一直到清朝，按歷
朝歷代的時間序列，把每個時期裡對養生之
道有所體悟的人的心得，都整理了出來。

因此這本書可以當一本和中醫有關的常識書
來讀，也可以當一本養生的知識書來讀，其
中有一些名人的有趣見解，譬如割愁養生之
道，棄疑養生之道等等，還有一些有趣的保
健處方，如喝粥養生之道，枸杞延齡之說等
等，讀來興味宛然。這本書也可以當一本索
引來用，因為書中引用的資料畢竟不全，可以按圖索驥地尋找進一步
資料。

最後摘一段袁枚論文人養生之道，歸納起來可以如下：寫作勿久坐，
登山勤鍛鍊，觀花更種花，吟詩多樂觀。（傅凌）

《病人狂想曲》

安納托・卜若雅（Anatole Broyard）／著
尹萍／譯（天下）

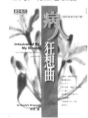

「生與死之間的空間，是浪漫精神的校閱
場。」本書作者以桀傲不馴的態度把末期癌
症玩弄於股掌之上，視若無物。他不是烈士
也不是白痴，但是面對即將到來的死亡，卻
無一般人的恐懼，反而更為浪漫、瘋狂、自
由地展現自我，挑戰疾病。

透過寫作，他告訴大家患重病是怎麼一種感
覺，也是與病對抗的力量來源。他幽默且以理性、感性兼具之慧心，
觀看邁向死亡的過程；對於不可分割的醫病關係，他也不無條件地順
從醫生，而是診斷醫生，邀請醫生成為生命途中的戰友。他使自己在
病中建立一種風格，不逃避、不頑抗，而是優雅而有生命力的堅持到
最後一刻，完成自己理想的「不馴的美死」。（莊琬華）

你看過長生不老藥嗎？

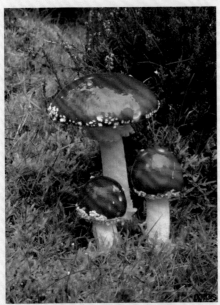

Fly-agaric。這種菌類有一個殷紅色很漂亮的冠，冠上佈有許多白點，成熟時即告消失。

中國從商代開始，對長壽這件事就越來越注意。長壽而又能子孫滿堂，被認爲是最大的福份。長壽的極致，則是長生不老。因而長生不老藥也開始爲人所追求。照李約瑟的觀察，雖然很多文化都有長生藥的說法，但是只有在中國文化中，長生藥才是眞正存在於人間而有效的。中國人相信透過靈藥，人的身體和精神都可以返老還童，先是生命能持續幾百年，然後達到永久的生命，這就是「昇仙」。而中國的「仙」，一方面有類似於西方那種在天堂或另一個世界神祇的「天仙」概念，另一方面還有淨化而輕若無物（羽化），可以在人間山林之間永久存在的「地仙」概念。正是這種「地仙」的概念讓中國人特別嚮往對長生藥的追求。

中國最早嚮往長生藥的代表人物是秦始皇。秦始皇統一天下後，曾三次東巡。第一次東巡在公元前219年。40歲的秦始皇沿渤海灣東行，巡視帝國海疆，尋找長生不老之藥。在路上，他遇到了齊人徐福。徐福向他進獻長生不老之道，並說，大海裏有蓬萊、瀛洲、方丈「三神山」，那裏瓊樓玉閣，有仙人居住，並長有長生不老草。秦始皇信以爲眞，遂派遣徐福率數千童男童女乘大船入海求仙藥。秦始皇求長生不老，最終未遂其願，但不論後來的中國帝王或人民，卻從沒有斷過長生的念頭。追求長生的煉丹之術，也和中國的醫藥有長期密切的關係。

進入二十世紀，根據有些西方學者的研究，認爲古時秦始皇所追求的「長生藥」，其實是存在的。那應該就是一種波斯人稱之爲「haoma」，印度人稱之爲「Soma」的植物。而現代學者的研究，發現由於這種今天英文名叫Fly-agaric，學名叫Amanita mustaria的植物，具有迷幻的作用，因而會使古代印度和波斯人服用這種植物的汁之後，產生可以治療百病，使人不死的感覺。而這種植物，是在公元前第四世紀左右的時候，從波斯由陸路傳入了中國。（傅凌）

本文主要取材自李約瑟著《中國之科學與文明》第十四冊。

吹呴呼吸，吐故納新，熊經鳥伸，爲壽而已矣。
此導引之士，養形之人，彭祖壽考者之所好也。
若夫不刻意而高，無仁義而修，無功名而治，
無江海而閒，不導引而壽，無不忘也，無不有也。
淡然無極而衆美之，此天地之道，聖人之德也。
　　　　　　　　　　　　　　──莊子

國家圖書館出版品預行編目資料

健康的時尚＝Health in style／黃秀如主編.
--初版. -- 臺北市：網路與書， 2003〔民92
〕
　面： 公分. -- (Net and Books網路與書
；7)

ISBN 957-30266-6-X（平裝）

1. 健康法

411.1　　　　　　　　　　　　　　92016870

如何購買 Net and Books 網路與書

0 試刊號

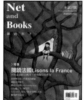

＞特集
閱讀法國
從4200筆法文中譯的書單裡，篩選出最終50種閱讀法國不能不讀的書。從《羅蘭之歌》到《追憶似水年華》，每種書都有介紹和版本推薦。
定價：新台幣150元

存量有限。請儘速珍藏這本性質特殊的試刊號。

1《閱讀的面貌》

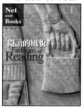

試刊號之後六個月，才改變型態推出的主題書。第一本《閱讀的面貌》以人類六千年閱讀的歷史與發展為主題。包括書籍與網路閱讀的發展，都在這個主題之下，結合文字與大量的圖片，有精彩的展現。本書中並包含《台灣都會區閱讀習慣調查》。
定價：新台幣280元，特價199元

2《詩戀Pi》

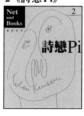

在一個只知外沿擴展的世界中，在一個少了韻律與節奏的世界中，我們只能讀詩，最有力的文章也只是用繩索固定在地面的熱氣球。而詩則不然。
（人類五千年來的詩的歷史，也整理在這本書中。）
定價：新台幣280元

3《財富地圖》

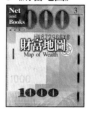

如果我們沒法體認財富、富裕，以及富翁三者的差異，必定對「致富」一事產生觀念上的偏差與行為上的錯亂。本期包含：財富的觀念與方法探討、財富的歷史社會意義、古今富翁群像、50本大亨級的致富書單，以及《台灣地區財富觀調查報告》。
定價：新台幣280元

4《做愛情》

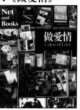

愛情經常淪為情人節的商品，性則只能做，不能說，長期鎖入私密語言的衣櫃。本期將做愛與愛情結合，大聲張揚。從文學、歷史、哲學、社會現象、大眾文化的角度解讀「做愛情」，把愛情的概念複雜化。用攝影呈現代關係的多面，把玩愛情的細部趣味。除了高潮迭起的視聽閱讀推薦，並增加小說創作單元。
定價：新台幣280元

5《詞典的兩個世界》

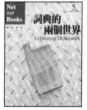

本書談詞典的四件事情：
1).詞典與人類歷史、文化的發展，密不可分的關係。2).詞典的內部世界，以及編輯詞典的人物與掌故。3).怎樣挑選、使用適合自己的詞典——這個部分只限於中文及英文的語文學習詞典，不包括其他種類的詞典。4).詞典的未來：談詞典的最新發展趨勢。
定價：新台幣280元

6《移動在瘟疫蔓延時》

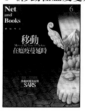

過去，移動有各種不同的面貌與定義，冷戰結束後，人類的移動第一次真正達成全球化，移動的各種面貌與定義也日益混合。2003年，戰爭的烽火再起，SARS的病毒形同瘟疫，於是，新的壁壘出現，我們必須重新思考移動的形式與內容。32頁別冊：移動與傳染病與SARS。
定價：新台幣280元

7《健康》

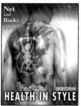

這個專題探討的重點：什麼是疾病；怎樣知道如何照顧自己，並且知道不同的醫療系統的作用與限制；什麼是健康，以及如何選擇自己的生活風格來提升自己的生命力。如同以往，本書也對醫療與健康的歷史做了總的回顧。
定價：新台幣280元

Net and Books 網路與書

訂購方法

1. 劃撥訂閱

劃撥帳號：19542850　戶名：英屬蓋曼群島商 網路與書股份有限公司 台灣分公司

2. 門市訂閱

歡迎親至本公司訂閱。　台北：台北市105南京東路四段25號10樓之1。

營業時間：週一至週五上午9：00至下午5：00

3. 信用卡訂閱

請填妥所附信用卡訂閱單郵寄或傳真至台北(02)2545-2951。

如已傳真請勿再投郵，以免重複訂閱。

信用卡訂購單

本訂購單僅限台灣地區讀者使用。台灣地區以外讀者，如需訂購，請至www.netandbooks.com網站查詢。

□訂購試刊號　　　　　　　　　　　　定價新台幣150元×＿＿＿冊=＿＿＿＿元
□訂購第1本《閱讀的風貌》　　　　　定價新台幣199元×＿＿＿冊=＿＿＿＿元
□訂購第2本《詩戀Pi》　　　　　　　定價新台幣280元×＿＿＿冊=＿＿＿＿元
□訂購第3本《財富地圖》　　　　　　定價新台幣280元×＿＿＿冊=＿＿＿＿元
□訂購第4本《做愛情》　　　　　　　定價新台幣280元×＿＿＿冊=＿＿＿＿元
□訂購第5本《詞典的兩個世界》　　　定價新台幣280元×＿＿＿冊=＿＿＿＿元
□訂購第6本《移動在瘟疫蔓延時》　　定價新台幣280元×＿＿＿冊=＿＿＿＿元
□訂購第7本《健康的時尚》　　　　　定價新台幣280元×＿＿＿冊=＿＿＿＿元
□預購第8本至第19本之《網路與書》(不定期陸續出版)　特價新台幣2800元×＿＿＿套=＿＿＿元

以上均以平寄，如需掛號，

□試刊號與《閱讀的風貌》、《詩戀Pi》、《財富地圖》、《做愛情》、《詞典的兩個世界》、《移動在瘟疫蔓延時》、《健康的時尚》每本加收掛號郵資20元
□預購第8本至第19本。每套加收掛號郵資240元

訂 購 資 料		
姓名：	生日：	性別：□男　　□女
身分證字號：	電話：	傳真：
E-mail：	郵寄地址：□□□	
統一編號：	收據地址：	

信 用 卡 付 款		
卡　別：□VISA　　□MASTER　　□JCB　　□U CARD		
卡　號：＿＿＿＿＿＿＿＿＿＿＿＿　有效期限：200　年　　月止		
持卡人簽名：＿＿＿＿＿＿＿＿＿　(與信用卡簽名同)		
總 金 額：＿＿＿＿＿＿＿＿＿　發卡銀行：＿＿＿＿＿＿＿＿＿		